Pareto-Reihe Radiologie

Pareto-Reihe Radiologie

Herz

Claus D. Claussen
Stephan Miller
Michael Fenchel
Ulrich Kramer
Reimer Riessen

252 Abbildungen
6 Tabellen

Georg Thieme Verlag
Stuttgart · New York

Bibliografische Information der Deutschen Nationalbibliothek

Die Deutsche Nationalbibliothek verzeichnet diese Publikation in der Deutschen Nationalbibliografie; detaillierte bibliografische Daten sind im Internet über http://dnb.d-nb.de abrufbar.

© 2007 Georg Thieme Verlag KG
Rüdigerstraße 14
D-70469 Stuttgart
Telefon: +49/0711/8931-0
Homepage: www.thieme.de

Printed in Germany

Zeichnungen: Rose Baumann, Schriesheim; Markus Voll, München und Karl Wesker, Berlin (Prometheus)
Umschlaggestaltung:
Thieme Verlagsgruppe
Satz: Ziegler + Müller, Kirchentellinsfurt
Druck: Druckhaus Götz, Ludwigsburg

ISBN 3-13-137171-4   1 2 3 4 5 6
ISBN 978-3-13-137171-3

Wichtiger Hinweis: Wie jede Wissenschaft ist die Medizin ständigen Entwicklungen unterworfen. Forschung und klinische Erfahrung erweitern unsere Erkenntnisse, insbesondere was Behandlung und medikamentöse Therapie anbelangt. Soweit in diesem Werk eine Dosierung oder eine Applikation erwähnt wird, darf der Leser zwar darauf vertrauen, dass Autoren, Herausgeber und Verlag große Sorgfalt darauf verwandt haben, dass diese Angabe dem **Wissensstand bei Fertigstellung des Werkes** entspricht.

Für Angaben über Dosierungsanweisungen und Applikationsformen kann vom Verlag jedoch keine Gewähr übernommen werden. **Jeder Benutzer ist angehalten,** durch sorgfältige Prüfung der Beipackzettel der verwendeten Präparate und gegebenenfalls nach Konsultation eines Spezialisten festzustellen, ob die dort gegebene Empfehlung für Dosierungen oder die Beachtung von Kontraindikationen gegenüber der Angabe in diesem Buch abweicht. Eine solche Prüfung ist besonders wichtig bei selten verwendeten Präparaten oder solchen, die neu auf den Markt gebracht worden sind. **Jede Dosierung oder Applikation erfolgt auf eigene Gefahr des Benutzers.** Autoren und Verlag appellieren an jeden Benutzer, ihm etwa auffallende Ungenauigkeiten dem Verlag mitzuteilen.

Geschützte Warennamen (Warenzeichen) werden **nicht** besonders kenntlich gemacht. Aus dem Fehlen eines solchen Hinweises kann also nicht geschlossen werden, dass es sich um einen freien Warennamen handelt.

Das Werk, einschließlich aller seiner Teile, ist urheberrechtlich geschützt. Jede Verwertung außerhalb der engen Grenzen des Urheberrechtsgesetzes ist ohne Zustimmung des Verlages unzulässig und strafbar. Das gilt insbesondere für Vervielfältigungen, Übersetzungen, Mikroverfilmungen und die Einspeicherung und Verarbeitung in elektronischen Systemen.

Warum „Pareto"?

Der Name der Pareto-Reihe leitet sich ab von Vilfredo Pareto (geb. 1848 in Paris, gest. 1923 am Genfer See), der u. a. als Professor für politische Ökonomie an der Universität Lausanne tätig war.

Ihm fiel bei der Betrachtung der Verhältnisse in der Wirtschaft auf, dass viele Fälle vorkommen, in denen keine statistische Normalverteilung herrscht, sondern besonders häufig eine 80 : 20-Quote zu finden ist.

Dieses „80/20-Pareto-Prinzip" kann man auch in anderen Bereichen des Lebens wiedererkennen. Mit 20% des Aufwands erreicht man in der Regel 80% eines Ergebnisses. Dabei ist es aber relevant, die wichtigsten 20% aller möglichen Aktivitäten oder Mittel korrekt zu identifizieren und sich dann konsequent auf diese zu konzentrieren.

Wir übertragen das Pareto-Prinzip auf die Klinik: 20% aller denkbaren Diagnosen machen 80% Ihres radiologischen Alltags aus. Die Pareto-Reihe ist eine Sammlung der wichtigsten Diagnosen aus jedem Spezialgebiet und soll Ihnen bei der Routinearbeit die nötige Sicherheit geben, damit Sie sich entspannt den ungewöhnlichen Fällen widmen können.

In den Pareto-Bänden finden Sie das Maximum an erforderlichem Wissen in kürzester Zeit und mit minimalem Aufwand. Setzen Sie Ihre persönlichen Ressourcen zum Nutzen Ihrer Patienten sinnvoll ein.

Wir wünschen Ihnen viel Erfolg bei der täglichen Arbeit.

Ihr Georg Thieme Verlag

PS: Für Vorschläge, Tipps und Anregungen zu unserer Pareto-Reihe wären wir Ihnen sehr verbunden. Bitte schreiben Sie an pareto@thieme.de. Vielen Dank.

Anschriften

Claussen, Claus D., Prof. Dr. med.
Radiologische Universitätsklinik
Abteilung Radiologische Diagnostik
Hoppe-Seyler-Straße 3
72076 Tübingen

Miller, Stephan, Prof. Dr. med.
Radiologische Universitätsklinik
Abteilung Radiologische Diagnostik
Hoppe-Seyler-Straße 3
72076 Tübingen

Fenchel, Michael, Dr. med.
Radiologische Universitätsklinik
Abteilung Radiologische Diagnostik
Hoppe-Seyler-Straße 3
72076 Tübingen

Kramer, Ulrich, Dr. med.
Radiologische Universitätsklinik
Abteilung Radiologische Diagnostik
Hoppe-Seyler-Straße 3
72076 Tübingen

Riessen, Reimer, Prof. Dr. med.
Medizinische Universitätsklinik
Internistische Intensivstation
Otfried-Müller-Straße 10
72076 Tübingen

Inhalt

1 Ischämische Herzkrankheit — 1

S. Miller, U. Kramer

Koronare Herzkrankheit (KHK) 1	Prinzmetal-Angina 19
Instabile Angina pectoris 5	Aortokoronare Bypass-OP 21
Akuter Myokardinfarkt (AMI) 8	Koronaranomalien 24
Chronischer Myokardinfarkt 11	Bland-White-Garland Syndrom 26
Ventrikelaneurysma 14	Kawasaki-Syndrom 29
Syndrom X 17	

2 Herzinsuffizienz — 32

R. Riessen

Akute Herzinsuffizienz 32	Herztransplantation 38
Chronische Herzinsuffizienz 35	

3 Erworbene Vitien — 41

U. Kramer

Aortenstenose (AS) 41	Trikuspidalinsuffizienz (TI) 62
Aorteninsuffizienz (AI) 44	Kombinierte Vitien 65
Mitralstenose (MS) 47	Mitralklappenprolaps (MKP) 68
Mitralinsuffizienz (MI) 50	Klappenprothesen 71
Pulmonalstenose (PS) 53	Aortenklappenersatz nach Ross 74
Pulmonalinsuffizienz (PI) 56	Aortenklappenrekonstruktion (AKR) 77
Trikuspidalstenose (TS) 59	

4 Kardiomyopathie — 80

S. Miller

Dilatative Kardiomyopathie (DCM) .. 80	Unklassifizierte Kardiomyopathien
Hypertrophische Kardiomyopathie (HCM) 83	(apical ballooning) 94
	Sarkoidose 97
Arrhythmogene rechtsventrikuläre Kardiomyopathie 86	Amyloidose 100
	Hämochromatose/-siderose 103
Restriktive Kardiomyopathie (RCM) . 89	Urämische Kardiomyopathie 106
Unklassifizierte Kardiomyopathien (ILNC) 92	Toxische Kardiomyopathie 109

Inhalt

5 Entzündliche Herzerkrankungen — 112

S. Miller

Myokarditis 112	Hypereosinophiles Syndrom
Akute Perikarditis 115	(Löffler-Endokarditis) 124
Pericarditis constrictiva 118	Postinfarkt-Perikarditis/
Infektiöse Endokarditis 121	Dressler-Syndrom 127

6 Hypertonie — 129

R. Riessen

Arterielle Hypertonie 129
Chronische pulmonale Hypertonie . 132
Akute pulmonale Hypertonie/
Lungenembolie 135

7 Tumoren — 139

M. Fenchel

Thrombus 139	Angiosarkom 159
Myxom 142	Undifferenziertes Sarkom 162
Lipom 145	Rhabdomyosarkom 165
Fibrom 148	Lymphom 167
Papilläres Fibroelastom 151	Sarkom der Pulmonalarterien 170
Perikardzyste 153	Mediastinale Tumoren 172
Metastasen 156	

8 Trauma — 175

U. Kramer

Herzkontusion 175	Koronardissektion 181
Aortenruptur 178	Lungenarterienruptur 183

9 Kongenitale Vitien — 186

M. Fenchel

Vorhofseptumdefekt (ASD) 186	Aortenisthmusstenose (ISTA) 199
Ventrikelseptumdefekt (VSD) 189	Aortenbogenanomalien 202
Eisenmenger-Syndrom 192	Heterotaxiesyndrom 205
Persistierender Ductus arteriosus	Trikuspidalatresie 207
Botalli 194	Truncus arteriosus communis 210
Bikuspide Aortenklappe 196	Cor triatriatum 212

Inhalt

Scimitar-Syndrom	214
Atrioventrikulärer Septumdefekt (AVSD)	217
Ebstein-Anomalie	220
Fallot-Tetralogie und Pentalogie	223
Hypoplastisches Linksherzsyndrom (HLHS, single ventricle)	227
Pulmonalatresie	230
Transposition der großen Arterien (D-TGA)	232
Angeborene korrigierte Transposition (L-TGA)	235
Double outlet right ventricle (DORV)	239
Totale Lungenvenenfehlmündung .	242
Fontan-Operation	245
Blalock-Taussig-Shunt	250

10 Erkrankungen der großen Gefäße — 252

U. Kramer

Aortenaneurysma	252
Aortenektasie	254
Aortendissektion	257
Karotisstenose	261
Subclavian-steal-Syndrom	264
Thoracic-outlet-Syndrom	267
Takayasu-Arteriitis	270

11 Standardschnitte — 273

S. Miller

Was ist wo im Röntgen-Thorax?	273
Standardschnitte – Übersicht	274
Septumparallele Längsachse – linkes Herz	275
Kurzachsenschnitt	277
Vierkammerblick	279
LVOT	281
LVOT – Dreikammerblick	282
Septumparallele Längsachse – rechtes Herz	283
RVOT	284

12 Anhang — 286

S. Miller

Normalwerte (Erwachsene)	286
Einteilung der Myokardsegmente ..	288
Segmentale Einteilung der Koronararterien	290
Zuordnung der Koronarstromgebiete	291
Einteilung der Koronaranomalien ..	292
Einteilung der Pulmonalvenenmündung	295
NYHA-Kriterien der Herzinsuffizienz	296
Einteilung der Kardiomyopathien ..	297
Diagnosekriterien der ARVC	298
Einteilung der thorakoabdominalen Aortenaneurysmen	299
Was kann welches Verfahren?	300
Weiterführende Literatur	301

Sachverzeichnis — 303

Glossar

3D	dreidimensional	DTPA	Diethylentriaminpentaessigsäure
AA	Aortenatresie		
ACC	A. carotis communis	Echo	Echokardiographie
ACE	A. carotis externa	EDV	enddiastolisches Volumen
ACVB	aortokoronarer Venenbypass	EF	Auswurffraktion
AHA	American Heart Association	EKG	Elektrokardiographie
AI	Aortenklappeninsuffizienz	ESC	Europäische Gesellschaft für Kardiologie
AKR	Aortenklappenrekonstruktion	ESV	endsystolisches Volumen
ALCA	anomalous origin of left coronary artery	FDG	2-[18F]Fluor-2-desoxy-p-glucose
ALCAPA	anomalous origin of left coronary artery from the pulmonary artery (Bland-White-Garland-Syndrom)	FLAIR	fluid attenuated inversion recovery
		GE	Gradienten-Echo
		HASTE	half Fourier single shot turbo spin echo
AMI	akuter Myokardinfarkt	HCM	hypertrophische Kardiomyopathie
Ao	Aorta		
AP	Angina pectoris	HE	Hounsfield-Einheiten
ARCA	anomalous origin of right coronary artery	HLHS	hypoplastisches Linksherz-Syndrom
ARVC	arrhythmogene rechtsventrikuläre Kardiomyopathie	HOCM	hypertrophische obstruktive Kardiomyopathie
		HTR	Herz-Thorax-Relation
ARVD	arrhythmogene rechtsventrikuläre Dysplasie	HZV	Herzzeitvolumen
		IABP	intraaortale Ballonpumpe
ASD	atrialer Septumdefekt (Vorhofseptumdefekt)	ICD	implantierbarer Kardioverter/Defibrillator
ASS	Acetylsalicylsäure	ILNC	isolierte linksventrikuläre Non-compaction
AV	atrioventrikulär		
AVSD	atrioventrikulärer Septumdefekt	IR	inversion recovery
		ISTA	Aortenisthmusstenose
CK	Kreatinkinase	IVUS	intravaskulärer Ultraschall
CMV	Zytomegalievirus	KHK	koronare Herzkrankheit
COPD	chronic obstructive pulmonary disease	KM	Kontrastmittel
		KOF	Körperoberfläche
CTA	CT-Angiographie	KÖF	Klappenöffnungsfläche
DCM	dilatative Kardiomyopathie	LA	linker Vorhof
DD	Differenzialdiagnose	LCA	linke Koronararterie
DILV	double inlet left ventricle	LSB	Linksschenkelblock
DIRV	double inlet right ventricle	LV	linker Ventrikel
DOLV	double outlet left ventricle	LVOT	left ventricular outflow tract
DORV	double outlet right ventricle	LVOTO	left ventricular outflow tract obstruction
DRG	Deutsche Röntgengesellschaft	MAPCA	major aorto-pulmonary collateral arteries
DSA	digitale Subtraktionsangiographie		

Glossar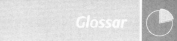

MDCT	Multidetektor-Computertomographie	RV	rechter Ventrikel
MIP	maximum intensity projection	RVOT	right ventricular outflow tract
		RVOTO	right ventricular outflow tract obstruction
MKP	Mitralklappenprolaps	SAM	systolic anterior motion
MPNET	maligner peripherer neuroendokriner Tumor	SI	Signalintensität
		SPECT	single photon emission computed tomography
MPR	multiplanare Rekonstruktion	SSFP	steady state free precession
MRA	Magnetresonanzangiographie	SVR	systemischer Gefäßwiderstand
MRT	Magnetresonanztomographie	T1w	T1-gewichtet
MS	Mitralklappenstenose	T2w	T2-gewichtet
NHL	Non-Hodgkin-Lymphom	TAC	Truncus arteriosus communis
NYHA	New York Heart Association	TAPVC	totale Lungenvenenfehlmündung
OP	Operation		
PDA	persistierender Ductus arteriosus Botalli	TEE	transösophageale Echokardiographie
PET	Positronenemissionstomographie	TGA	Transposition der großen Arterien
PFO	patent foramen ovale (offenes Foramen ovale)	TI	Trikuspidalklappeninsuffizienz
PI	Pulmonalklappeninsuffizienz	TIA	transitorische ischämische Attacke
PRIND	prolonged reversible ischaemic neurolic deficit	TOF	Fallot-Tetralogie
PS	Pulmonalstenose	TOS	thoracic outlet syndrome
PTA	perkutane transluminale Angioplastie	TP	Truncus pulmonalis
		TSE	Turbo-Spin-Echo
PTCA	perkutane transkoronare Angioplastie	TTE	transthorakale Echokardiographie
PTFE	Polytetrafluorethylen (Teflon)	VCI	V. cava inferior
PTLD	Posttransplantationslymphome	VCS	V. cava superior
		VHF	Vorhofflimmern
RAO	rechts anteriore Schrägprojektion	VRT	Volume-Rendering-Technik
RCM	restriktive Kardiomyopathie	VSD	Ventikelseptumdefekt
RCX	Ramus circumflexus der linken Koronararterie	VT	ventrikuläre Tachykardie
		WPW	Wolff-Parkinson-White
RIVA	Ramus interventricularis anterior	ZNS	zentrales Nervensystem
		ZVK	zentraler Venenkatheter
RSB	Rechtsschenkelblock		

Koronare Herzkrankheit (KHK)

Kurzdefinition

▶ **Epidemiologie**
In westlichen Industrienationen weit verbreitet • Mit steigender Lebenserwartung nimmt die Erkrankung zu • Prävalenz ca. 4% • Etwa 5–10% der männlichen Bevölkerung ist betroffen • Geschlechterverhältnis m : w = 4 : 1.

▶ **Ätiologie/Pathophysiologie/Pathogenese**
Endothelschädigung durch „atherogene Risikofaktoren" • Entstehung atheromatöser Plaques • Reduktion des Gefäßlumens (kritisch ab 70%) • Einschränkung der koronaren Flussreserve.
Risikofaktoren. Hyperlipoproteinämie, Hypercholesterinämie, Nicotinabusus, Diabetes mellitus, arterielle Hypertonie, Adipositas, familiäre Disposition.

Zeichen der Bildgebung

▶ **Methode der Wahl**
Invasive Koronarangiographie
▶ **Röntgen-Thorax**
Hängt ab vom Schweregrad der Erkrankung • Anfangs unauffälliger Kardiopulmonalbefund • In ausgeprägten Fällen Linksherzvergrößerung, pulmonalvenöse Stauung und/oder Pleuraerguss.
▶ **Echo**
(Belastungsinduzierte) Funktionsstörung des LV (regionale Hypo- oder Akinesie) • Je nach Schweregrad erst LV, später LA dilatiert • Sekundäre Mitralinsuffizienz • Bei chronischer Stauung erweiterte Pulmonalvenen.
▶ **Szinti/PET**
Nachweis und Quantifizierung einer myokardialen Perfusions- und Funktionsstörung.
▶ **CT**
In der MDCT-Angiographie kalzifizierte (Calcium-Scoring) und weiche Plaques • Koronarstenosen • Zeichen der Linksherzinsuffizienz.
▶ **MRT**
Befunde wie Echo • In der MRA evtl. Koronarstenosen • Eingeschränkte Myokardperfusion unter Belastung (Adenosin-Stress) • Bei Myokardinfarkt verzögerte KM-Anreicherung in Myokardnarbe nach Gd-DTPA (IR GE-Sequenz).
▶ **Invasive Diagnostik**
Koronarangiographie: stenosierte Koronararterie(n) • IVUS: genauere Abbildung von Plaques und Stenosen.

Klinik

▶ **Typische Präsentation**
Angina pectoris • Belastungsdyspnoe • Herzinsuffizienz • Herzrhythmusstörungen.
▶ **Therapeutische Optionen**
Medikamentöse Behandlung der Angina pectoris und der Herzinsuffizienz • Interventionelle (PTCA, Stent-Implantation) oder chirurgische Myokardrevaskularisierung (aortokoronarer Bypass).

1 Koronare Herzkrankheit (KHK)

Abb. 1 KHK, Röntgen-Thorax p. a. Deutliche Linksherzvergrößerung bei Herzinsuffizienz, vermehrte pulmonale Gefäßzeichnung bei chronischer pulmonalvenöser Stauung. Nebenbefundlich Struma mit Trachealeinengung.

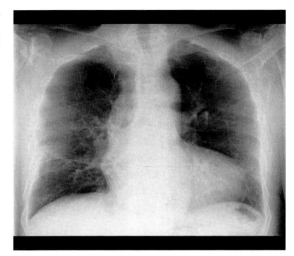

Abb. 2 Koronarangiographie: Hochgradige LCX-Stenose (Pfeil).

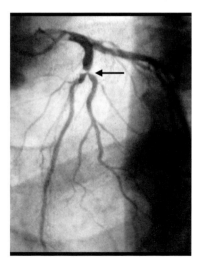

Koronare Herzkrankheit (KHK)

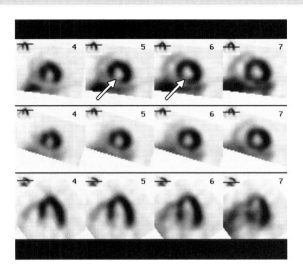

Abb. 3 Myokardszintigraphie: Apikale Perfusionsstörung (Pfeil).

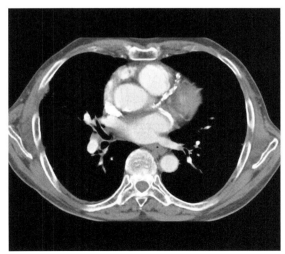

Abb. 4 MDCT: Diffuse Koronarsklerose der LCA.

Koronare Herzkrankheit (KHK)

▶ **Verlauf und Prognose**
Abhängig von Lage und Ausmaß der Stenose, Myokardischämie, linksventrikulärer Funktion (EF) und Fortwirken der Risikofaktoren • Komplikationen: Rhythmusstörungen, Myokardinfarkt, Linksherzinsuffizienz, plötzlicher Herztod.

▶ **Was will der Kliniker von mir wissen?**
Anzahl, Lage und Ausmaß der Koronarstenosen • Zeichen der Herzinsuffizienz • Linksherzvergrößerung • EF (prognostisch wichtiger Faktor).

Differenzialdiagnose

Koronaranomalien
– Fehlabgang der Koronararterien
– lebensbedrohliche Variante: ALCA, v. a. bei körperlicher Belastung symptomatisch

Syndrom X
– pektanginöse Beschwerden
– morphologisch unauffällige Koronararterien

Kardiomyopathien
– reduzierte LV-Funktion
– morphologisch unauffällige Koronararterien

Typische Fehler

Bei Verdacht auf KHK ist zur Abschätzung der Prognose und zur optimalen Therapie eine frühzeitige Klärung des Koronarstatus und eine individuelle Risikoeinschätzung erforderlich.

Ausgewählte Literatur

Raff GL et al. Diagnostic accuracy of noninvasive coronary angiography using 64-slice spiral computed tomography. J Am Coll Cardiol 2005; 46: 552–557

Sardanelli F et al. Three-dimensional, navigator-echo MR coronary angiography in detecting stenoses of the major epicardial vessels, with conventional coronary angiography as the standard of reference. Radiology 2000; 214: 808–814

Smith SC. Current and future directions of cardiovascular risk prediction. Am J Cardiol 2006; 97: 28A–32A

Instabile Angina pectoris

Kurzdefinition

- **Epidemiologie**
  Wie KHK ● Bei 15–25% Myokardinfarkt innerhalb der ersten 3 Monate.
- **Definition**
  Erstmanifestation oder akut progrediente Angina pectoris (z. B. Auftreten bei immer geringerer Belastung, symptomatisches Intervall > 15 Min.) ● Abgrenzung gegenüber Infarkt ohne ST-Hebung ● Deutlich erhöhtes Infarktrisiko.
- **Ätiologie/Pathophysiologie/Pathogenese**
  Akute Koronarinsuffizienz infolge einer hochgradigen oder funktionell relevanten Stenose ● Meist auf Grundlage atherosklerotischer Wandveränderungen bei KHK.

Zeichen der Bildgebung

- **Methode der Wahl**
  Invasive Koronarangiographie
- **Röntgen-Thorax**
  Meist normal ● Wichtig zum Ausschluss kardialer Dekompensationszeichen (pulmonalvenöse Stauung, Lungenödem, vergrößerter Herzschatten, Pleuraerguss).
- **Echo**
  Regionale Wandbewegungsstörung unterschiedlichen Ausmaßes ● Eine diastolische Funktionsstörung tritt vor einer systolischen Funktionsstörung auf.
- **Szinti/PET**
  Nicht indiziert.
- **CT**
  Insbesondere zum schnellen Ausschluss von DD bei akutem Thoraxschmerz ● Atherosklerose der Koronararterien ● Koronarstenose (MDCT).
- **MRT**
  Bei klinisch instabiler Situation keine Indikation ● Pharmakologische Belastung absolut kontraindiziert.
- **Invasive Diagnostik**
  Koronarangiographie ● PTCA ● Evtl. Stent-Implantation.

Klinik

- **Typische Präsentation**
  Zunehmender Schweregrad ● Länger andauernde und häufigere Anfälle (Crescendo-Angina) ● Evtl. Ruhe-Angina.
- **Therapeutische Optionen**
  Myokardrevaskularisierung: PTCA ● Stent-Implantation ● Evtl. aortokoronarer Bypass (z. B. bei Hauptstammstenose der LCA).
- **Verlauf und Prognose**
  Akutes Infarktrisiko (bis 25%).
- **Was will der Kliniker von mir wissen?**
  Atherosklerotische Wandveränderungen ● Koronarstenose (MDCT) ● LV-Funktion, Dekompensationszeichen.

Instabile Angina pectoris

Abb. 5 64-jähriger Patient mit instabiler Angina pectoris. Koronarangiographie der linken Koronararterie. Einzelne, teils hochgradige Koronarstenosen (Pfeile).

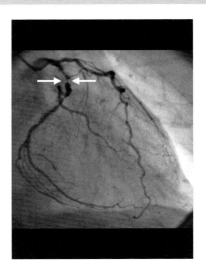

Abb. 6 Gleicher Patient. Koronarangiographie: Einzelne, teils hochgradige Stenosen der linken Koronararterie (Pfeile).

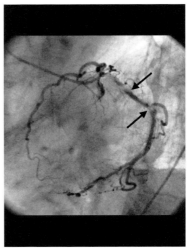

Differenzialdiagnose

akuter Thoraxschmerz	– akuter Myokardinfarkt
	– Aortendissektion
	– Lungenembolie
	– Myokarditis
andere Koronarerkrankungen	– Koronardissektion
	– Koronaranomalien
	– Prinzmetal-Angina

Typische Fehler

Die instabile Angina pectoris muss wie der akute Myokardinfarkt als Notfallsituation erkannt und rasch behandelt werden.

Ausgewählte Literatur

Spaulding C et al. Management of acute coronary syndromes. N Engl J Med 2005; 353: 2714–2718

Yan RT et al. Canadian Acute Coronary Syndromes (ACS) Registry Investigators. Age-related differences in the management and outcome of patients with acute coronary syndromes. Am Heart J 2006; 151: 352–359

Akuter Myokardinfarkt (AMI)

Kurzdefinition

- **Epidemiologie**
  Häufigste Todesursache in den westlichen Ländern ● Prävalenz ca. 2,5% ● Jährlich erleiden in Deutschland ca. 220000 Patienten einen Myokardinfarkt ● 30% verlaufen tödlich ● Mehr als die Hälfte der Todesfälle ereignen sich vor Erreichen der Klinik.
- **Ätiologie/Pathophysiologie/Pathogenese**
  Bei ca. 95% aller AMI liegen atherosklerotisch veränderte Koronararterien zugrunde ● AMI ist stets Folge eines akuten Koronararterienverschlusses mit Minderperfusion des Herzmuskels ● Nekrose von Herzmuskelgewebe ● ST-Hebungsinfarkt.

Zeichen der Bildgebung

- **Methode der Wahl**
  Konventionelle Koronarangiographie
- **Röntgen-Thoarx**
  Oft Normalbefund ● Bei ausgeprägtem Infarkt kardiale Dekompensation ● Pulmonalvenöse Stauung ● Lungenödem ● Pleuraergüsse ● Vergrößerter Herzschatten.
- **Echo**
  Reduzierte Ventrikelfunktion ● Regionale Wandbewegungsstörung unterschiedlichen Ausmaßes ● Bei Papillarmuskelabriss akute Mitralinsuffizienz ● Thrombusnachweis.
- **CT**
  Zum schnellen Ausschluss von DD bei akutem Thoraxschmerz ● Atherosklerose der Koronararterien ● Koronarstenose (MDCT) ● Evtl. Perfusionsminderung des infarzierten Myokardareals ● Evtl. Thrombusnachweis.
- **MRT**
  Funktionelle Befunde wie Echo ● Perfusionsstörung ● Erhöhtes T2w Signal (Ödem) und KM-Aufnahme des Infarkts (verzögerte Anreicherung, IR GE-Sequenz) ● Thrombusnachweis ● Keine Indikation in den ersten 24 h.
- **Invasive Diagnostik**
  Koronarangiographie ● PTCA ● Evtl. Stent-Implantation ● Regionale und/oder globale LV-Dysfunktion.

Klinik

- **Typische Präsentation**
  Akut einsetzender, schwerster Präkordialschmerz („Vernichtungsschmerz") ● Kaltschweißigkeit ● Zeichen der akuten Herzinsuffizienz ● Arrhythmien ● 15–20% der Patienten bleiben schmerzlos („stummer Myokardinfarkt").
- **Therapeutische Optionen**
  Akuttherapie: Sauerstoff, Morphin, Thrombozytenaggregationshemmung, Nitrate, Betablocker. Akut-PTCA Therapie der Wahl ● Systemische Thrombolyse bei Ischämieintervall < 3h.

Akuter Myokardinfarkt (AMI)

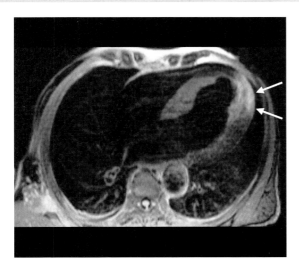

Abb. 7 68-jähriger Patient mit anterolateralem Myokardinfarkt. MRT, Fettgesättigte darkblood T2w TSE-Sequenz. Vierkammerblick. Hyperintenses Myokardödem in der Infarktregion (Pfeil).

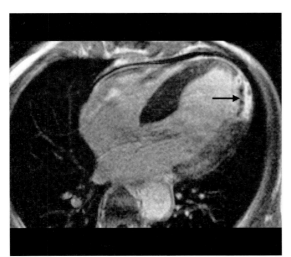

Abb. 8 KM-Aufnahme nach i.v. Gabe von Gd-DTPA. Hyperintense Infarktregion (verzögerte Anreicherung), zentral hypointense Zone ohne KM-Aufnahme (Pfeil, „No-reflow"-Phänomen).

Akuter Myokardinfarkt (AMI)

▶ **Verlauf und Prognose**
60% der Todesfälle nach AMI ereignen sich in den ersten 60 Minuten.
▶ **Was will der Kliniker von mir wissen?**
Zeichen der Herzinsuffizienz wie pulmonalvenöse Stauung ● Lungenödem ● Pleuraerguss ● Infarktareal (CT, MRT) ● Koronarverschluss.

Differenzialdiagnose

akuter Thoraxschmerz	– Lungenembolie
	– Aortendissektion
	– (Peri-) Myokarditis, „apical ballooning"
andere Koronarerkrankungen	– Koronaranomalien
	– Prinzmetal-Angina

Typische Fehler

Bei Patienten mit akutem Thoraxschmerz muss der AMI stets in die DD eingeschlossen werden ● Dies gilt auch für klinisch weniger ausgeprägte Fälle.

Ausgewählte Literatur

Edelman RR. Contrast-enhanced MR Imaging of the Heart: Overview of the Literature. Radiology 2004; 232: 653–668

Leitlinien: Akutes Koronarsyndrom (ACS) Teil 1: ACS ohne persistierende ST-Hebung. Z Kardiol 2004; 93: 72–90

Leitlinien: Akutes Koronarsyndrom (ACS) Teil 2: ACS mit ST-Hebung. Z Kardiol 2004; 93: 324–341

Chronischer Myokardinfarkt

Kurzdefinition

- **Epidemiologie**
  In Deutschland jährlich ca. 220 000 Myokardinfarkte • Davon erreichen 70% das chronische Stadium.
- **Pathoanatomie/Einteilung**
  Ischämieereignis liegt mindestens 3 Monate zurück.
- **Ätiologie/Pathophysiologie/Pathogenese**
  Folge eines akuten Myokardinfarktes • Regionale Myokardnekrose, die in fibrotisches Narbengewebe umgewandelt wird • Verkalkung oder fettige Dystrophie des Infarktes sind möglich.

Zeichen der Bildgebung

- **Methode der Wahl**
  Echo
- **Röntgen-Thorax**
  Bei kompensierter Herzfunktion oft normal • Herzschatten evtl. vergrößert • Chronische pulmonalvenöse Stauung • Stauungsfibrose bei rezedivierender Dekompensation.
- **Echo**
  Regional reduzierte Wanddicke • Funktionseinschränkung bis zur Dyskinesie • Dilatation des LV.
- **Szinti/PET**
  Verminderte Aufnahme des Radiopharmakons in die Narbe • Nachweis und Quantifizierung der myokardialen Funktionsstörung.
- **CT**
  Reduzierte Wanddicke im Narbenbereich • Evtl. Perfusionsstörung.
- **MRT**
  Befunde wie Echo und CT • Eingeschränkte Myokardperfusion und verzögerte Anreicherung der Myokardnarbe nach Gd-DTPA (IR GE-Sequenz).
- **Invasive Diagnostik**
  Koronarangiographie: Regionale und/oder globale LV-Dysfunktion • Evtl. PTCA oder Stent-Implantation.

Klinik

- **Typische Präsentation**
  Herzinsuffizienz bis zur Belastungs- oder Ruhedyspnoe • Evtl. Lungenödem • Obere und/oder untere Einflussstauung • Herzrhythmusstörungen.
- **Therapeutische Optionen**
  Medikamentöse Therapie der Herzinsuffizienz • Bei Angina pectoris oder progredienter Herzinsuffizienz Stent-Implantation oder aortokoronarer Bypass, Sekundärprävention.

Chronischer Myokardinfarkt

Abb. 9 Chronischer Myokardinfarkt. Röntgen-Thorax p. a.: Kardiomegalie bei dekompensierter Linksherzinsuffizienz mit dilatiertem LV und chonischer pulmonalvenöser Stauung.

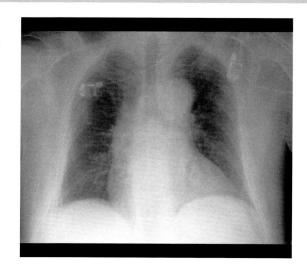

Abb. 10 Gleicher Patient. MRT, IR GE-Sequenz 15 Minuten nach Gd-DTPA: Kurzachsenschnitt. Hyperintense Narbenregion (verzögerte KM-Anreicherung, Pfeil).

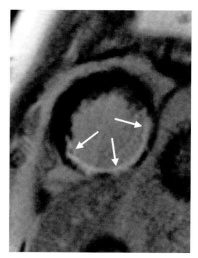

Chronischer Myokardinfarkt

- **Verlauf und Prognose**
  Individuell sehr unterschiedlich • Abhängig von Lage, Anzahl und Ausmaß der Koronarstenosen, der LV-Funktion und der Progression der Koronarsklerose.
- **Was will der Kliniker von mir wissen?**
  Ventrikelfunktion • Zeichen der Herzinsuffizienz • Myokardvitalität • Sekundäre Komplikationen (Ventrikelaneurysma, Ventrikelthrombus).

Differenzialdiagnose

andere Ursachen der Herzinsuffizienz	– Kardiomyopathie – chronische Lungenerkrankung – Herzrhythmusstörung

Typische Fehler

Es gibt eine unbekannte Rate unerkannter Myokardinfarkte („stummer Infarkt"), die jedoch prognostisch relevant sind und in der MRT sicher nachgewiesen werden können.

Ausgewählte Literatur

Parisi AF. Clinical trials of coronary revascularization for chronic stable angina: medical treatment versus coronary revascularization. Curr Opin Cardiol 2000; 15: 275–280

Wu E et al. Visualisation of presence, location, and transmural extent of healed Q-wave and non-Q-wave myocardial infarction. Lancet 2001; 357: 21–28

Ventrikelaneurysma

Kurzdefinition

- **Epidemiologie**
  Tritt in bis zu 10% der Fälle als Komplikation nach Myokardinfarkt mit ST-Hebungen auf.
- **Pathoanatomie/Einteilung**
  Aneurysmatische Dilatation einer Myokardregion • Meist an der linksventrikulären Herzspitze • Seltener an der lateralen oder inferioren LV-Wand und am RV.
- **Ätiologie/Pathophysiologie/Pathogenese**
  Meist Folge eines ausgedehnten transmuralen Myokardinfarkts • Seltener andere Ursachen (Myokarditis, ARVC, Trauma, nach OP) • Reduzierte Wandelastizität durch strukturelle Myokardveränderungen (Narbengewebe, fettige Dysplasie) • Daher Dilatation unter physiologischen Druckbedingungen • Eingeschränkte Pumpfunktion durch Totraumvolumen.

Zeichen der Bildgebung

- **Methode der Wahl**
  Echo
- **Röntgen-Thorax**
  Linksventrikuläre Dilatation oder Kardiomegalie • Evtl. chronische Stauungszeichen.
- **Echo**
  Dilatierter Ventrikel • Dyskinesie des Aneurysmas • Eingeschränkte Globalfunktion (EF < 50%) • Evtl. Thromben.
- **CT**
  Dilatierter Ventrikel mit Aneurysma • Thrombusnachweis.
- **MRT**
  Wie Echo und CT • Infarktnarbe nach KM-Gabe mit verzögerter Anreicherung (IR GE-Sequenz) • Andere strukturelle Myokardveränderungen (z.B. zusätzlich T1w TSE bei Verdacht auf ARVC).
- **Invasive Diagnostik**
  Lävokardiographie: dilatierter Ventrikel mit Aneurysma und Dyskinesie • Bei KHK Koronarstenose • Thromben sind in Echo, CT oder MRT jedoch besser zu erkennen.

Klinik

- **Typische Präsentation**
  Zeichen der Herzinsuffizienz • Evtl. Symptomatik der KHK mit Angina pectoris, Dyspnoe, Herzrhythmusstörungen • Rezidivierende Embolien möglich (zerebrale ischämische Attacken, „kaltes Bein" u.a.).
- **Therapeutische Optionen**
  Antikoagulation (Marcumar) • Bei großem Aneurysma und stark eingeschränkter Ventrikelfunktion evtl. chirurgische Aneurysmektomie • Herzschrittmacher.
- **Verlauf und Prognose**
  Letalität abhängig von der Größe des Aneurysmas, der Ventrikelfunktion und dem Zeitintervall nach Myokardinfarkt (ungünstige Prognose bei frühem Auftreten nach AMI).

Ventrikelaneurysma

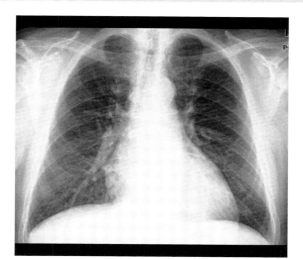

Abb. 11 56-jähriger Patient nach Myokardinfarkt vor 4 Jahren. Röntgen-Thorax p.a.: Dilatation des LV und chronische pulmonalvenöse Stauung. Echokardiographisch stark eingeschränkte linksventrikuläre Funktion (EF 37%).

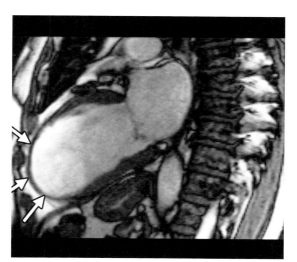

Abb. 12 Gleicher Patient. MRT, SSFP-Sequenz: Septumparalleler Längsachsenschnitt. Bei deutlich vergrößertem LV zeigt sich ein apikales Aneurysma (Pfeile) in der Infarktregion.

Ventrikelaneurysma

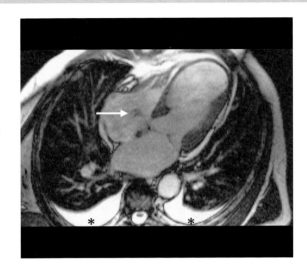

Abb. 13 Gleicher Patient. MRT, SSFP-Sequenz: Vierkammerblick. Ausgedehntes apikales Aneurysma. Zusätzlich sekundäre Trikuspidalinsuffizienz bei chronischer Linksherzdekompensation und Rechtsherzbelastung (Pfeil). Pleuraergüsse beidseits (*).

▶ **Was will der Kliniker von mir wissen?**
Aneurysmagröße und -lage • Ventrikelthrombus • Ventrikelfunktion (EF) • Zeichen der Herzinsuffizienz.

Differenzialdiagnose

Kardiomyopathie	– globale ventrikuläre Dilatation bei DCM
koronare Herzerkrankung	– Pseudoaneurysma bei akutem Infarkt und Myokardperforation (cave: Perikardtamponade)
andere Ursachen	– im Röntgen-Thorax können intra- und extraperikardiale Raumforderungen (maligner Tumor, Zyste) oder Thoraxfehlbildungen ein Ventrikelaneurysma vortäuschen (weiterführende Schnittbildgebung ist indiziert)

Typische Fehler

Ventrikelaneurysmen neigen zur Thrombusbildung und arteriellen Embolien • Ein Thrombus sollte daher sorgfältig ausgeschlossen werden.

Ausgewählte Literatur

Heatlie GJ et al. Left ventricular aneurysm: comprehensive assessment of morphology, structure and thrombus using cardiovascular magnetic resonance. Clin Radiol 2005; 60: 687–692

Yeo TC et al. Clinical profile and outcome in 52 patients with cardiac pseudoaneurysm. Ann Intern Med 1998; 128: 299–305

Syndrom X

Kurzdefinition

- **Epidemiologie**
  Die Erkrankung wird bei einem Teil der Patienten mit Angina pectoris und normalem Koronarangiogramm angenommen ● Hat nichts zu tun mit dem metabolischen Syndrom X (Fettleibigkeit, Hyperlipidämie, Insulinresistenz, Hyperinsulinämie und arterielle Hypertension).
- **Ätiologie/Pathophysiologie/Pathogenese**
  Vermutlich mikrovaskuläre Koronarerkrankung und endotheliale Dysfunktion ● Keine morphologischen Veränderungen der großen Koronararterien ● Unter Belastung Angina pectoris.

Zeichen der Bildgebung

- **Methode der Wahl**
  Koronarangiographie
- **Röntgen-Thorax**
  Unauffälliger Kardiopulmonalbefund.
- **Echo**
  In Ruhe normale Ventrikelfunktion ● Evtl. Funktionsstörung unter Belastung.
- **SPECT/PET/MRT**
  Subendokardial eingeschränkte Perfusionsreserve und Perfusionsstörung unter Belastung (Adenosin-Stress) ● Kein Infarktareal (Szinti: fixierter Speicherdefekt, MRT: verzögerte Anreicherung nach Gd-DTPA nachweisbar).
- **CT/Invasive Diagnostik**
  In der MDCT- oder Koronarangiographie Ausschluss von Stenosen der großen Koronargefäße.

Klinik

- **Typische Präsentation**
  Typisches Bild der Angina pectoris (retrosternale Schmerzen, thorakales Engegefühl, belastungsabhängige Dyspnoe) ● Auffälliges Belastungs-EKG.
- **Therapeutische Optionen**
  Antianginöse medikamentöse Therapie ● Reduktion atherogener Risikofaktoren.
- **Verlauf und Prognose**
  Keine Einschränkung der Überlebensrate ● Allerdings eingeschränkte Lebensqualität.
- **Was will der Kliniker von mir wissen?**
  Ausschluss einer KHK oder deren Folgeerscheinungen wie Linksherzinsuffizienz, Beeinträchtigung der Ventrikelfunktion, Myokardinfarkt.

1 Syndrom X

Abb. 14 54-jährige Patientin mit Syndrom X. MRT, Adenosin-Stress-Perfusionsuntersuchung: Zirkuläre subendokardiale Perfusionsstörung als Ausdruck einer Mikrozirkulationsstörung (Pfeile). Die Koronarangiographie war unauffällig.

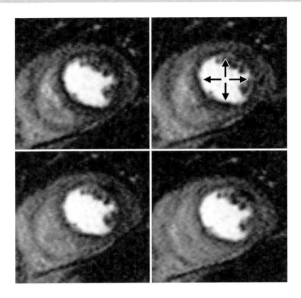

Differenzialdiagnose

kardiale Ursachen	– KHK – Prinzmetal-Angina – Koronaranomalie
andere Ursachen	– Dysphagie – Refluxkrankheit

Typische Fehler

Bei Patienten mit klinisch typischem Bild einer belastungsabhängigen Angina pectoris und normalen Koronararterien müssen weitere Ursachen abgeklärt werden.

Ausgewählte Literatur

Panting JR et al. Abnormal subendocardial perfusion in cardiac syndrome X detected by cardiovascular magnetic resonance imaging. N Engl J Med 2002; 346: 1948–1953

Pasqui AL et al. Structural and functional abnormality of systemic microvessels in cardiac syndrome X. Nutr Metab Cardiovasc Dis 2005; 15: 56–64

Prinzmetal-Angina

Kurzdefinition

- **Epidemiologie**
  Seltenste Form der Angina pectoris • Manifestation meist in der 3.–4. Lebensdekade.
- **Ätiologie/Pathophysiologie/Pathogenese**
  Sonderform der Angina pectoris • Reversible ST-Hebung • Keine erhöhten Enzymwerte • Ursache ist ein Koronarspasmus ohne höhergradige atherosklerotische Wandveränderungen.

Zeichen der Bildgebung

- **Methode der Wahl**
  EKG und invasive Koronarangiographie ggf. mit medikamentösem Provokationstest.
- **Röntgen-Thorax**
  Unauffälliger Kardiopulmonalbefund.
- **Echo**
  Bei akuter Ischämie evtl. regionale Wandbewegungsstörung (Hypo- oder Akinesie).
- **Invasive Diagnostik**
  In der Koronarangiographie akuter Koronarspasmus unter Provokationstest.

Klinik

- **Typische Präsentation**
  Pektanginöse Beschwerden • Üblicherweise Ruhesymptomatik, selten nach Belastung • Oft in den Morgenstunden.
- **Therapeutische Optionen**
  Medikamentöse Therapie (Nitrate) • Evtl. Beendigung der auslösenden körperlichen Anstrengung.
- **Verlauf und Prognose**
  Unterschiedlich nach Verlauf der Erkrankung • Gefährliche Herzrhythmusstörungen während Anfallsepisoden sind möglich • Evtl. Myokardinfarkt oder Herzinsuffizienz.
- **Was will der Kliniker von mir wissen?**
  Ausschluss einer KHK oder anderer DD bei akutem Thoraxschmerz.

Differenzialdiagnose

akuter Thoraxschmerz	– akutes Koronarsyndrom
	– Syndrom X
	– Koronaranomalie
	– Aortendissektion
	– Lungenembolie

Ischämische Herzkrankheit

Prinzmetal-Angina

Typische Fehler

Die Anamnese ist wegweisend • Bei passender Symptomatik und unauffälliger Koronarangiographie sollte die Prinzmetal-Angina in die DD einbezogen werden.

Ausgewählte Literatur

Holt DB et al. Images in cardiovascular medicine. Prinzmetal angina in an adolescent: adjunctive role of tissue synchronization imaging. Circulation 2005; 112: 91–92

Keller KB, Lemberg L. Prinzmetal's angina. Am J Crit Care 2004; 13: 350–354

Aortokoronare Bypass-OP

Kurzdefinition

- **Epidemiologie**
  Seit 30 Jahren verbreitetes Routineverfahren zur Myokardrevaskularisierung ● Anlage arteriovenöser Bypassgefäße.
- **Pathoanatomie/Einteilung**
  Bypassgefäß wird distal des stenosierten Gefäßabschnitts anastomosiert ● Man unterscheidet:
  - arterielle Bypässe (z. B. A. mammaria interna),
  - venöse Bypässe (z. B. V. saphena magna),
  - Mono-Grafts (Versorgung einer Koronararterie über ein Graft),
  - sequenzielle Bypässe (Versorgung mehrerer Koronararterien über ein Graft durch mehrere aufeinander folgende Anastomosen).
- **Ätiologie/Pathophysiologie/Pathogenese**
  Arteriosklerotische Wandveränderungen der Koronararterien führen zur Myokardischämie ● Indikationen zum aortokoronaren Bypass bestehen u. a. bei Hauptstammstenose und nach erfolgloser PTCA.

Zeichen der Bildgebung

- **Methode der Wahl**
  Konventionelle Kathetherangiographie bzw. Koronarangiographie
- **Röntgen-Thorax**
  Evtl. Zeichen der chronischen Linksherzbelastung ● Mediastinal Clip-Material (A.-mammaria-Bypass) ● Sternalcerclagen.
- **Echo**
  Regionale Funktionsstörung ● Evtl. Myokardnarbe ● Mitunter A- oder Dyskinesie ● Evtl. reduzierte LV-Funktion.
- **CT**
  In der CT-Angiographie Darstellung der Bypassgefäße und Koronararterien ● Nachweis eines Bypassverschlusses oder einer -stenose ● Teils eingeschränkte Beurteilbarkeit der Anastomosen ● Nur Untersuchungen mit MDCT (16-Zeiler oder mehr) sinnvoll.
- **MRT**
  Funktionsbeurteilung wie Echo ● Myokardnarbe mit verzögerter KM-Anreicherung (IR GE-Sequenz) ● MR-Angiographie der Bypässe ● Flussquantifizierung einschließlich Bestimmung der Flussreserve mit Phasenkontrastmessung möglich.
- **Invasive Diagnostik**
  Koronarangiographie. Selektive Darstellung der Bypassgefäße und der Koronararterien ● Darstellung von Gefäßstenosen und Verschlüssen. ● Lävokardiogramm. Beurteilung der Myokardfunktion.

Aortokoronare Bypass-OP

Abb. 15 Aortokoronare Bypass-OP. Röntgen-Thorax p. a.: Vergrößerter LV ohne akute Staungszeichen. Geringe chronische pulmonalvenöse Stauung mit Kranialisation der Oberlappengefäße. Sternalcerclagen nach Sternotomie.

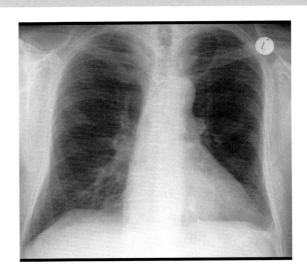

Abb. 16 MDCT (**a**) und Koronarangiographie (**b**) nach Anlage eines aortokoronaren Bypass: Venöser Bypass auf den RIVA. Unauffällige Darstellung der Anastomosenregion (Pfeil).

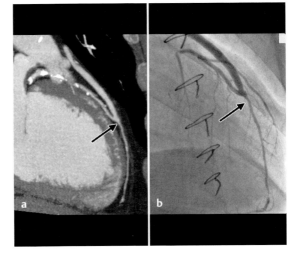

Aortokoronare Bypass-OP

Klinik

- **Typische Präsentation**
  Nach erfolgreicher Myokardrevaskularisierung klinische Beschwerdefreiheit • Bei erneuten pektanginösen Beschwerden Verdacht auf Restenose der Koronararterien und/oder Bypässe.
- **Therapeutische Optionen**
  PTCA und Stent-Implantation in Koronar- oder Bypassstenosen • Evtl. erneute Operation (aortokoronarer Bypass) • Medikamentöse Therapie nach den Therapierichtlinien bei KHK.
- **Verlauf und Prognose**
  Durchschnittliches Operationsrisiko 3% • Bei EF < 35% erhöhte perioperative Mortalität • Prognose abhängig vom Operationserfolg und dem Fortschreiten der Grunderkrankung (KHK) • Ungünstige Prädiktoren: Herzinsuffizienz, Angina pectoris, Diabetes mellitus, akuter Myokardinfarkt, chronisch obstruktive Lungenerkrankung • Überlebensrate nach 5 Jahren bis 90%, nach 10 Jahren bis 80%.
- **Was will der Kliniker von mir wissen?**
  Regionale und globale Ventrikelfunktion • Infarktnarbe • Bypass-Offenheit • Beurteilung der Anastomose • Dilatation des LV • Dekompensationszeichen.

Differenzialdiagnose

Fortschreiten der KHK	– pektanginöse Beschwerden
Pseudarthrose des Sternums nach Sternotomie	– Thoraxschmerz
Kardiomyopathie (z. B. DCM)	– Linksherzinsuffizienz

Ausgewählte Literatur

Salm LP et al. Functional significance of stenoses in coronary artery bypass grafts. Evaluation by single-photon emission computed tomography perfusion imaging, cardiovascular magnetic resonance, and angiography. J Am Coll Cardiol 2004; 44: 1877–1882

Schoepf UJ et al. CT of coronary artery disease. Radiology 2004; 232: 18–37

Koronaranomalien

Kurzdefinition

- **Synonyme**
  ALCA (anomalous origin of left coronary artery) • ARCA (anomalous origin of right coronary artery).
- **Epidemiologie**
  Oft zusammen mit anderen kongenitalen Fehlbildungen des Herzens • Bei bis zu 6% aller Patienten, die eine CT des Herzens erhalten.
- **Pathoanatomie/Einteilung**
  - ALCA: ektoper Ursprung der LCA oder deren Äste (RIVA, RCX) aus dem rechten Sinus valsalvae,
  - ARCA: ektoper Ursprung der RCA aus dem linken Sinus valsalvae.
- **Ätiologie/Pathophysiologie/Pathogenese**
  Angeborene Fehlbildung unklarer Genese • Klinisch bedeutsam ist der interarterielle Verlauf des Hauptstamms der LCA zwischen der Aorten- und der Pulmonaliswurzel (lebensbedrohliche Variante der ALCA, ca. 10% aller angeborenen Koronaranomalien).

Zeichen der Bildgebung

- **Methode der Wahl**
  MDCT (entsprechend den Leitlinien der DRG von 2004).
- **Röntgen-Thorax**
  Unauffälliger Kardiopulmonalbefund.
- **Echo**
  TTE oder TEE: Fehlabgang aus der Aortenwurzel.
- **CT/MRT**
  Zusätzlich zu Echo auch genaue Abbildung des Verlaufs • Evtl. Knickbildung, Kompression oder Einklemmung (maligne Variante der ALCA).
- **Invasive Diagnostik**
  In der Koronarangiographie Darstellung des Fehlabgangs der LCA oder RCA • Evtl. Stenosierungen und Kollateralen.

Klinik

- **Typische Präsentation**
  Leitsymptome sind belastungsabhängige Synkopen, Kammerflimmern, passagerer LSB, thorakale Schmerzen und Angstzustände.
- **Therapeutische Optionen**
  Beim symptomatischen Patienten operatives Vorgehen mit korrigierender Reimplantation der aberranten Koronararterie, alternativ Bypass-Operation.
- **Verlauf und Prognose**
  Bei benigner, symptomloser Variante gute Prognose. Das Risiko einer belastungsabhängigen lebensbedrohlichen Komplikation bei maligner Variante der ALCA beträgt bis zu 50%.

Koronaranomalien

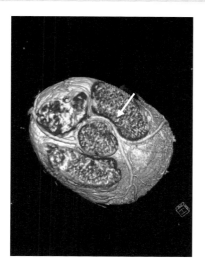

Abb. 17 26-jähriger männlicher Patient, der unter sportlicher Belastung eine Synkope erlitten hatte. Kontrastangehobene EKG-getriggerte MDCT mit KM SSD: Abgangsvariante der linken Koronararterie (ALCA, Pfeil).

▶ **Was will der Kliniker von mir wissen?**
Ursprung und Verlauf der aberrierenden Koronararterie, Stenosierung, Kollateralen, Myokardfunktion.

Differenzialdiagnose

Koronarfisteln mit Fehlmündung (80% rechtskardial, 10% linkskardial, 10% andere, in 60% RCA betroffen, in 30% LCA betroffen), KHK, Koronardissektion, Vaskulitis.

Typische Fehler

Wichtige DD bei jüngeren, kardial symptomatischen Patienten ● Beurteilung der Aortenwurzel und Koronarabgänge bei Echo, CT und MRT daher von großer Bedeutung.

Ausgewählte Literatur

Angelini P. Normal and anomalous coronary arteries: definitions and classification. Am Heart J 1989; 117: 418–434

Datta J et al. Anomalous Coronary Arteries in Adults: Depiction at Multi-Detector Row CT Angiography. Radiology 2005; 235: 812–818

Bland-White-Garland Syndrom

Kurzdefinition

- **Epidemiologie**
  Wichtigste symptomatische angeborene Koronararterienfehlbildung im Kindesalter • Seltene Fehlbildung (1/3000 Neugeborene) • Synonym: ALCAPA (anomalous origin of left coronary artery from pulmonary artery).
- **Ätiologie/Pathophysiologie/Pathogenese**
  Fehlabgang der linken Koronararterie (LCA) aus der linken A. pulmonalis • Vor der Geburt folgenlos, da kleiner und großer Kreislauf ähnliche Sauerstoffsättigung und Druckwerte haben • Nach der Geburt infolge der Druckumstellung jedoch Minderperfusion des linken Ventrikels • Wenn keine ausreichende Kollateralisierung aus der RCA besteht, ist ein Myokardinfarkt möglich.

Zeichen der Bildgebung

- **Methode der Wahl**
  Koronarangiographie
- **Röntgen-Thorax**
  Häufig unauffällig • Evtl. Linksherzdilatation bei Ischämie und Herzinsuffizienz.
- **Echo**
  Dilatation und Funktionsstörung des LV • Kollateralgefäße.
- **Szinti**
  Ausgedehnte Perfusionsstörung des LV.
- **CT**
  Fehlabgang der LCA aus der linken Pulmonalarterie • Dilatation des LV.
- **MRT**
  Befunde wie Echo und CT • Mit KM-Gabe zusätzlich Beurteilung der Myokardperfusion und Myokardvitalität (verzögerte KM-Anreicherung) • Flussmessung in der LCA.
- **Invasive Diagnostik**
  Darstellung des Abgangs der LCA aus der linken Pulmonalarterie • Darstellung von Kollateralen, die von der rechten Koronararterie ausgehen • Retrograde Perfusion der LCA.

Klinik

- **Typische Präsentation**
  Wird meist in den ersten Lebenswochen symptomatisch • Gedeihstörung • Herzinsuffizienz • Mitralklappeninsuffizienz • Myokardiale Ischämie • Evtl. Herzinfarkt • Etwa 5–10 % werden erst im Erwachsenenalter symptomatisch.
- **Therapeutische Optionen**
  Bei symptomatischen Patienten sofortige Behandlung der Herzinsuffizienz und umgehende Operation (Notfallindikation) • Therapie der Wahl ist die Reimplantation der LCA in die Aorta • Nur in Ausnahmefällen Koronarbypass.

Bland-White-Garland Syndrom

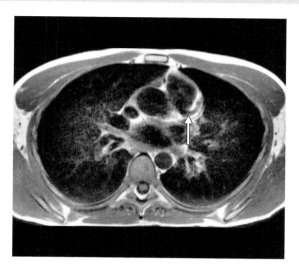

Abb. 18 26-jähriger Patient mit Bland-White-Garland Syndrom. MRT, T1w TSE-Sequenz, transversale Schicht: Man erkennt den Abgang der linken Koronararterie aus dem Truncus pulmonalis (Pfeil).

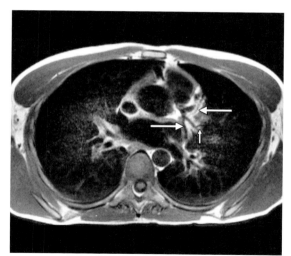

Abb. 19 Gleicher Patient. Die kaudal angrenzende Schicht zeigt die Aufzweigung der LCA in den RIVA, LCX und einen Intermediärast.

Bland-White-Garland Syndrom

Abb. 20 Gleicher Patient. Ausschnittsvergrößerung. Die kaudal angrenzende Schicht zeigt die Aufzweigung der LCA in den RIVA, LCX und einen Intermediärast (Pfeile).

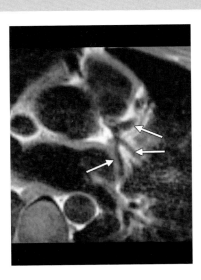

▶ **Verlauf und Prognose**
In der Regel normalisiert sich nach OP die Funktion des LV rasch ● Das Risiko eines plötzlichen Herztodes sinkt drastisch ● Nach erfolgreicher Operation gute Prognose.

▶ **Was will der Kliniker von mir wissen?**
Ursprung der LCA ● Kollateralen aus der RCA ● Myokardnarbe ● Mitralinsuffizienz.

Differenzialdiagnose

andere Koronaranomalien – z. B. ALCA, ARCA (ektoper Ursprung der linken bzw. rechten Koronararterie)

Typische Fehler

Das Syndrom sollte v. a. bei jüngeren Erwachsenen als DD zur KHK berücksichtigt werden ● Cave: deutlich erhöhtes Risiko bei Belastungsuntersuchungen.

Ausgewählte Literatur

Bruder O et al. Magnetic resonance imaging of anomalous origin of the left coronary artery from the pulmonary artery (Bland-White-Garland syndrome). Heart 2005; 91: 656

Cowie MR et al. The diagnosis and assessment of an adult with anomalous origin of the left coronary artery from the pulmonary artery. Eur J Nucl Med 1994; 21: 1017–1019

Kawasaki-Syndrom

Kurzdefinition

- **Epidemiologie**
  In Europa seltene Erkrankung • Betroffen sind v. a. Kinder unter 5 Jahren • Häufigste Vaskulitis im Kleinkindesalter • Beteiligung der Herzkranzgefäße in ca. 25% • In Deutschland erkranken ca. 250 Kinder pro Jahr.
- **Ätiologie/Pathophysiologie/Pathogenese**
  Vaskulitis unbekannter Ursache • Vermutlich infektiöse Genese, bei der Superantigene (von Bakterien produzierte Toxine) eine Rolle spielen.
  Stadien:
  - akute febrile Phase (bis 2 Wochen),
  - subakute Phase (bis 6 Wochen),
  - Rekonvaleszens (6.–8. Woche).

Zeichen der Bildgebung

- **Methode der Wahl**
  Echo
- **Röntgen-Thorax**
  In Abhängigkeit vom Schweregrad unauffälliger Befund bis hin zur Kardiomegalie, evtl. pulmonale Infiltrate.
- **Echo**
  Perikarderguss • Klappeninsuffizienzen • Eingeschränkte Myokardfunktion • Koronaraneurysmen etwa ab dem 10. Tag der akuten febrilen Phase.
- **CT/MRT**
  Befunde wie Echo • In der MDCT- oder MR-Angiographie Nachweis von Aneurysmen und Beurteilung der Gefäßwand • Teilthrombosierung der Aneurysmen möglich.
- **Invasive Dianostik**
  In der Koronarangiographie irreguläre aneurysmatische Erweiterungen der Koronararterien.

Klinik

- **Typische Präsentation**
  Charakteristischer Krankheitsverlauf • Initial hohes Fieber über 5–10 Tage, welches nicht auf Antibiotika anspricht • Beidseitige Bindehautentzündung • Geschwollene Halslymphknoten • Fleckige Rötungen der Handflächen • In ca. 25% Beteiligung des Herzens mit Entwicklung von Koronaraneurysmen.
- **Therapeutische Optionen**
  Abklärung des Koronarstatus erforderlich • Bei Aneurysmen langfristige Therapie mit ASS und Immunglobulinen.
- **Verlauf und Prognose**
  Rechtzeitige Diagnose und frühzeitige Behandlung sind wesentliche Faktoren für die Prognose • Ca. 50% der Koronaraneurysmen bildet sich innerhalb von 1 Jahr zurück (Risiko-Level I und II) • Persistierende Koronarstenosen • (Riesen-) Aneurysmen in 20% (Risiko-Level III–V) • Herzinfarkt in bis zu $1/3$ der Fälle in den ersten 3 Jahren.

Kawasaki-Syndrom

Abb. 21 Kawasaki-Syndrom. 3-jähriges Kind mit Koronaraneurysmen. MRT: 3D-Oberflächenrekonstruktion einer SSFP MR-Angiographie. Mehrere in Reihe angeordnete Aneurysmen der rechten Koronararterie (Pfeile).

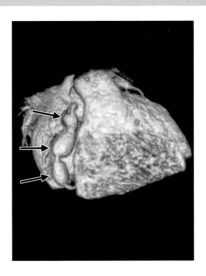

Abb. 22 Gleicher Patient. Multiplanare Rekonstruktion entlang des Gefäßverlaufs der rechten Koronararterie (curved MPR): Multiple Koronaraneurysmen (Pfeile).

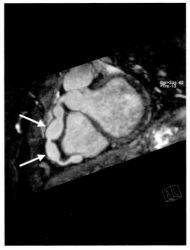

Kawasaki-Syndrom

▶ **Was will der Kliniker von mir wissen?**
Aneurysmen der Koronararterien • Teilthrombosierung (Risikofaktor!) • Kardiale Myokard- und Klappenfunktion • Zeichen eines Herzinfarktes.

Differenzialdiagnose

Koronaranomalien — ALCA, ARCA (ektoper Ursprung der linken bzw. rechten Koronararterie)

Typische Fehler

Bei Kindern unter 5 Jahren und persistierendem Fieber an Kawasaki-Syndrom denken • Fühzeitige Bildgebung mit Echo • Follow-up mit Echo/MRT.

Ausgewählte Literatur

Benseler SM etal. Infections and Kawasaki disease: implications for coronary artery outcome. Pediatrics. 2005; 116: e760–766

McMahon CJ et al. Detection of active coronary arterial vasculitis using magnetic resonance imaging in Kawasaki disease. Circulation 2005; 112: e315–e316

Akute Herzinsuffizienz

Kurzdefinition

- **Einteilung**
  Die akute Herzinsuffizienz wird in 3 Kategorien eingeteilt:
  - akute Dekompensation einer chronischen Herzinsuffizienz,
  - akutes kardiogenes Lungenödem (Erhöhung der pulmonalkapillären Füllungsdrücke),
  - kardiogener Schock (Verminderung des Herzzeitvolumens mit arterieller Hypotonie und systemischer Minderperfusion).
- **Ätiologie/Pathophysiologie/Pathogenese**
  Akute Herzinsuffizienz. Tritt bei nahezu allen Erkrankungen auf, die zu einer chronischen Herzinsuffizienz führen • Therapie-Incompliance oder -Nebenwirkungen • Niereninsuffizienz • Hyperthyreose • Infektionen.
  Kardiogener Schock. Häufigste Ursache ist der akute Myokardinfarkt • Aortendissektion • Perikardtamponade • Herztrauma • Lungenembolie • Floride Endokarditis mit Klappendysfunktion • Postoperative Myokarddysfunktion • Myokarddepression im Rahmen anderer Schockformen (z. B. septischer Schock).
- **Pathoanatomie**
  Variabel und abhängig von der Grunderkrankung.

Zeichen der Bildgebung

- **Methode der Wahl**
  Echo
- **Röntgen-Thorax**
  Vergrößerter Herzschatten (kann auch normal sein!) • Vermehrte Lungengefäßzeichnung mit Kranialisation der apikalen Gefäße • Lungenödem • Pleuraerguss.
- **Echo**
  Dilatierte Herzhöhlen • Hypertrophie • Eingeschränkte Ventrikelfunktion • Evtl. Klappenfunktionsstörung • Perikarderguss • Dilatation der V. cava inferior.
- **CT**
  Befunde wie Röntgen-Thorax • Evtl. Nachweis der zugrunde liegenden Ursache, z. B. Lungenembolie, Aortendissektion, Pneumonie.
- **Szinti/PET/MRT**
  In der Akutsituation nicht indiziert.
- **Invasive Diagnostik**
  Koronarangiographie bei Verdacht auf akutes Koronarsyndrom.

Akute Herzinsuffizienz

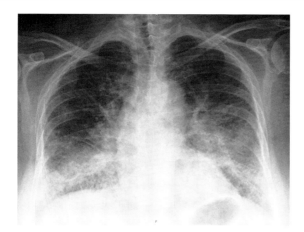

Abb. 23 Herzinsuffizienz und alveoläres Lungenödem. Röntgen-Thorax a.p. (Bettaufnahme): 69-jährige Patientin 4 Stunden nach akutem Myokardinfarkt.

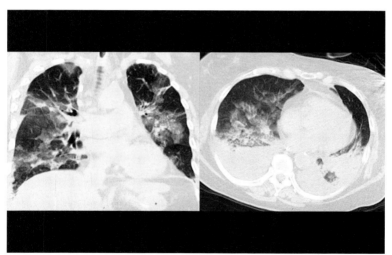

Abb. 24 Gleiche Patientin. Native CT mit transversaler und koronarer Rekonstruktion: Parahiläre alveoläre Verdichtung durch Lungenödem. Pleuraergüsse und basale Belüftungsstörungen beidseits.

Akute Herzinsuffizienz

Klinik

▶ **Typische Präsentation**
Dyspnoe • Tachypnoe • Orthopnoe • Angina pectoris • Tachykardie • Halsvenenstauung • Kaltschweißigkeit • Blässe • Angst • Unruhe.

▶ **Therapeutische Optionen**
Wenn möglich, Behandlung der Grunderkrankung • Sauerstoff • Evtl. nichtinvasive Beatmung oder Intubation • Morphin • Bei erhöhtem Blutdruck Nachlastsenkung z. B. mit Nitraten • Bei kardiogenem Schock vorsichtige Therapie mit Katecholaminen • Revaskularisierung • Implantation einer intraaortalen Ballonpumpe (IABP).

▶ **Verlauf und Prognose**
Beim kardiogenen Schock beträgt die Mortalität 50–70%.

▶ **Was will der Kliniker von mir wissen?**
Schweregrad • Ventrikelfunktion • Lungenödem • Abgrenzung von pulmonalen Ursachen einer Dyspnoe.

Differenzialdiagnose

andere Ursachen einer Dyspnoe	– restriktive oder obstruktive Lungenerkrankung – Pneumonie – Pneumothorax – Lungenembolie
andere Ursachen eines Schockzustandes	– septischer Fokus – Zeichen einer Blutung, z. B. in der Ganzkörper-CT

Typische Fehler

Die DD der akuten Herzinsuffizienz ist breit gefächert. Daher sollte die Ätiologie stets ausreichend geklärt werden.

Ausgewählte Literatur

Antman EM et al. ACC/AHA guidelines for the management of patients with ST-elevation myocardial infarction. Circulation 2004; 110: 282–292

Kaul S. Doppler echocardiography in critically ill cardiac patients. Cardiol Clin 1991; 9: 711–732

Chronische Herzinsuffizienz

Kurzdefinition

- **Definition**
  Systolische und/oder diastolische kardiale Funktionsstörung, die zu einer unzureichenden Sauerstoffversorgung des Organismus führt.
- **Epidemiologie, Ätiologie**
  Eine der häufigsten internistischen Erkrankungen ● Prävalenz: 1,5–2% ● Prävalenz steigt mit dem Alter auf bis zu 10% bei den 80-Jährigen ● Häufigste Ursachen sind KHK und arterielle Hypertonie ● Kardiomyopathien ● Herzklappenfehler ● Arrhythmien.
- **Pathoanatomie**
  Variabel und abhängig von der Grunderkrankung.

Zeichen der Bildgebung

- **Methode der Wahl**
  Echo
- **Röntgen-Thorax**
  Vergrößerung des Herzschattens (HTR > 2 : 1) ● Pulmonalvenöse Stauung ● Kerley-Linien ● Pleuraerguss.
- **Echo**
  Dilatation der Ventrikel und Vorhöfe ● Hypertrophie des LV ● Narben und Aneurysmen ● Systolische und/oder diastolische Funktionseinschränkung ● Klappenpathologie ● Perikarderguss.
- **SPECT/PET**
  In der Radionuklid-Ventrikulographie Quantifizierung der links- und rechtsventrikulären Funktion ● Untersuchung der Myokardvitalität.
- **CT**
  Vergrößerung der Herzhöhlen ● Stauungszeichen ● Perikard- und Pleuraerguss ● Perikard-, Koronar- und Klappenverkalkungen ● Nachweis einer KHK in der MDCT-Angiographie.
- **MRT**
  Befunde wie Echo und CT ● Evtl. zusätzliche Hinweise auf spezielle Myokarderkrankungen (Sarkoidose, Hämochromatose, Amyloidose, Kardiomyopathien, Myokarditis).
- **Invasive Diagnostik**
  Oft Klärung der DD einer KHK mittels Koronarangiographie erforderlich ● In der Lävokardiographie eingeschränkte LV-Funktion und Dilatation.

Chronische Herzinsuffizienz

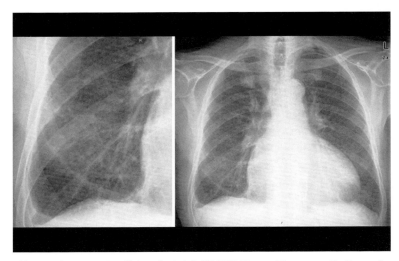

Abb. 25 Schwere Herzinsuffizienz durch 3-Gefäß-KHK. Röntgen-Thorax p.a.: Kardiomegalie, Dilatation der pulmonalen Gefäße, Randwinkelerguss rechts, Kerley-B-Linien.

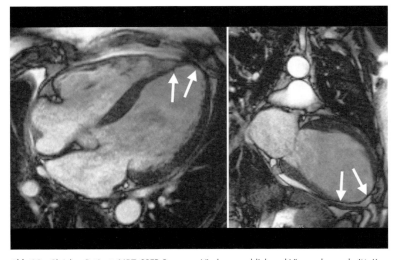

Abb. 26 Gleicher Patient. MRT, SSFP-Sequenz, Vierkammerblick und Längsachsenschnitt: Kardiomegalie, apikal und inferior Infarktnarben (Pfeile).

Klinik

- **Typische Präsentation**
  Dyspnoe • Ödeme • Müdigkeit • Verminderte körperliche Leistungsfähigkeit • Gastrointestinale Beschwerden • Herzrhythmusstörungen.
- **Therapeutische Optionen**
  Möglichst Behandlung der Grunderkrankung • Medikamentöse Stufentherapie der Herzinsuffizienz • Bei fortgeschrittener Herzinsuffizienz und entsprechender Indikation kardiale Resynchronisierungstherapie • ICD-Implantation oder Herztransplantation.
- **Verlauf und Prognose**
  Meist progredienter Verlauf • Im Stadium NYHA III–IV beträgt die 2-Jahres-Mortalität 40–50% • Häufigste Todesursachen sind Pumpversagen und plötzlicher Herztod infolge von Arrhythmien.
- **Was will der Kliniker von mir wissen?**
  Morphologischer und funktioneller Status des Herzens • Hinweise auf Ätiologie der Herzinsuffizienz • Pulmonale Zeichen einer Linksherzinsuffizienz • Abgrenzung von pulmonalen Ursachen einer Dyspnoe.

Differenzialdiagnose

andere Ursachen einer Dyspnoe	– restriktive oder obstruktive Lungenerkrankung – Pneumonie – chronische Lungenembolie

Typische Fehler

Die Befunde im Röntgen-Thorax korrelieren nur schlecht mit der LV-Funktion • Daher Interpretation im Kontext mit den klinischen Symptomen und den Befunden anderer bildgebender Verfahren.

Bei Vorhofflimmern oder anderen Tachykardien ist eine MRT oder CT des Herzens oft nicht durchführbar.

Ausgewählte Literatur

Gerber BL et al. Accuracy of contrast-enhanced magnetic resonance imaging in predicting improvement of regional myocardial function in patients after acute myocardial infarction. Circulation 2002; 106: 1083–1089

Mangiavacchi M et al. Clinical predictors of marked improvement in left ventricular performance after cardiac resynchronization therapy in patients with chronic heart failure. Am Heart J 2006; 151: 477.e1–477.e6

Swedberg K et al. Guidelines for the diagnosis and treatment of chronic heart failure: executive summary (update 2005): The Task Force for the Diagnosis and Treatment of Chronic Heart Failure of the European Society of Cardiology. Eur Heart J 2005; 26: 1115–1140

Herztransplantation

Kurzdefinition

- **Epidemiologie, Ätiologie**
  Indikation: schwere Herzinsuffizienz (NYHA IV) mit geschätzer Lebenserwartung von unter 1 Jahr • Häufigste Ursachen sind mit jeweils 45% die KHK und die dilatative Kardiomyopathie • 2005 wurden in Deutschland 381 Herztransplantationen durchgeführt.
- **Pathoanatomie/Pathophysiologie**
  Präoperativ wie bei chronischer Herzinsuffizienz • Pathoanatomie variabel, abhängig von der Ätiologie der akuten Herzinsuffizienz.

Zeichen der Bildgebung

- **Methode der Wahl**
  Präoperativ: Echo • *Postoperativ:* Echo, ggf. Myokardbiopsie
- **Röntgen-Thorax/CT**
  Präoperativ: Wie chronische Herzinsuffizienz.
  Postoperativ: Vergrößerte Herzsilhouette durch Missverhältnis zwischen Empfängerperikard und Spenderherz • Pulmonale Stauung oder pulmonale Infektion • Pneumomediastinum • Pneumothorax • Pneumoperikard und Mediastinalverbreiterung • Bei ensprechender Klinik können Pneumomediastinum und Mediastinalverbreiterung auch Zeichen einer Mediastinitis sein (Indikation zur CT).
- **Echo**
  Präoperativ: Befunde wie bei chronischer Herzinsuffizienz • Kardiomegalie • Perikarderguss • Eingeschränkte Ventrikelfunktion.
  Postoperativ: Akute Abstoßung: myokardiale Wandverdickung • Verstärkte Echogenität • Perikarderguss • Diastolische und systolische Dysfunktion.
- **CT**
  Einsatz im Langzeitverlauf • Ein Einsatz der MDCT-Angiographie zum Ausschluss einer Transplantvaskulopathie ist noch nicht evaluiert, aber denkbar • Unter Immunsuppression Ausschluss von Sekundärmalignomen wie Lymphome/„posttransplantation lymphoproliferative disorder" (PTLD), Hauttumoren, viszerale Tumoren, Kaposi-Sarkom.
- **MRT**
  Präoperativ: Kein routinemäßiger Einsatz.
  Postoperativ: Funktionelle Befunde wie Echo • Bei Abstoßung fokal oder diffus erhöhtes T2 Signal • Verstärkte KM-Aufnahme nach Gd-DTPA (IR GE-Sequenz) im Myokard.
- **Invasive Diagnostik**
  Präoperativ (Spender oder Empfänger) Koronarangiographie zum Ausschluss von Normvarianten und einer KHK • *Postoperativ* ist die Rechtsherzbiopsie Goldstandard beim Verdacht auf eine akute Abstoßung • Im Langzeitverlauf ist die Koronarangiographie Goldstandard zum Nachweis einer Transplantvaskulopathie.

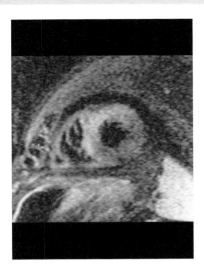

Abb. 27 Chronische Abstoßung nach Herztransplantation. MRT, fettgesättigte darkblood T2w TSE-Sequenz: Kurzachsenschnitt. 63-jähriger Patient im 4. Jahr nach Herztransplantation. Deutliche Myokardhypertrophie und septal erhöhte SI aufgrund einer chronischen Abstoßung.

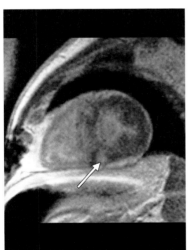

Abb. 28 Gleicher Patient. IR GE-Sequenz nach KM-Gabe: Diffus erhöhte KM-Aufnahme, fokal vermehrt im Bereich des inferioren Septums (Pfeil).

Klinik

▶ **Typische Präsentation**
Präoperativ: Schwere Herzinsuffizienz (NYHA IV).
Postoperativ: Wie bei anderen herzchirurgischen Patienten ● Durch Immunsuppression erhöhte Infektionsgefahr.

Herztransplantation

- **Therapeutische Optionen**
  Herzinsuffizienztherapie • Immunsuppression • Behandlung von Infektionen • Sekundärprophylaxe einer KHK • Re-Transplantation.
- **Verlauf und Prognose**
  Inzidenz einer akuten Abstoßung: bis zu 55% • Tritt meist zwischen der 2. Woche und dem 3. Monat nach OP auf • Mortalität am höchsten in den ersten 6 Monaten nach Transplantation • 10-Jahre-Überlebensrate bis zu 54% • Haupttodesursache nach mehr als 1 Jahr nach OP ist die Transplantvaskulopathie (akzelerierte Form der KHK, Prävalenz 5 Jahre nach OP: 50%) • Zweithäufigste Todesursache sind Malignome, v. a. lymphoproliferative Erkrankungen.
- **Was will der Kliniker von mir wissen?**
  Funktionsbeurteilung des Herzens • Hinweise für Abstoßung (MRT) • Postoperative Komplikationen • Infektionen • Malignome.

Differenzialdiagnose

postoperative Medistinalverbreiterung	– normaler postoperativer Befund – Mediastinitis – Einblutung – Aortendissektion oder Pseudoaneurysma
postoperative pulmonale Infiltrate	– bakterielle Pneumonie (z. B. Staph. aureus, Pseudomonas, Klebsiellen), – pulmonale Aspergillose, – CMV-Pneumonie – Hämothorax

Typische Fehler

Postoperative Komplikationen sind im Röntgen-Thorax häufig nicht klar zu differenzieren • Im Zweifel daher frühzeitig Indikation zur CT • Im Langzeitverlauf haben MDCT und MRT vermutlich einen hohen Stellenwert (derzeit unter wissenschaftlicher Evaluation) • Bei Verdacht auf Abstoßung großzügige Indikation zur MRT empfohlen.

Ausgewählte Literatur

Bacal F et al. Normalization of right ventricular performance and remodeling evaluated by magnetic resonance imaging at late follow-up of heart transplantation: relationship between function, exercise capacity and pulmonary vascular resistance. J Heart Lung Transplant 2005; 24: 2031–2036

Chughtai A et al. Heart transplantation imaging in the adult. Semin Roentgenol. 2006; 41: 16–25

Chughtai A et al. Preoperative Imaging in Heart and Lung transplantation in the adult. Semin Roentgenol 2006; 41: 26–35

Aortenstenose (AS)

Kurzdefinition

- **Epidemiologie**
  Man unterscheidet angeborene und erworbene AS • Angeborene AS: ca. 5 % aller Herzfehler • Atherosklerotische Veränderungen sind die häufigste Ursache der erworbenen AS bei Patienten über 70 Jahre (Prävalenz 3 %).
- **Pathoanatomie/Einteilung**
  Einengung der Klappenöffnung oder des LV-Ausflusstrakts (LVOT).
  Man unterscheidet 3 Typen der AS:
  - valvuläre AS (häufigste Form),
  - supravalvuläre AS (selten, kongenital),
  - subvalvuläre AS (z. B. bei HOCM).

  Einteilung in Abhängigkeit von der Klappenöffnungsfläche (KÖF):
  - $> 2\,cm^2$ normal,
  - $1{,}5-2\,cm^2$ leichtgradig,
  - $1{,}0-1{,}5\,cm^2$ mittelgradig,
  - $< 1\,cm^2$ hochgradig,
  - $< 0{,}7\,cm^2$ kritisch.
- **Ätiologie/Pathophysiologie/Pathogenese**
  Degenerative Veränderungen sind die häufigsten Ursachen einer erworbenen AS • Eine bikuspide Klappe wirkt prädisponierend (bei Männern ca. 4-mal häufiger als bei Frauen) und wird häufig im Alter zwischen 40–60 Jahren symptomatisch • Selten rheumatisches Fieber.

Zeichen der Bildgebung

- **Methode der Wahl**
  Echo
- **Röntgen-Thorax/CT**
  Aortale Herzkonfiguration mit abgerundeter Herzspitze (Myokardhypertrophie im CT besser erkennbar) • Bei Dekompensation LV-Dilatation • Aortenektasie/-aneurysma • Evtl. kalzifizierte Aortenklappe.
- **Echo**
  Verkalkung und/oder Fibrosierung der Aortenklappe mit eingeschränkter Öffnung • Semiquantitative Abschätzung des Druckgradienten und der Klappenöffnungsfläche (KÖF) mit der modifizierten Bernoulli-Gleichung (Druckgradient [mmHg]$= 4v^2$) und Kontinuitätsgleichung • Anfangs normal großer LV mit guter systolischer Funktion • Myokardhypertrophie.
- **MRT**
  Meist nicht erforderlich • Befunde wie Echo, aber bessere Darstellung der angrenzenden Gefäße • Zur Bestimmung der hämodynamischen Relevanz Flussquantifizierung (Phasenkontrastmessung) oder Planimetrie der KÖF • Genaue Bestimmung der Myokardhypertrophie.
- **Invasive Diagnostik**
  Invasive Messung des Druckgradienten über der Klappe • Berechnung der KÖF • Koronarangiographie zum Ausschluss einer KHK vor Klappenersatz.

Aortenstenose (AS)

Abb. 29 Hochgradige Aortenstenose (KÖF 0,8 cm²). Präoperativer Röntgen-Thorax p. a.: Aortal konfigurierter Herzschatten mit abgerundeter Herzspitze und Linksherzverbreiterung (Pfeile). Ektatisch elongierte, rechts randbildende Aorta ascendens.

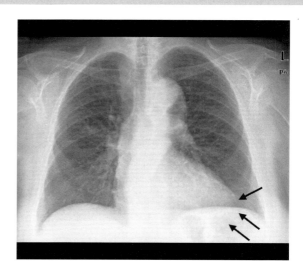

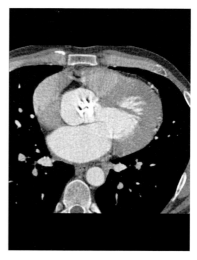

Abb. 30 Gleicher Patient. MDCT: Verkalkte Aortenklappe, Linksherzhypertrophie auf Grundlage der chronischen Druckbelastung.

Klinik

▶ **Typische Präsentation**
Lange asymptomatisch ● Erstdiagnose ist häufig Zufallsbefund bei der Auskultation (Systolikum) ● Bei symptomatischer AS drei Leitsymptome: Angina pectoris, Synkope, Dyspnoe.

Aortenstenose (AS)

▶ **Therapeutische Optionen**
Therapie der Wahl ist der Aortenklappenersatz • Indikation ist eine schwere AS (KÖF < 1 cm^2) • Bei jungen Patienten mit kongenitalen AS alternativ Ballon-Valvuloplastie.

▶ **Verlauf und Prognose**
Bei asymptomatischen Patienten gut • Bei symptomatischen Patienten in Abhängigkeit der klinischen Trias (s.o.) Lebenserwartung ohne Klappenersatz 2–5 Jahre • Frühletalität 2–8%.

▶ **Was will der Kliniker von mir wissen?**
Schweregrad der AS • KÖF • Myokardhypertrophie und LV-Funktion • Aortenpathologie.

Differenzialdiagnose

andere Klappenvitien	– Aorteninsuffizienz
	– Mitralstenose
	– kombinierte Klappenvitien
Myokardhypertrophie	– arterielle Hypertonie
	– HCM
	– urämische Kardiomyopathie
	– andere sekundäre Kardiomyopathien

Typische Fehler

Fehleinschätzung der hämodynamischen Relevanz einer AS auf Grundlage bildmorphologischer Kriterien.

Ausgewählte Literatur

Palta S et al. New insights into the progression of aortic stenosis: implications for secondary prevention. Circulation 2000; 101: 2497–2502

Rahimtoola SH. Severe aortic stenosis with low systolic gradient: the good and bad news. Circulation 2000; 101: 1892–1894

Aorteninsuffizienz (AI)

Kurzdefinition

▶ **Epidemiologie/Einteilung**
Zweithäufigster Klappenfehler nach der Mitralstenose ● Man unterscheidet akute und chronische AI.
Einteilung des Schweregrads nach der Regurgitationsfraktion:
- Schweregrad I < 15 %,
- Schweregrad II 15–30 %,
- Schweregrad III 31–50 %,
- Schweregrad IV > 50 %.

▶ **Ätiologie/Pathophysiologie/Pathogenese**
Eingeschränkter Klappenschluss ● Dadurch diastolische Regurgitation in den LV ● Folgen sind Volumenbelastung, Dilatation und erhöhtes Schlagvolumen ● Ursachen sind Erkrankungen der Klappensegel (primäre AI) oder der Aortenwurzel (sekundäre AI) ●
Akute AI: Infektiöse Endokarditis (häufiger als bei anderen Klappenfehlern) ● Aortendissektion ● Thoraxtrauma.
Chronische AI: Degenerative Gefäß- und Bindegewebserkrankungen (ca. 60 %) ● Kongenitale Herzerkrankungen (z.B. bikuspide Aortenklappe, ca. 28 %) ● Entzündliche Erkrankungen (Endokarditis, Kollagenosen etc., ca. 15 %).

Zeichen der Bildgebung

▶ **Methode der Wahl**
Echo

▶ **Echo**
Morphologisch veränderte Klappentaschen (verdickt, sklerosiert, Vegetationen) ● Regurgitationsjet im Farbdoppler ● Semiquantitative Beurteilung des Schweregrades der AI ● LV-Dilatation mit normaler EF ● Evtl. Myokardhypertrophie oder Aortenektasie ● Im Spätstadium schwere Gefügedilatation und eingeschränkte LV-Funktion ● Sekundäre MI.

▶ **Röntgen-Thorax/CT**
LV-Dilatation ● Ektasie der Aorta ascendens ● Bei dekompensierter AI evtl. LA-Dilatation und chronische Stauungszeichen ● Genaue Darstellung der thorakalen Aorta ● In der EKG-synchronisierten MDCT Beurteilung der Klappenmorphologie.

▶ **MRT**
Befunde wie CT ● Zusätzlich funktionelle Informationen ● Insuffizienzjet als infravalvulär diastolischer Signalverlust des Blutstroms erkennbar (turbulente Strömung) ● Quantifizierung von LV-Funktion (EDV, EF) und Regurgitationsfraktion (Flussmessung in Phasenkontrasttechnik).

▶ **Invasive Diagnostik**
Linksherzkatheter zum Ausschluss einer KHK vor Operation ● Bestimmung des Druckgradienten über der Aortenklappe (Ausschluss eines kombinierten Vitiums).

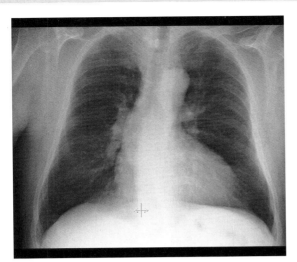

Abb. 31 Aorteninsuffizienz Grad III. Röntgen-Thorax p.a.: Typische Herzkonfiguration mit Dilatation des linken Ventrikels als Ausdruck der chronischen Volumenbelastung, Ektasie der Aorta ascendens, die rechts randbildend ist.

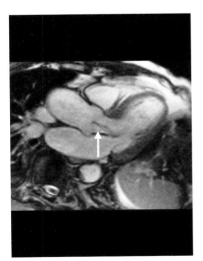

Abb. 32 Gleicher Patient. MRT, SSFP-Sequenz mit Darstellung des LVOT (Dreikammerblick): Zentraler Insuffizienzjet (Pfeil) über der Aortenklappe. Der Insuffizienzjet erreicht das anteriore Mitralsegel (evtl. auskultierbar als Austin-Flint-Geräusch).

Aorteninsuffizienz (AI)

Klinik

▶ **Typische Präsentation**
Lange Zeit symptomlos • Typisch ist der „pulsus celer et altus" (hohe Pulsrate, hohe Blutdruckamplitude) • Später Belastungsdyspnoe • Paroxysmale nächtliche Dyspnoe und Orthopnoe • Angina pectoris ist seltener als bei der AS • Bei akuter AI reflektorische Tachykardie und Lungenstauung.

▶ **Therapeutische Optionen**
Zunächst medikamentöse Therapie wie bei Herzinsuffizienz • Betablocker wegen Verlängerung der Diastole sowie negativer Inotropie obsolet! • Später operativer Klappenersatz.

▶ **Verlauf und Prognose**
Bei asymptomatischen Patienten sehr gut • Pro Jahr entwickeln bis 2% eine LV-Dysfunktion • Bei pektanginösen Beschwerden beträgt die Mortalität bis 10% pro Jahr • Bei Symptomen einer Herzinsuffizienz bis 20% pro Jahr • Bessere Prognose bei frühzeitiger Operation.

▶ **Was will der Kliniker von mir wissen?**
Hämodynamische Relevanz der AI (Regurgitationsfraktion, LV Dilatation, EF) • Aortenerkrankung • Myokardhypertrophie • Sekundäre MI • Zeichen der Herzinsuffizienz wie Lungenstauung/Lungenödem.

Differenzialdiagnose

Erkrankungen der Aortenwurzel	– Aortenektasie
	– Aortenaneurysma
	– Aortendissektion
	– Marfan-Syndrom
bikuspide Aortenklappe	– inkompletter Klappenschluss
	– Prädisposition für Endokarditis
rheumatoide Erkrankungen	– entzündlich-degenerative Veränderungen des Klappenapparats

Typische Fehler

In der MRT können bereits bei hämodynamisch nicht relevanten Vitien deutliche Flussphänomene entstehen Die Relevanz einer AI sollte daher anhand objektivierbarer Parameter wie LV-Funktion und Regurgitationsfraktion festgelegt werden.

Ausgewählte Literatur

Givehchian M et al. Aortic root remodeling: functional MRI as an accurate tool for complete follow-up. Thorac Cardiov Surg 2005; 53: 267–273

Dujardin KS etal. Mortality and morbidity of aortic regurgitation in clinical practice. A long-term follow-up study. Circulation 1999 13; 99: 1851–1857

Mitralstenose (MS)

Kurzdefinition

- **Epidemiologie**
  In 99 % aller Fälle Folge des rheumatischen Fiebers • ⅔ der Patienten sind weiblich • In 50 % kombiniertes Mitralvitium.
- **Ätiologie/Pathophysiologie/Pathogenese**
  Im Rahmen des rheumatischen Fiebers kommt es zur Fusion der Kommissuren oder der Klappensegel. Fibrosierungen und Verkalkungen können auf den Klappenring und die Chordae tendinae übergreifen. Mit abnehmender KÖF (normal 4–5 cm²) entsteht ein Druckgradient zwischen LA und LV, dadurch eingeschränkte diastolische Füllung des LV • Erhöhter LA-Druck • Druckerhöhung im kleinen Kreislauf bis zur pulmonalen Hypertonie und Rechtsherzdekompensation.
  Schweregrad nach KÖF:
  - 1,5–2,5 cm²   leichte MS,
  - 1,0–1,5 cm²   mittelgradige MS,
  - 0,75–1 cm²   schwere MS,
  - < 0,75 cm²   kritische MS.

Zeichen der Bildgebung

- **Methode der Wahl**
  Echo
- **Echo**
  Verdickung der Mitralsegel • Planimetrische oder dopplersonographische Bestimmung des Schweregrades (maximaler und mittlerer Druckgradient) • Dilatation des LA • Beurteilung aller Herzhöhlen • Zeichen der Rechtsherzbelastung (-vergrößerung) • Funktionseinschränkung • Thrombus im LA möglich.
- **Röntgen-Thorax/CT**
  Vergrößerung des LA (Kernschatten, Spreizung der Trachealbifurkation) • Prominentes Pulmonalissegment • Chronische Lungenstauung (Kerley-Linien) • Evtl. Verkalkung der Klappe • Bei manifester Rechtsherzdekompensation Kardiomegalie und Pleuraerguss.
- **MRT**
  Meist nicht indiziert • Befunde wie Echo.
- **Invasive Diagnostik**
  Invasive Druckmessung bei Diskrepanz zwischen klinischem und Echo-Befund • Evtl. Rechts- und Linksherzkatheter unter Belastung • Präoperativ Koronarangiographie bei einem Alter von über 45 Jahren zum Ausschluss KHK • Evtl. interventionelle Therapie (Ballonvalvuloplastie).

Mitralstenose (MS)

Abb. 33 Mitralstenose. Röntgen-Thorax p. a.: 64-jährige Patientin. Mitral konfigurierter Herzschatten mit deutlicher Dilatation des linken Atriums (Carinawinkel!) und verstrichener Herztaille. Chronische Lungenstauung (Kerley B-Linien) und ausgeprägte Rechtsherzdilatation.

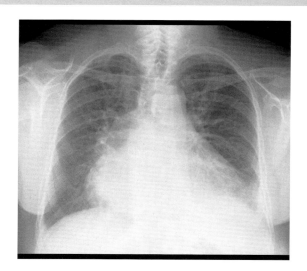

Abb. 34 Transthorakale Echokardiographie: Deutlich verdickte Mitralsegel in der parasternalen kurzen Herzachse mit stark reduzierter Klappenöffnungsfläche (aus Böhmeke T, Doliva R. Der Echo-Guide. Stuttgart: Thieme; 2004).

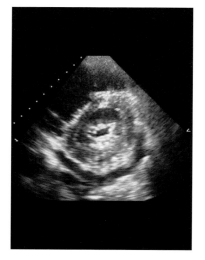

Mitralstenose (MS)

Klinik

▶ **Typische Präsentation**
Minderung der Leistungsfähigkeit ● Belastungsdyspnoe ● Orthopnoe ● Hämoptysen als Ausdruck der akuten Lungenstauung ● Facies mitralis (rötlich-livide Verfärbung der Wangen) ● In 25% der Fälle pektanginöse Beschwerden.

▶ **Therapeutische Optionen**
Bei Vorhofflimmern medikamentöse oder elektrische Kardioversion ● Bei Herzinsuffizienz medikamentöse Therapie ● Bei LA-Thromben Antikoagulation ● Evtl. Endokarditisprophylaxe ● Perkutane Ballonvalvuloplastie (Methode der Wahl bei geeigneten Patienten) ● Mitralklappenrekonstruktion ● Mechanischer oder bioprothetischer Mitralklappenersatz.

▶ **Verlauf und Prognose**
Kardiale Symptome oft erst 2–3 Jahrzehnte nach rheumatischem Fieber ● Fortschreitende Herzinsuffizienz bei ⅔ der Patienten ● Bei 50% der Patienten Vorhofflimmern mit thrombembolischen Komplikationen.

▶ **Was will der Kliniker von mir wissen?**
Ausmaß der Stenose ● Vorhofdilatation ● Thromben ● Sekundärfolgen (pulmonale Hypertonie, Lungenödem) ● Kardiale Funktion ● Rechtsherzbelastung.

Differenzialdiagnose

infektiöse Endokarditis	– Klappenvegetationen behindern Klappenöffnung
linksatriales Vorhofmyxom	– mechanische Obstruktion bei Ventrikelfüllung
Cor triatrium	– zusätzliche atriale Kammer

Typische Fehler

Beurteilung des Schweregrades und des optimalen Therapieansatzes und -zeitpunktes sind sorgsam (und nicht immer einfach) festzulegen ● Cave: Bei linksatrialen Thromben sind rezedivierende Embolien möglich.

Ausgewählte Literatur

Nishimura RA et al. Accurate measurement of the transmitral gradient in patients with mitral stenosis: a simultaneous catheterization and Doppler echocardiographic study.
J Am Coll Cardiol 1994; 24: 152–158

Rahimtoola SH et al. Current evaluation and management of patients with mitral stenosis.
Circulation 2002; 106: 1183–1188

Mitralinsuffizienz (MI)

Kurzdefinition

- **Epidemiologie**
  Meist erworben, selten kongenital ● In 50% auf Grundlage eines Mitralklappenprolaps.
- **Pathoanatomie/Einteilung**
  Man unterscheidet akute und chronische MI ● Einteilung des Schweregrads nach der Regurgitationsfraktion:
  - Schweregrad I   < 15%,
  - Schweregrad II   15–30%,
  - Schweregrad III 30–50%,
  - Schweregrad IV   > 50%.

  Alternativ Echo-Einteilung anhand der farbdopplersonographisch ermittelten „Fläche" des Insuffizienzjets.
- **Ätiologie/Pathophysiologie/Pathogenese**
  Akute MI: Bakterielle Endokarditis ● Entzündliche oder traumatische Destruktion ● Degenerativ ● Ischämisch (Papillarmuskelabriss bei Myokardinfarkt).
  Chronische MI: Mitralklappenprolaps ● Papillarmuskeldysfunktion bei KHK ● Rheumatische oder infektiöse Endokarditis ● Sekundär bei LV-Dilatation (u. a. dilatative Kardiomyopathien, KHK, Myokarditis, Aortenvitien).

Zeichen der Bildgebung

- **Methode der Wahl**
  Echo
- **Echo**
  Vergößerter LA und LV ● Morphologie der Klappensegel ● Vegetationen ● Graduierung des Schweregrades mit Farbdoppler.
- **Röntgen-Thorax/CT**
  Dilatation von LA und LV ● Verstrichene Herztaille bei Mitralkonfiguration ● Chronische Stauungszeichen möglich ● Ösophagusimpression oder -verlagerung ● Mitralklappenverkalkung ● In der EKG-synchronisierten MDCT Beurteilung der Klappenmorphologie möglich.
- **MRT**
  Befunde wie CT ● Zusätzlich funktionelle Informationen ● Systolisch auftretender Insuffizienzjet in Richtung LA (turbulente Strömung) ● Quantifizierung von LV-Funktion (EDV, EF) und Regurgitationsfraktion durch Vergleich der RV und LV Schlagvolumina.
- **Invasive Diagnostik**
  Linksherzkatheter primär zum Ausschluss einer KHK vor Operation ● Lävokardiographie zur Darstellung der MI ● Rechtsherzkatheter zur Bestimmung der PA-/PC-Drucke ● Ausschluss eines kombinierten Vitiums.

Mitralinsuffizienz (MI)

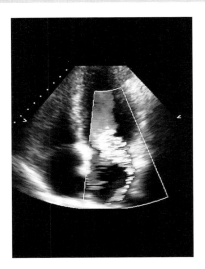

Abb. 35 Mitralinsuffizienz. Echo: Ausgeprägter Reflux in den linken Vorhof über die zentral insuffiziente Mitralklappe (aus Böhmeke T, Doliva R. Der Echo-Guide. Stuttgart: Thieme; 2004).

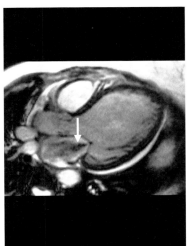

Abb. 36 Mitralinsuffizienz. MRT, SSFP-Sequenz, Vierkammerblick: Systolisch auftretender, zentraler Insuffizienzjet über der Mitralklappe (Pfeil). Ausgeprägte LV-Dilatation.

Mitralinsuffizienz (MI)

Klinik

▶ **Typische Präsentation**
Akute MI: Zeichen der akuten Herzinsuffizienz bis zum Lungenödem und kardiogenen Schock.
Chronische MI: Jahrelang Beschwerdefreiheit • Evtl. Vorhofflimmern • Bei Dekompensation Zeichen der Herzinsuffizienz.

▶ **Therapeutische Optionen**
Bei sekundärer MI medikamentöse Therapie der Herzinsuffizienz und der Grunderkrankung • Operative Mitralklappenrekonstruktion oder -ersatz.

▶ **Verlauf und Prognose**
Selbst schwere MI evtl. über Jahre asymptomatisch • Bei beginnender Symptomatik, reduzierter LV-Funktion, LV-Dilatation und/oder pulmonaler Hypertonie OP-Indikation prüfen.

▶ **Was will der Kliniker von mir wissen?**
Dilatation von LA und LV • Ventrikelfunktion (EF) • Insuffizienzgrad (Echo) • Zeichen der Herzinsuffizienz.

Differenzialdiagnose

infektiöse Endokarditis	– akute MI bei Klappendestruktion
weitere Herzerkrankungen	– DCM und fortgeschrittene KHK: Dilatation des LV mit sekundärer Dilatation des Mitralrings

Typische Fehler

Die Bestimmung der hämodynamischen Relevanz und des optimalen Operationszeitpunktes einer MI kann schwierig sein • Neben der klinischen Einschätzung evtl. Einsatz mehrerer Verfahren (Echo und MRT oder invasive Diagnostik).

Ausgewählte Literatur

Kon MW et al. Quantification of regurgitant fraction in mitral regurgitation by cardiovascular magnetic resonance: comparison of techniques. J Heart Valve Dis 2004; 13: 600–607

Kouris N et al. Mitral valve repair versus replacement for isolated non-ischemic mitral regurgitation in patients with preoperative left ventricular dysfunction. A long-term follow-up echocardiography study. Eur J Echocardiogr 2005; 6: 435–442

Pulmonalstenose (PS)

Kurzdefinition

- **Epidemiologie**
  Fast ausschließlich kongenital (9% aller Herzfehler) • Meist kombiniert mit anderen Vitien (21% aller Herzfehler, z.B. ASD, VSD, Fallot-Tetralogie) • Sehr selten erworben.
- **Ätiologie/Pathophysiologie/Pathogenese**
  Durch kongenitale Fusion der Klappentaschen oder durch postentzündliche oder tumoröse Prozesse (Karzinoid) kommt es zur Reduktion der Klappenöffnungsfläche • Dadurch Druckerhöhung im RV • Die isolierte PS führt zur Hypertrophie des RV (Druckbelastung).
- **Einteilung**
  Einteilung nach dem Druckgradienten:
  - 25–49 mmHg   leichte PS,
  - 50–79 mmHg   mittelgradige PS,
  - \> 80 mmHg   hochgradige bis kritische PS.

Zeichen der Bildgebung

- **Methode der Wahl**
  Echo
- **Röntgen-Thorax/CT**
  Anfangs normal • Später RV und Pulmonalarterie erweitert • Evtl. Zeichen der Rechtsherzinsuffizienz (Einflussstauung, Pleuraerguss) • Im CT genaue Darstellung der pulmonalarteriellen Strombahn.
- **Echo**
  Eingeschränkte Klappenöffnung • Systolische Domstellung der Pulmonalklappe • Quantifizierung des Schweregrades im Farbdoppler durch Abschätzung des Druckgradienten anhand der maximalen Flussgeschwindigkeit (modifizierte Bernoulli-Gleichung) • RV-Hypertrophie durch Druckbelastung (später Dilatation bei Dekompensation) • Poststenotische Dilatation der Pulmonalarterie.
- **MRT**
  Befunde wie Echo • Indikation v.a. zur Abklärung kongenitaler Vitien • Systolischer „flow void" über der Pulmonalklappe • Ausschluss einer externen Kompression oder mechanischen Obstruktion (subvalvuläre Hypertrophie).
- **Invasive Diagnostik**
  Im Rahmen der Therapie • Zur invasiven Druckmessung • Vorwiegend bei kongenitalen Vitien.

Pulmonalstenose (PS)

Abb. 37 Pulmonalstenose. Echo: Valvuläre Pulmonalstenose mit typischem Doming im modifizierten Kurzachsenschnitt (aus Flachskampf FA. Kursbuch Echokardiographie. Stuttgart: Thieme; 2004).

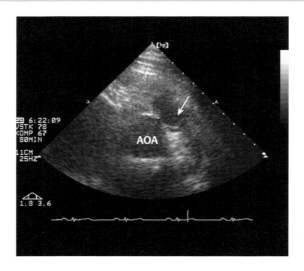

Abb. 38 Ausschnittvergrößerung. Die Klappensegel sind relativ zart (aus Flachskampf FA. Kursbuch Echokardiographie. Stuttgart: Thieme; 2004).

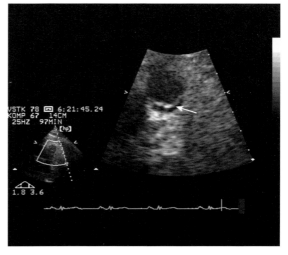

Klinik

▶ **Typische Präsentation**
Lange asymptomatisch • Im Spätstadium Angina pectoris und Belastungsdyspnoe.
▶ **Therapeutische Optionen**
Bei Druckgradient unter 50 mmHg medikamentöse Therapie der Rechtsherzinsuffizienz • Bei Jugendlichen und jungen Erwachsenen ist die perkutane Ballon-Valvuloplastie Methode der Wahl • Operative Korrektur meist in Verbindung mit weiteren chirurgischen Maßnahmen.
▶ **Verlauf und Prognose**
Ohne pulmonale Hypertonie keine wesentliche Einschränkung der Lebenserwartung • Erhöhtes Risiko für paradoxe Embolien über ein offenes Foramen ovale.
▶ **Was will der Kliniker von mir wissen?**
Quantifizierung der PS • Rechtsherzfunktion • Myokardypertrophie • RV-Dilatation • Status der pulmonalen Gefäße • Zeichen der Rechtsherzinsuffizienz.

Differenzialdiagnose

rheumatisches Fieber – häufig mehrere Klappen degenerativ kalzifiziert (MS, AS)
kongenitale Herzvitien – vergesellschaftet mit weiteren komplexen Fehlbildungen wie ASD, VSD, Fallot-Tetralogie

Typische Fehler

Bei Karzinoid-Syndrom ist die PS oft mit einer Trikuspidalklappenerkrankung kombiniert.

Ausgewählte Literatur

Earing MG. Long-term follow-up of patients after surgical treatment for isolated pulmonary valve stenosis. Mayo Clin Proc 2005; 80: 871–876

Silvilairat S. Echocardiographic assessment of isolated pulmonary valve stenosis: which outpatient Doppler gradient has the most clinical validity? J Am Soc Echocardiogr 2005; 18: 1137–1142

Pulmonalinsuffizienz (PI)

Kurzdefinition

- **Epidemiologie**
  Seltene Erkrankung.
- **Ätiologie/Pathophysiologie/Pathogenese**
  Dilatation des Pulmonalklappenringes • Volumenbelastung des RV • Dekompensation bei pulmonaler Hypertonie.
  - primäre Ursachen: angeboren • Bindegewebserkrankungen wie Marfan-Syndrom.
  - sekundäre Ursachen: meist bei pulmonaler Hypertonie • Nach Korrektur komplexer kongenitaler Vitien • Endokarditis.

Zeichen der Bildgebung

- **Methode der Wahl**
  Echo
- **Röntgen-Thorax/CT**
  Rechtes Herz (RV, RA) erweitert • Pulmonalarterie erweitert (prominentes Pulmonalissegment, im Seitbild weitgehende Verschattung des Retrosternalraums) • Linker Ventrikel nach lateral und dorsal verlagert • Evtl. Zeichen einer primären Lungenerkrankung als Ursache einer pulmonalen Hypertonie • Im CT genaue Darstellung der Pulmonalstrombahn.
- **Echo**
  Mit Farbdoppler Quantifizierung des Insuffizienzgrades • Dilatation von RV und RA • Myokardhypertrophie bei pulmonaler Hypertonie • Evtl. reduzierte EF und sekundäre Trikuspidalinsuffizienz • Diastolisch hochfrequente Flatterbewegung des vorderen Trikuspidalsegels • Klappenvegetationen möglich.
- **MRT**
  Befunde wie Echo und CT • Indikation v. a. bei sekundärer PI im Rahmen der Diagnostik kongenitaler Vitien • Flussquantifizierung (Phasenkontrastmessung) zur Quantifizierung der Regurgitationsfraktion.
- **Invasive Diagnostik**
  Nur bei weitergehender Diagnostik erforderlich (invasive Druckmessung, bei kongenitalen Vitien u. a.).

Klinik

- **Typische Präsentation**
  Patienten mit erworbenen Pulmonalklappenfehlern sind weitgehend beschwerdefrei • Erst bei progredienter PI Zeichen der Rechtsherzinsuffizienz.
- **Therapeutische Optionen**
  Zunächst medikamentöse Therapie der pulmonalen Hypertonie und Rechtsherzinsuffizienz • In seltenen Fällen (u. a. nach Korrektur einer Fallot-Tetralogie) Klappenersatz mit Bioprothese oder Homograft.

Pulmonalinsuffizienz (PI)

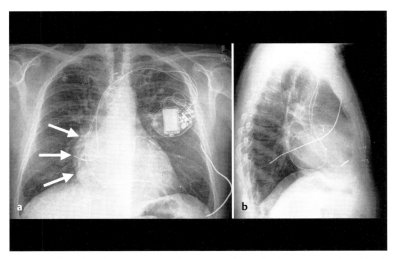

Abb. 39 Pulmonalinsuffizienz. Röntgen-Thorax p. a. und lateral: Dilatation des rechten Ventrikels und Vorhofs mit entsprechender Rechtsverbreiterung des Herzschattens (Pfeile). Implantierter Defibrillator.

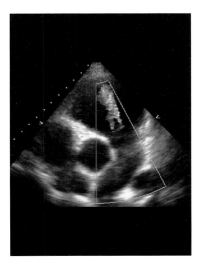

Abb. 40 Pulmonalinsuffizienz. Echo: Duplexsonographische Darstellung des Insuffizienzjets über der Pulmonalklappe, der bis in die Mitte des RV reicht (aus Böhmeke T, Doliva R. Der Echo-Guide. Stuttgart: Thieme; 2004).

Pulmonalinsuffizienz (PI)

- **Verlauf und Prognose**
  Prognose hängt ab von der Grundkrankheit und Rechtsherzsituation.
- **Was will der Kliniker von mir wissen?**
  Ausmaß der PI • Zeichen der chronischen Volumenbelastung (RV-Hypertrophie, RV-Dilatation) • Rechtsherzversagen (Einflussstauung, Hepatomegalie).

Differenzialdiagnose

kongenitale Klappenvitien	– anlagebedingte Fehlbildungen oder Pulmonalklappeninsuffizienz
	– oft in Kombination mit weiteren kardialen Fehlbildungen

Typische Fehler

Bei Pulmonalinsuffizienz stets auch die Grundkrankheit abklären und therapieren.

Ausgewählte Literatur

Doughan AR et al. Effects of pulmonary valve replacement on QRS duration and right ventricular cavity size late after repair of right ventricular outflow tract obstruction. Am J Cardiol 2005; 95: 1511–1514

Therrien J et al. Optimal timing for pulmonary valve replacement in adults after tetralogy of Fallot repair. Am J Cardiol 2005; 95: 779–782

Trikuspidalstenose (TS)

Kurzdefinition

▶ **Epidemiologie/Ätiologie**
Meist im Rahmen des rheumatischen Fiebers ● Seltener als isoliertes erworbenes Vitium (bis 7 % aller Patienten mit rheumatischem Fieber, m : w = 4 : 6) ● Häufiger in Kombination mit Mitral- und Aortenklappenvitien.

▶ **Pathogenese/Pathophysiologie**
Entzündlich bedingte Verkürzung der Chordae tendinae ● Schrumpfung und Verklebung der Klappensegel und Kommissuren ● Klappenverkalkungen sind die Ausnahme ● Man spricht von einer TS, wenn die Klappenöffnungsfläche (KÖF) unter 2 cm^2 sinkt (Norm 6–8 cm^2) ● Ab einem Druckgradienten von über 7 mmHg liegt eine schwere TS vor.

Zeichen der Bildgebung

▶ **Methode der Wahl**
Echo

▶ **Röntgen-Thorax/CT**
Verbreiterung des RA ● Bei Beteiligung weiterer Herzklappen Kardiomegalie möglich ● Erweiterung von V. cava superior und V. azygos ● Selten Verkalkung der Klappe.

▶ **Echo**
Eingeschränkte Klappenöffnung bei verdickten Klappensegeln (vorzugsweise im TEE erkennbar) ● Pathognomonisch ist ein diastolisches „Doming" der Trikuspidalsegel mit verminderter Separationsbewegung ● Dilatation des RA, der Vv. cavae und Lebervenen ● Mit Farbdoppler Graduierung des Schweregrades bzw. Abschätzung des Druckgradienten.

▶ **MRT**
Keine Indikation ● Evtl. wird eine TS gelegentlich als Zufallsbefund erhoben ● Befunde dann ähnlich wie Echo ● Stenosejet erkennbar als systolisches, signalarmes Artefakt.

▶ **Invasive Diagnostik**
Keine unmittelbare Indikation ● Vor operativer Therapie Koronarangiographie zum Ausschluss einer KHK.

Klinik

▶ **Typische Präsentation**
Bei normalen Druckverhältnissen über viele Jahre asymptomatisch ● Später obere und untere Einflussstauung ● Dyspnoe ● Leistungsminderung ● Periphere Zyanose.

▶ **Therapeutische Optionen**
Medikamentöse Therapie bei Rechtsherzinsuffizienz ● Gute Ergebnisse nach Ballon-Valvuloplastie ● Alternativ Klappenrekonstruktion oder -ersatz (bevorzugt Bioprothese).

Trikuspidalstenose (TS)

Abb. 41 Trikuspidalstenose. Röntgen-Thorax p. a.: 38-jähriger Patient mit rheumatisch erworbener Trikuspidalklappenstenose. Vergrößerung des rechten Vorhofs. Klinisch bestanden eine Belastungsdyspnoe und gestaute Halsvenen.

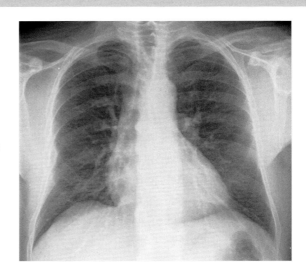

Abb. 42 Trikuspidalstenose. Echo, Vierkammerblick: Verdickung und Domstellung der Trikuspidalsegel (Pfeil). RA vergrößert (aus Flachskampf FA. Kursbuch Echokardiographie. Stuttgart: Thieme; 2004).

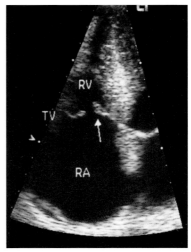

Trikuspidalstenose (TS)

▶ **Verlauf und Prognose**
Sekundäre Organinsuffizienzen (Leber- und Nierenversagen) stehen bei isolierter TS im Vordergrund ● Meist bestimmen begleitende Klappenvitien (Aorten- und Mitralklappe) die Prognose ● Langzeitüberleben nach Trikuspidalklappenersatz: nach 5 Jahren 70%, nach 10 Jahren 55%.

▶ **Was will der Kliniker von mir wissen?**
Schweregrad der TS ● Begleitende Klappenvitien ● Vorhofdilatation ● Thromben ● RV-Funktion ● Sekundärfolgen (Einflussstauung, Hepatomegalie, Aszites).

Differenzialdiagnose

rechtsatriale Raumforderungen	– Myxom, Metastase
	– Thromben, die zu einer Einengung des Trikuspidalostiums führen

Typische Fehler

Da die isolierte Trikuspidalstenose sehr selten ist, sollten bei Patienten mit rheumatischem Fieber stets alle Herzklappen genau untersucht werden.

Ausgewählte Literatur

Chockalingam A et al. Clinical spectrum of chronic rheumatic heart disease in India. J Heart Valve Dis 2003; 12: 577–581

Goswami KC et al. Juvenile tricuspid stenosis and rheumatic tricuspid valve disease: an echocardiographic study. Int J Cardiol 1999; 72: 83–86

Trikuspidalinsuffizienz (TI)

Kurzdefinition

- **Epidemiologie**
  Als isoliertes Vitium sehr selten.
- **Ätiologie/Pathophysiologie/Pathogenese**
  Die TI beruht auf einer Dilatation des Klappenringes • Primär durch Klappenfehlbildung (z. B. Ebstein-Anomalie, Trikuspidalklappenprolaps in 20% der Fälle eines Mitralklappenprolaps, Marfan-Syndrom) • Sekundär (rheumatisches Fieber, Endokarditis, Cor pulmonale, Linksherzdekompensation) • Die sekundäre TI ist weitaus häufiger.

Zeichen der Bildgebung

- **Methode der Wahl**
  Echo
- **Röntgen-Thorax/CT**
  Vergrößerung von RA und RV • Bei Linksherzdekompensation auch vermehrte Lungengefäßzeichnung • Chronische Stauung und Kardiomegalie möglich • Prominente V. azygos und Vv. cavae.
- **Echo**
  Beurteilung der Klappenmorphologie • Dilatation von RA und RV. Darstellung und Graduierung des Schweregrades der TI mit Farbdoppler • Hochgradige TI bei einer Fläche des Regurgitationsjets von über 8 cm^2 • Bei hochgradiger TI dilatierte Lebervenen mit systolischer Flussumkehr und V. cava inferior ohne Atemmodulation • Abschätzung des pulmonalarteriellen Drucks bei Verdacht auf sekundäre TI (ab einem Druckgradienten von mehr als 55 mmHg).
- **MRT**
  In der Regel nicht indiziert • Eine TI kann Zusatz- oder Zufallsbefund bei anderen kardialen Erkrankungen sein.
- **Invasive Diagnostik**
  In der Regel nicht indiziert • Invasive Bestimmung der rechtskardialen und pulmonalarteriellen Druckwerte möglich.

Klinik

- **Typische Präsentation**
  Anfangs unspezifische Symptome (Leistungsabfall, Rhythmusstörungen) • Später bei manifester Rechtsherzinsuffizienz Stauungssysmptome (Leberstauung, portale Hypertension, Aszites).
- **Therapeutische Optionen**
  Kausaltherapie der Grunderkrankung bei sekundärer TI • Medikamentöse Therapie der Rechtsherzinsuffizienz • Isolierte Trikuspidalklappenrekonstruktion bzw. -ersatz in Abhängigkeit vom Zustand der Klappe und der Ätiologie (vorzugsweise Anuloplastierung oder Bioprothese).
- **Verlauf und Prognose**
  Ohne pulmonale Hypertonie lange asymptomatisch • Bei sekundär erworbener TI wird die Prognose von der Grunderkrankung bestimmt.

Trikuspidalinsuffizienz (TI)

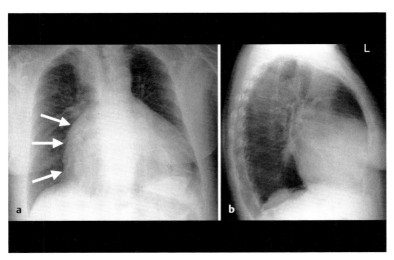

Abb. 43 Sekundäre Trikuspidalinsuffizienz bei Linksherzinsuffizienz. Röntgen-Thorax p. a. (**a**) und seitlich (**b**): Kardiomegalie, ausgeprägte Vergrößerung von rechtem Vorhof und Ventrikel mit fortgeschrittener Verschattung des Retrosternalraumes durch den RV. In Relation zur Herzgröße mäßige pulmonalvenöse Stauungskomponente. Nebenbefundlich ZVK.

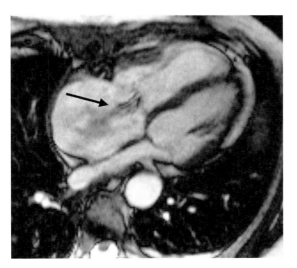

Abb. 44 60-jähriger Patient mit Trikuspidalinsuffizienz (Zufallsbefund). MRT, SSFP-Sequenz im Vierkammerblick: Insuffizienzjet über der Trikuspidalklappe während der Systole (Pfeil).

Trikuspidalinsuffizienz (TI)

► **Was will der Kliniker von mir wissen?**
Morphologie der Herzhöhlen • Schweregrad der TI • RV-Funktion • Zeichen der Rechtsherzinsuffizienz (V. cava, Lebervenen, Aszites, Ödeme).

Differenzialdiagnose

Ebstein-Anomalie	– kongenitale Anomalie mit Verlagerung einer fehlgebildeten Trikuspidalklappe in den rechten Ventrikel, wodurch der obere Abschnitt des RV funktionell atrialisiert wird, sekundäre TI
infektiöse Endokarditis	– Degeneration/Fibrosierung der Klappensegel
iatrogene Schädigung	– Verletzung des Klappenapparates durch Schrittmachersonde oder Rechtsherzkatheter

Typische Fehler

Eine Reihe häufiger Erkrankungen können zu einer sekundären TI führen. Dies sollte bei der Diagnostik der jeweiligen Grunderkrankung stets berücksichtigt werden.

Ausgewählte Literatur

Frater R. Tricuspid insufficiency. J Thorac Cardiovasc Surg 2001; 122: 427–429

Mueller XM et al. Tricuspid valve involvement in combined mitral and aortic valve surgery. J Cardiovasc Surg 2001; 42: 443–449

Kombinierte Vitien

Kurzdefinition

▶ **Epidemiologie**
Chronische Verlaufsformen eines erworbenen Vitiums führen häufig zu kombinierten Aorten- und Mitralvitien ● Kombinierte Klappenvitien finden sich vor allem im höheren Alter ● Bei Mitalvitien handelt es sich in bis zu 30% um ein kombiniertes Klappenvitium (50% isolierte Stenose, 20% isolierte Insuffizienz) ● Bei Männern besteht eine Prädisposition für kombinierte Aortenvitien ● Frauen zeigen häufiger ein kombiniertes Mitralvitium.

▶ **Ätiologie/Pathophysiologie/Pathogenese**
Meist degenerative Ursache ● Weniger häufig rheumatische und infektiöse Veränderungen ● Die Kombination aus Stenose und Insuffizienz kann zur Linksherzdekompensation führen ● Meist steht eine der beiden Läsionen hämodynamisch im Vordergrund (z.B. führende Aortenstenose bei kombinierter AS und AI).

Zeichen der Bildgebung

▶ **Methode der Wahl**
Echo

▶ **Röntgen-Thorax/CT**
Befunde je nach vorherrschendem Klappenvitium ● Nicht selten linkskardiale Dekompensation ● Dann LV-Dilatation, akute oder chronische Stauung (Lungenödem, Kerley-Linien, Pleuraerguss) ● Bei dekompensierten Aortenvitien Aortenektasie oder -aneurysma ● Verkalkung einer oder mehrerer Herzklappen.

▶ **Echo**
Je nach Grunderkrankung Verdickung und eingeschränkte Funktion der Aorten- oder Mitralklappe ● LV-Dilatation ● Myokardhypertrophie ● Reduzierte EF ● Die Abschätzung des Stenosegradienten oder der Regurgitationsfraktion mit Farbdoppler ist nur eingeschränkt möglich.

▶ **MRT**
Befunde wie Echo ● Stenose- oder Insuffizienzjet als signalarmes Flussartefakt in Cine-Sequenzen erkennbar ● Flussquantifizierung (Phasenkontrastsequenz) oder Vergleich des Rechts-/Links-Schlagvolumens zur Bestimmung der hämodynamischen Relevanz.

Klinik

▶ **Typische Präsentation**
Das klinische Bild wird meist von der dominierenden Läsion geprägt ● Daher häufig erst späte Diagnose eines kombinierten Vitiums ● Kombinierte Klappenfehler können zur linksventrikulären Dekompensation führen, selbst wenn die führende Läsion alleine nicht hochgradig ist.

▶ **Therapeutische Optionen**
Individuelle Therapieplanung notwendig ● Als operative Maßnahme kommt lediglich der Klappenersatz infrage ● Die Operationsletalität ist in Abhängigkeit vom Alter deutlich höher als bei einem isolierten Vitium (5–10%).

3 Kombinierte Vitien

Abb. 45 Aortenstenose. SSFP-Sequenz, Darstellung des LVOT (Dreikammerblick): 58-jähriger Patient mit langjährig bekannter Aortenstenose. Neben der deutlich verdickten Aortenklappe findet sich systolisch ein supravalvulärer Stenosejet (Pfeil).

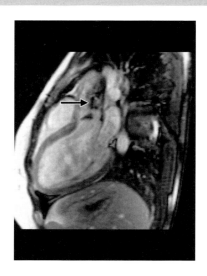

Abb. 46 Gleicher Patient. SSFP-Sequenz, Darstellung des LVOT (Dreikammerblick): Diastolisch wird ein Insuffizienzjet erkennbar (Pfeil), der das Mitralsegel erreicht.

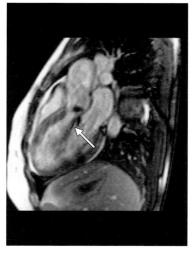

Kombinierte Vitien

▶ **Verlauf und Prognose**
Bei klinischer Manifestation bestehen häufig schon irreversible Schädigungen des linksventrikulären Myokards • Kombinierte Mitralfehler führen frühzeitig zu Vorhofflimmern mit Thrombembolierisiko • Systemische Antikoagulation erforderlich.

▶ **Was will der Kliniker von mir wissen?**
Linksherz-/Rechtsherzdilatation • Myokardhypertrophie • Sekundäre Klappenvitien • Klappenmorphologie.

Differenzialdiagnose

isoliertes Klappenvitium — Aortenklappe: systolischer Stenose-Jet oder diastolischer Insuffizienzjet

Typische Fehler

Nachdem sowohl Echokardiographie als auch invasive Verfahren bei kombinierten Vitien nur eingeschränkt eine Quantifizierung der Stenose- oder Insuffizienzkomponente erlauben, ist die Flussquantifizierung mittels MRT eine wertvolle Alternative. Bei einer Diskrepanz zwischen klinischen und bildgebenden Befunden sollte sie eingesetzt werden.

Ausgewählte Literatur

Lethen H, Lambertz H. Transösophageale Echokardiographie. Stuttgart: Thieme; 2000

Lotz J et al. Cardiovascular flow measurement with phase-contrast MR imaging: basic facts and implementation. Radiographics 2002; 22: 651–671

Mitralklappenprolaps (MKP)

Kurzdefinition

- **Definition/Epidemiologie**
  Übermäßige systolische Vorwölbung der Mitralsegel in den linken Vorhof • Prävalenz ca. 2%, davon ca. 4% mit hämodynamisch bedeutsamer MI.
- **Pathoanatomie/Einteilung**
  Systolischer Prolaps der Mitralsegel von mehr als 2 mm (Echo) • Synonyme: „Barlow-Syndrom", „Floppy-valve-Syndrom".
- **Ätiologie/Pathophysiologie/Pathogenese**
  Primärer Mitralklappenprolaps: hereditäre Bindegewebserkrankung unklarer Ursache • Typischerweise mit myxoider Verdickung auf mehr als 5 mm • Auch bei Marfan- und Ehlers-Danlos-Syndrom, Osteogenesis imperfecta u. a. • Weitere Ursachen sind HCM, rheumatische Herzerkrankung, KHK, Sehnenfadenruptur • In Abhängigkeit vom Schweregrad kommt es zur hämodynamisch manifesten Mitralinsuffizienz.

Zeichen der Bildgebung

- **Methode der Wahl**
  Echo
- **Echo**
  Systolischer Prolaps eines oder beider Segel oder von Segelanteilen über die Ebene des Mitralklappenrings hinaus in den Vorhof (> 2 mm) • Klappenmorphologie • Schweregrad der MI • Ventrikel- und Vorhofgröße • Myokardiale Funktion.
- **Röntgen-Thorax/CT**
  Oft unauffällig • Bei relevanter MI evtl. mitrale Herzkonfiguration mit Dilatation des LA • Ösophagusimpression oder Verlagerung • Pulmonalvenöse Stauung.
- **MRT**
  In der Regel nicht indiziert • Aufgrund der hohen Prävalenz kann ein Mitralklappenprolaps nicht selten als Zufallsbefund erhoben werden • Kriterien wie bei Echo • Cave: Flussphänomene können je nach verwendeter Pulssequenz unterschiedlich ausgeprägt sein, sodass neben der Analyse des Insuffizienzjets die hämodynamische Relevanz auch mit indirekten Parametern (Vorhofgröße, Pulmonalvenenstauung) abgeschätzt werden sollte • Evtl. genaue Bestimmung mit Schlagvolumenvergleich zwischen RV und LV.
- **Invasive Diagnostik**
  Nicht erforderlich.

Mitralklappenprolaps (MKP)

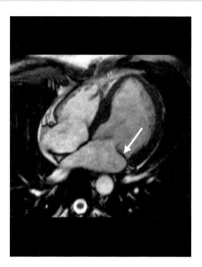

Abb. 47 Mitralklappenprolaps. MRT, SSFP-Sequenz, Vierkammerblick in der Diastole: Verdickung des posterioren Mitralsegels (Pfeil). Sekundäre MI (echokardiographisch als Grad II eingestuft)

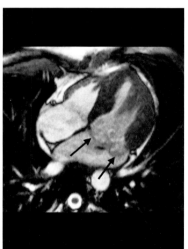

Abb. 48 Gleicher Patient. MRT, SSFP-Sequenz, Vierkammerblick in der Systole: Die Mitralklappensegel prolabieren über die Ebene des Mitralklappenrings (Pfeile) in den linken Vorhof.

Mitralklappenprolaps (MKP)

Klinik

- **Typische Präsentation**
  Meist Zufallsbefund bei asymptomtischen Patienten • Gelegentlich Palpitationen (Herzrhythmusstörungen) • Herzinsuffizienz • Endokarditis.
- **Therapeutische Optionen**
  Asymptomatische Patienten ohne MI bedürfen keiner Therapie • Kontrolle alle 3–5 Jahre • Bei symptomatischen Patienten medikamentöse Therapie der Herzinsuffizienz • Endokarditisprophylaxe • Antikoagulation • In ausgeprägten Fällen operative Rekonstruktion oder Klappenersatz.
- **Verlauf und Prognose**
  Gut • Die meisten Patienten bleiben ihr Leben lang asymptomatisch.
- **Was will der Kliniker von mir wissen?**
  Klappenmorphologie und -funktion • Schweregrad der MI • Morphologie von LA und LV • Zeichen der Herzinsuffizienz.

Differenzialdiagnose

primäre Mitralinsuffizienz – siehe bei Mitralinsuffizienz

andere Ursachen der Herzinsuffizienz
– anderes Vitium
– sekundäre MI bei KHK
– DCM
– Myokarditis

Typische Fehler

Ein Mitralklappenprolaps allein hat keinen Krankheitswert. Bei einem Zufallsbefund daher genaue Beurteilung der hämodynamischen Relevanz und adäquate Aufklärung des Patienten über den Stellenwert des Befundes.

Ausgewählte Literatur

David TE et al. A comparison of outcomes of mitral valve repair for degenerative disease with posterior, anterior, and bileaflet prolapse. J Thorac Cardiovasc Surg 2005; 130: 1242–1249

Plicht B et al. Valve Prolapse: Identification of High-Risk Patients and Therapeutic Management. Herz 2006; 31: 14–21

Klappenprothesen

Kurzdefinition

- **Epidemiologie**
  Der Aortenklappenersatz macht etwa 10% aller Herzoperationen in Deutschland aus, der Doppelklappenersatz ca. 7% • Häufigste Indikation ist die valvuläre Aortenklappenstenose im Rahmen isolierter (ca. 90%) oder kombinierter Vitien (10%) • In 56% der Fälle wird eine mechanische Aortenklappenprothese implantiert.
- **Pathoanatomie/Einteilung**
  Man unterscheidet nach der Herkunft 3 Klappentypen:
  - mechanische Prothesen,
  - biologische Prothesen (z.B. Schwein),
  - Homografts (Leichenklappe).

  Mechanische Prothesen können isoliert oder an der Aorta ascendens als klappentragendes Konduit unter Re-Implantation der Koronararterien eingesetzt werden.
- **Ätiologie/Pathophysiologie/Pathogenese**
  Biologische Klappen und Homografts sind hämodynamisch besser geeignet • Gerüstfreie („stentless") Bioprothesen haben die besten hämodynamischen Eigenschaften • Mechanische Prothesen sind zwar thrombogener (Antikoagulation erforderlich), haben aber eine bessere Haltbarkeit.

Zeichen der Bildgebung

- **Methode der Wahl**
  Echo
- **Röntgen-Thorax**
  Herzkonfiguration hängt ab vom zugrunde liegenden Vitium • Evtl. Kardiomegalie • Früh postoperativ auch Stauungszeichen, Mediastinalverbreitung (Hämatom), Perikard-/Pleuraerguss und/oder Belüftungsstörungen • Klappenprothese oder Klappengerüst (Bioprothesen).
- **Echo**
  Beurteilung der Klappenfunktion • Evtl. turbulente Flussverhältnisse • Ausschluss einer Restenose oder -insuffizienz bei Bioprothesen und Homografts • Sehr selten früh postoperativ paravalvuläres Leck • Eine geringe Regurgitation an mechanischen Klappen ist normal • Beurteilung der Ventrikelfunktion • Perikarderguss.
- **CT**
  Vor allem in der frühen postoperativen Phase bei Verdacht auf extrakardiale Komplikationen indiziert (Mediastinalhämatom, Lungenpathologien, Anastomoseninsuffizienz nach klappentragendem Konduit) • Beurteilbarkeit der Klappe aufgrund von Metallartefakten eingeschränkt.
- **MRT**
  Cave: ältere biologische Klappen mit Halteapparat (Gerüst) können eine Kontraindikation für die MRT darstellen • Neuere Bioprothesen verwenden dagegen Titanlegierungen, die meist MR-kompatibel sind • Im Zweifelsfall immer Kompatibilität prüfen.
- **Invasive Diagnostik**
  Bei Lebensalter über 45 Jahre Koronarangiographie zum Ausschluss einer KHK vor Re-Operation.

3 Klappenprothesen

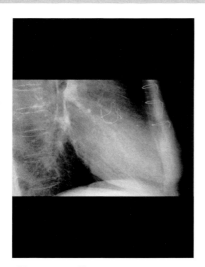

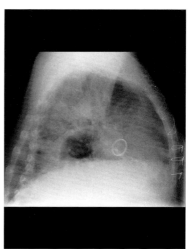

Abb. 49 Aortenklappenersatz. Röntgen-Thorax seitlich: 56-jährige Patientin nach Ersatz der Aortenklappe durch eine Bioprothese. Das Gerüst der biologischen Klappe stellt sich in der Aortenklappenregion dar. Sternalcerclagen.

Abb. 50 Mitralklappenersatz. Röntgen-Thorax seitlich: Mitralklappenersatz mit mechanischer Prothese. Klappenprothese in der Region der Mitralklappe. Früh postoperativ noch deutlicher Perikarderguss, Belüftungsstörungen links basal. Begleitender Pleuraerguss.

Abb. 51 Mitralklappenersatz. Kontrastangehobene MDCT: Metallartefakt in der Region der Mitralklappe durch mechanische Prothese. Postoperativer Pleuraerguss (*).

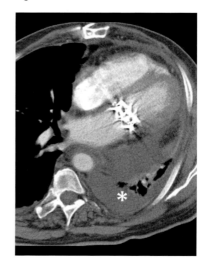

Klinik

▶ **Typische Präsentation**
Nach postoperativer Rekonvaleszenz asymptomatische Patienten ● Bei mechanischen Klappen hochfrequentes, metallisches Schließgeräusch auskultierbar ● Bei biologischen Prothesen ohne Dysfunktion gelegentlich leises Systolikums ● Kein „Klappenklick".

▶ **Therapeutische Optionen, Verlauf und Prognose**
Bei biologischen Klappen keine Antikoagulation und bessere hämodynamische Eigenschaften ● Degenerationen führen allerdings bei starker mechanischer Beanspruchung zur progredienten Kalzifizierung mit Stenose und damit langfristig zur Re-Operation ● Re-Operationsrate nach 10 Jahren ca. 20–30% ● Mechanische Klappen gelten als robuster, erfordern allerdings eine lebenslange Antikoagulation (Marcumar). Frühletalität nach Aortenklappenersatz ca. 5% ● Langzeitüberleben nach 5 Jahren 75%, nach 10 Jahren 50%, nach 15 Jahren 30% ● Patienten mit Homograft müssen nach ca. 15 Jahren mit einer Re-Operation rechnen.

▶ **Was will der Kliniker von mir wissen?**
Klappenmorphologie ● Ventrikelgeometrie (LV-Hypertrophie, LV-Dilatation) ● Sekundärkomplikationen (Thromben, paravalvuläre Leckage) ● Status der großen Gefäße.

Typische Fehler

Bei Patienten nach Klappenersatz sollte bei unklarer Informationlage stets von einer MRT abgesehen werden ● Nicht selten ist ein Röntgen-Thorax hilfreich zur Identifizierung des Klappentyps.

Ausgewählte Literatur

Borger MA et al. Stentless aortic valves are hemodynamically superior to stented valves during mid-term follow-up: a large retrospective study. Ann Thorac Surg 2005; 80: 2180–2185

Hammermeister K et al. Outcomes 15 years after valve replacement with a mechanical versus a bioprosthetic valve: final report of the Veterans Affairs randomized trial. J Am Coll Cardiol 2000; 36: 1152–1158

Jamieson WR. Quantification of haemodynamic performance of stented and stentless aortic bioprostheses and potential influence on survival. Heart Lung Cir 2003; 12: 149–156

Aortenklappenersatz nach Ross

Kurzdefinition

▶ **Epidemiologie**
Zunehmend angewendete, technisch anspruchsvolle Operationstechnik • 1967 von Ross erstmals am Menschen durchgeführt • Indikation: isolierte Aortenklappenveränderung bei jüngeren Patienten (11–50 Jahre).

▶ **Ätiologie/Pathophysiologie/Pathogenese**
Aortenklappenersatz mit Pulmonalis-Autograft • Pulmonalisklappenersatz mit aortalem oder pulmonalem Homograft (Leichenklappe) oder mit Bioprothese • Bei Kindern und Jugendlichen sehr gute Ergebnisse, da die in Aortenposition implantierte Pulmonalklappe sich in dem wachsenden Organismus sehr gut adaptiert.

Zeichen der Bildgebung

▶ **Methode der Wahl**
Echo

▶ **Echo**
Pulmonalklappe in Aortenposition • Darstellung einer trikuspiden Taschenklappe • Evtl. Aorteninsuffizienz (mögliche Komplikation) • Beurteilung der RV- und LV-Funktion und des RVOT • Darstellung des Homografts in Pulmonalisposition.

▶ **Röntgen-Thorax/CT**
Bei regelrechter Klappenfunktion postoperativ unauffälliger kardiopulmonaler Befund • Homograft oder Bioprothese in Position der Pulmonalklappe • Im CT bessere Beurteilbarkeit der angrenzenden Gefäßstrukturen.

▶ **MRT**
Befunde wie Echo • Bessere Darstellung von rechts- und linksventrikulärem Ausflusstrakt (RVOT, LVOT) • Analyse der Klappenfunktion und Flussquantifizierung zum Ausschluss einer PI und AI.

▶ **Invasive Diagnostik**
In der Regel keine Indikation.

Klinik

▶ **Typische Präsentation**
Bei unkompliziertem postoperativem Verlauf sind die Patienten klinisch unauffällig • Herzinsuffizienz, wenn sich im Langzeitverlauf eine AI bildet.

▶ **Therapeutische Optionen, Verlauf und Prognose**
Operatives Verfahren der Wahl bei jungen Erwachsenen oder subvalvulären Abszessen.
Vorteile. Volle Belastbarkeit des Patienten • Ausgezeichnete Langzeitfunktion • Uneingeschränkter Lebensstil • Keine Antikoagulation erforderlich • Geringe Thromboembolierate • Ausgezeichnete Hämodynamik.
Nachteile. Schwierige Operationstechnik • Signifikante Frühletalität • Im Verlauf kann es zur Aorteninsuffizienz und Re-Operation kommen (bis 15%) • 20-Jahres-Überlebensrate 80% • Erschwerte Re-Operationen • Begrenzte Verfügbarkeit von Homografts.

Aortenklappenersatz nach Ross

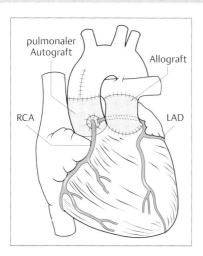

Abb. 52 Prinzip der Ross-Operation. Die erkrankte Aortenklappe wird durch die Pulmonalklappe desselben Patienten ersetzt. Anstelle der Pulmonalklappe wird ein aortaler oder pulmonaler Homograft bzw. eine Bioprothese implantiert.

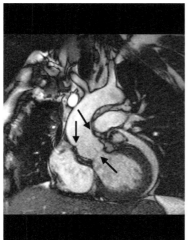

Abb. 53 55-jähriger Patient nach Ross-Operation. MRT, SSFP-Sequenz: Darstellung des LVOT. Anastomose und geschlossene Pulmonalklappe in Aortenposition sind erkennbar (Pfeile). Nebenbefundlich noch geringer postoperativer Perikarderguss. (Mit freundlicher Genehmigung B. Djavidani, Universität Regensburg.)

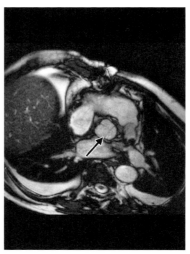

Abb. 54 55-jähriger Patient nach Ross-Operation. MRT, SSFP-Sequenz: Schichtposition parallel zur Klappenebene. Darstellung der diastolisch geschlossenen Klappe mit zarten Klappentaschen (Pfeil). Nebenbefundlich Pleuraerguss beidseits. (Mit freundlicher Genehmigung B. Djavidani, Universität Regensburg.)

Aortenklappenersatz nach Ross

▶ **Was will der Kliniker von mir wissen?**
Hinweise auf Klappendysfunktion • Ventrikelfunktion • Pulmonalinsuffizienz • Rechtsherzdilatation.

Differenzialdiagnose

Aortenklappenersatz – mechanischer oder biologischer Klappenersatz

Typische Fehler

Die Hospitalmortalität liegt international bei ca. 2,5 %, sodass während der frühen postoperativen Phase eine intensive Überwachung notwendig ist.

Ausgewählte Literatur

Muresian H. The Ross procedure: new insights into the surgical anatomy. Ann Thorac Surg 2006; 81: 495–501

Sievers HH et al. Aortenklappenersatz mit pulmonalem Autograft – Ross-Operation. Dt Ärztebl 1998, 95: A2922–2930

Aortenklappenrekonstruktion (AKR)

Kurzdefinition

▶ **Epidemiologie**
Selten verwendetes Verfahren im Rahmen einer Rekonstruktion der Aortenwurzel nach David oder Ascendensersatz nach Yacoub • 1% aller Eingriffe an der Aortenklappe • Indikation v. a. bei Aortenwurzelaneurysmen > 5 cm und/oder Typ-A-Dissektion.

▶ **Ätiologie/Pathophysiologie/Pathogenese**
Bei Aneurysma der Aortenwurzel kommt es zur Dilatation des Klappenrings mit konsekutiver Klappeninsuffizienz • Generell möglich ist eine Rekonstruktion der Aortenklappe mit Entkalkung, Kommissurotomie, Ringplikatur, Klappenplikatur bei dreitaschiger Klappenanlage oder Klappenextension bei anderen Indikationen.

Zeichen der Bildgebung

▶ **Methode der Wahl**
Echo

▶ **Echo**
Morphologisch oft unauffällige Darstellung der Klappe • Geringe bis mittelgradige Rest-Insuffizienz (Farbdoppler) • Semiquantitative Beurteilung des Schweregrades der AI • LV-Dilatation mit normaler EF • Durch postoperatives Remodeling normalisieren sich diese Veränderungen oft.

▶ **Röntgen-Thorax/CT**
Sternalcerclagen nach Thorakotomie • Evtl. weitere postoperative Veränderungen • Vergrößerter linker Herzschatten bei LV-Dilatation.

▶ **CT**
Befunde wie Röntgen-Thorax • Darüber hinaus genaue Darstellung der Aorta ascendens oder einer Prothese nach Aortenersatz • Oft Reimplantation der Koronararterien, die besser in einer EKG-synchronisierten MDCT beurteilt werden kann.

▶ **MRT**
Morphologische Befunde wie CT • Die MRT eignet sich besonders gut zur Verlaufsbeurteilung • Quantifizierung von LV-Funktion (EDV, EF) und Regurgitationsfraktion (Flussmessung in Phasenkontrasttechnik).

▶ **Invasive Diagnostik**
Indikation zur Koronarangiographie zum Ausschluss einer KHK bei einem Patientenalter von über 45 Jahren.

Klinik

▶ **Typische Präsentation**
Bei suffizienter Rekonstruktion keine klinischen Symptome.

▶ **Therapeutische Optionen**
Methode der Wahl bei isoliertem Aortenvitium bei Kindern und Jugendlichen • Auch bei Aneurysma der Aortenwurzel (z.B. Marfan-Syndrom, zystische Medianekrose).

Aortenklappenrekonstruktion (AKR)

Abb. 55 Aortenklappenrekonstruktion. 62-jähriger Patient Sekundäre AI durch Aneurysma der Aortenwurzel. MRT, SSFP-Sequenz mit Darstellung des LVOT:
a Vor OP deutliche diastolische Regurgitation über der Aortenklappe (Pfeil), Aneurysma der Aortenwurzel.

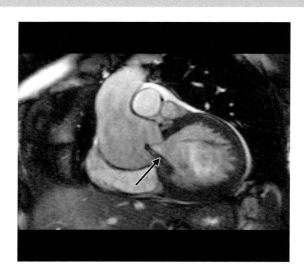

b Nach prothetischem Ersatz der Aorta ascendens und Re-Implantation der Koronararterien (Pfeil = linke Koronararterie), regelrechter Klappenschluss. Früh postoperativ noch deutlicher Perikarderguss (kleine Pfeile).

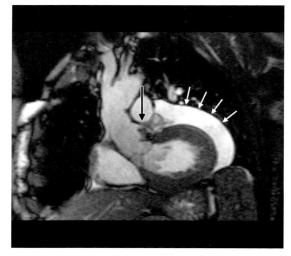

Aortenklappenrekonstruktion (AKR)

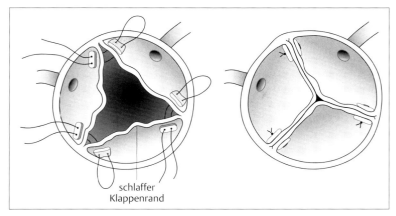

schlaffer Klappenrand

Abb. 56 Schema einer Aortenklappenrekonstruktion. Durch eine seitliche Klappennaht (laterale Kommissurorhaphie) werden die schlaffen Klappenränder gestrafft. Damit wird die bestehende Aorteninsuffizienz unter Belassen des originären Klappenapparats beseitigt.

- **Verlauf und Prognose**
  Bei Ausbleiben von Sekundärkomplikationen gute Prognose • Endokarditisprophylaxe erforderlich • Geringe Re-Operationsrate (ca. 0,5 – 2 % über 5 Jahre) • Die Rate der Patienten mit AI-Grad II liegt über 80 %.
- **Was will der Kliniker von mir wissen?**
  Persistierende AI • LV-Dilatation • LV-Funktion (EF) • Myokardhypertrophie • Dilatation der Aorta ascendens.

Differenzialdiagnose

biologischer Aortenklappenersatz — Bioprothese mit („stent") oder ohne Halteapparat („stentless").

Typische Fehler

Eine suffiziente Rekonstruktion sollte bereits durch eine intraoperative TEE objektiviert werden.

Ausgewählte Literatur

Alsoufi B et al. Results of valve preservation and repair for bicuspid aortic valve insufficiency. J Heart Valve Dis 2005; 14: 752 – 758

Lausberg HF et al. Valve repair in aortic regurgitation without root dilatation – aortic valve repair. Thorac Cardiovasc Surg 2006; 54: 15 – 20

Dilatative Kardiomyopathie (DCM)

Kurzdefinition

- **Epidemiologie, Ätiologie**
  Häufigste Form der Kardiomyopathie (ca. 50%) • Häufigste Ursache der Herzinsuffizienz bei jungen Erwachsenen, von denen etwa 36/100 000 erkranken (geschätzt) • Bei primärer DCM oft unklare Ätiologie • In bis zu 35% der Fälle genetische (familiäre) Disposition • Sekundäre Kardiomyopathien präsentieren sich oft als DCM.
- **Pathoanatomie**
  Dilatation eines oder beider Ventrikel • Evtl. Einbezug der Vorhöfe • Myokardmasse erhöht, auch wenn die Wanddicke subjektiv normal oder reduziert erscheinen kann.

Zeichen der Bildgebung

- **Methode der Wahl**
  Echo • Genaueste Methode für Morphologie und Kontrastverhalten ist die MRT • Oft Ausschluss einer KHK mit Koronarangiographie erforderlich.
- **Röngten-Thorax/CT**
  Globale Vergrößerung des Herzens • Evtl. Dilatation der Pulmonalgefäße • Pleuraerguss je nach Kompensationsstatus.
- **Echo/MRT**
  Eingeschränkte systolische Funktion und Dilatation eines oder beider Ventrikel.
- **MRT**
  In einigen Fällen typische fleck- oder streifenförmige fokale KM-Aufnahme (verzögerte KM-Anreicherung), die sich vom segmentalen Verteilungsmuster eines Myokardinfarktes unterscheidet.

Klinik

- **Typische Präsentation**
  Alle Stadien der Herzinsuffizienz • Belastungsdyspnoe • Herzrhythmusstörungen.
- **Therapeutische Optionen**
  Medikamentöse Herzinsuffizienztherapie • Bei LSB evtl. kardiale Re-Synchronisationstherapie • ICD • Bei fortgeschrittener Herzinsuffizienz Herztransplantation.
- **Verlauf und Prognose**
  Progrediente Herzinsuffizienz • Zum Zeitpunkt der Diagnose oft Stadium NYHA III – IV • Plötzlicher Herztod durch Arrhythmien.
- **Was will der Kliniker von mir wissen?**
  Abgrenzung gegenüber anderen Kardiomyopathien und 3-Gefäß-KHK • Morphologischer und funktioneller Status (Myokardmasse, Ventrikelvolumina, EF).

Dilatative Kardiomyopathie (DCM)

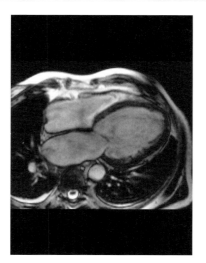

Abb. 57 72-jähriger Patient mit DCM. SSFP-Sequenz: Der Vierkammerblick zeigt eine Kardiomegalie mit vorherrschend linkskardialer Dilatation. Geringe Pleuraergüsse und Dilatation der Pulmonalvenen als Zeichen der chronischen Herzinsuffizienz.

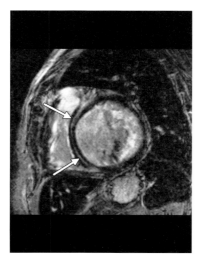

Abb. 58 Gleicher Patient. Kontrastangehobene IR GE-Sequenz 15 Minuten nach 0,2 mmol Gd-DTPA/kg. Kurzachsenschnitt: Streifenartiges, hyperintenses Areal im Septum (Pfeil) als Zeichen einer regionalen Fibrosierung.

Dilatative Kardiomyopathie (DCM)

Differenzialdiagnose

Abgrenzung gegen andere Kardiomyopathien	– Morphologie – Kontrastverhalten (z. B. fettige Dysplasie bei ARVD, entzündliche Infiltrate bei Myokarditis, Sarkoidose, Myokardhypertrophie bei HCM, SI-Reduktion bei Hämochromatose)
Abgrenzung gegen eine fortgeschrittene KHK	– Koronarstatus (3-Gefäßerkrankung?) – Kontrastverhalten
DD primäre versus sekundäre DCM	– Anamnese – weitere Erkrankungen (toxische Kardiomyopathie, Myokarditis)

Typische Fehler

Das klinische Bild der primären (genetisch disponierten) DCM deckt sich mit dem einer Mehr-Gefäß KHK, des Endstadiums toxischer Schädigungen (Chemotherapeutika, Alkohol) oder dem Zustand nach (viraler) Myokarditis. Bildgebende Diagnostik kann nur im Kontext mit weiteren Parametern (Vorgeschichte, Labor, Koronarstatus etc.) interpretiert werden.

Ausgewählte Literatur

Dec GW, Fuster V. Idiopathic dilated cardiomyopathy. New Engl J Med 1994; 331: 1564–1575

McCrohon JA et al. Differentiation of heart failure related to dilated cardiomyopathy and coronary artery disease using gadolinium-enhanced cardiovascular magnetic resonance. Circulation 2003; 108: 54–59

Hypertrophische Kardiomyopathie (HCM)

Kurzdefinition

- **Epidemiologie**
  Häufigkeit etwa 1/500 bei jungen Erwachsenen • Genetisch determiniert • Vorwiegend autosomal dominant vererbte Erkrankung • Strukturelle Veränderungen des kontraktilen Apparats • Beeinträchtigung des myozytären Energiestoffwechsels.
- **Pathoanatomie**
  Myokardhypertrophie eines oder beider Ventrikel (RV in 30%) • Oft asymmetrisch (z. B. anteroseptal in ca. 70%) • Hypertrophisch obstruktive Kardiomyopathie mit Einengung des LVOT in 25% (HOCM) • Im Spätstadium morphologisches Bild der DCM (10%).

Zeichen der Bildgebung

- **Methode der Wahl**
  Als erstes Verfahren stets Echo • Dann MRT als Referenzverfahren.
- **Röntgen-Thorax**
  Uncharakteristisch • Evtl. indirekte Zeichen der Myokardhypertrophie (angehobene und abgerundete linke Herzkontur) • Bei fortgeschrittener Erkrankung vergrößerter Herzschatten und Zeichen der Herzinsuffizienz.
- **Echo/MRT/(CT)**
  Myokardhypertrophie • Evtl. eingeschränkte systolische und diastolische Funktion • Bei HOCM durch Venturi-Effekt SAM-Phänomen („systolic anterior motion") der Mitralklappe.
- **MRT**
  Nicht-segmentale, fokale KM-Aufnahme (verzögerte Anreicherung) des Myokards.

Klinik

- **Typische Präsentation**
  Uncharakteristisch und oft asymptomatisch (Zufallsbefund) • Dyspnoe • Palpitationen (Arrhythmien) • Synkopen • Abgeschlagenheit • Angina pectoris, auch in Ruhe.
- **Therapeutische Optionen**
  Bei Herzinsuffizienz medikamentöse Therapie • Bei HOCM chirurgische Resektion oder kathetergestützte Embolisation septaler Koronaräste • Herzschrittmacher • Herztransplantation.
- **Verlauf und Prognose**
  Hauptursache für plötzlichen Herztod bei jungen Individuen (meist unter Belastung) • Geschätzte Mortalität: 1%/Jahr • Erhöhtes Risiko bei Myokardhypertrophie > 30 mm, positiver Familienanamnese, Synkope, Asystolie oder ventrikulären Tachykardien in der Vorgeschichte.
- **Was will der Kliniker von mir wissen?**
  Quantifizierung der Myokardhypertrophie und Ventrikelfunktion • Obstruktion des LVOT • Kontrastverhalten (MRT) • Abgrenzung im Rahmen der DD.

Hypertrophische Kardiomyopathie (HCM)

Abb. 59 HCM. SSFP-Sequenz, Vierkammerblick: Myokardhypertrophie beider Ventrikel (LV > 12 mm, RV > 3 mm).

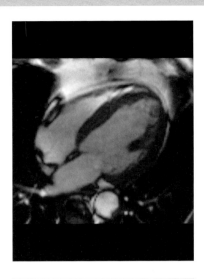

Abb. 60 Gleicher Patient. Kontrastangehobene IR GE-Sequenz 15 Minuten nach 0,2 mmol Gd-DTPA/kg. Kurzachsenschnitt: Hyperintenses Areal im Septum (Pfeil) als Zeichen regionaler Fibrosierung.

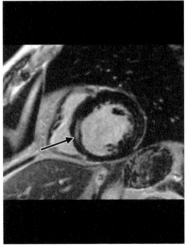

Hypertrophische Kardiomyopathie (HCM)

Differenzialdiagnose

andere Kardiomyopathien mit Myokardhypertrophie	– kann u. a. auftreten bei Amyloidose, Hämochromatose und Urämie (s. auch RCM)
andere Ursachen der Myokardhypertrophie	– Aortenstenose – arterielle Hypertonie – „Sportlerherz" (dann nur geringe Hypertrophie)

Typische Fehler

Fehlende Berücksichtigung klinischer und anamnestischer Information, die für die Abgrenzung im Rahmen der DD relevant sind.

Ausgewählte Literatur

Fattori R et al. Contribution of magnetic resonance imaging in the differential diagnosis of cardiac amyloidosis and symmetric hypertrophic cardiomyopathy. Am Heart J 1998; 136: 824–830

Moon JC et al. The histologic basis of late gadolinium enhancement cardiovascular magnetic resonance in hypertrophic cardiomyopathy. J Am Coll Cardiol 2004; 43: 2260–2264

4 Arrhythmogene rechtsventrikuläre Kardiomyopathie

Kurzdefinition

- **Epidemiologie**
  ARVC • Prävalenz etwa 1/5000 (geschätzt) bei jungen Erwachsenen (< 30 Jahre) • Geschlechterverhältnis m : w = 2,7 : 1 • Sporadisches Auftreten • Teils familiäre Häufung mit autosomal dominantem Erbgang • Verbreiteter im mediterranen Raum • Mutation in Genen die desmosomale Proteine kodieren.
- **Pathoanatomie**
  Dilatation des RV mit fettiger oder bindegewebiger Myokarddysplasie (makro- oder mikroskopisch) • Reduktion der Wanddicke • Aneurysmen • Trabekelhypertrophie • Beteiligung des LV möglich (selten).

Zeichen der Bildgebung

- **Methode der Wahl**
  Die Diagnose wird multimodal anhand von Haupt- und Nebenkriterien gestellt (s. Anhang) • Relevante Verfahren sind Echo, EKG und Myokardbiopsie • Der MRT wird ein hoher Stellenwert eingeräumt.
- **Echo/MRT**
  RV Dilatation • Reduzierte Wanddicke • A- oder Dyskinesie umschriebener Wandabschnitte • RV Aneurysma • Trabekelhypertrophie (auch als Kriterium der RV Ventrikulographie).
- **MRT**
  Fettige Dysplasie ist in T1w als hyperintenses Areal (subepikardial, vorwiegend an der lateralen Wand und ventral am RVOT) erkennbar • Bindegewebige Dysplasie kann nach KM-Gabe als hyperintense Zone nachweisbar sein (IR GE-Sequenz).

Klinik

- **Typische Präsentation**
  Arrhythmien, Synkopen und plötzlicher Herztod als Folge von VT (oft junge Männer/Sportler unter Belastung) • Im fortgeschrittenen Stadium Zeichen der Rechtsherzinsuffizienz.
- **Therapeutische Optionen**
  Medikamentös bei Herzinsuffizienz und Rhythmusstörungen • Evtl. Radiofrequenzablation • ICD • Herztransplantation bei fortgeschrittener (biventrikulärer) Herzinsuffizienz.
- **Verlauf und Prognose**
  Jährliche Mortalität 1 – 3 % • Prognose besser als bei VT infolge Linksherzinsuffizienz.
- **Was will der Kliniker von mir wissen?**
  RV- und LV-Morphologie • Hinweise auf fettige oder bindegewebige Dysplasie • Funktionelle Auffälligkeiten v. a. am RV.

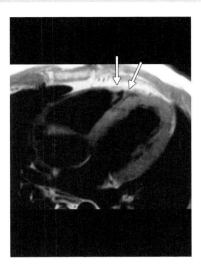

Abb. 61 30-jähriger Patient mit bioptisch gesicherter ARVC. T1w darkblood TSE-Sequenz, Vierkammerblick: Fettige Dysplasie der rechtsventrikulären Wand, insbesondere am Ansatz des Moderatorbandes (Pfeile).

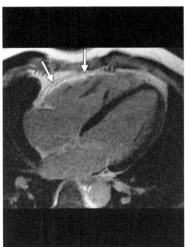

Abb. 62 38-jähriger Patient mit rechtsventrikulär auslösbaren VT im EKG. IR GE-Sequenz 15 Minuten nach 0,2 mmol Gd-DTPA/kg: KM-Anreicherung in der Wand des RV (Pfeile).

Arrhythmogene rechtsventrikuläre Kardiomyopathie

Differenzialdiagnose

andere Ursachen für Arrhythmien oder VT	– idiopathische RV-Tachykardien ohne ARVD – andere Kardiomyopathien – (Peri-) Myokarditis – KHK
kongenitale Erkrankungen	– Morbus Uhl (Anlagestörung des RV) – ASD – VSD

Typische Fehler

Eine unauffällige Bildgebung schließt eine ARVD nicht aus! • Bei der Frage nach ARVD stets andere Ursachen in Betracht ziehen, da eine Überlappung mit anderen Krankheitsbildern besteht • Eine fettige Myokarddegeneration und Herzrhythmusstörungen können z. B. auch bei Myokarditis oder Infarkt auftreten.

Ausgewählte Literatur

Basso C et al. Arrhythmogenic right ventricular cardiomyopathy: Dysplasia, dystrophy or myocarditis? Circulation 1996; 94: 983–991

Castillo E et al. Arrhythmogenic right ventricular dysplasia: ex vivo and in vivo fat detection with black-blood MR imaging. Radiology 2004; 232: 38–48

Restriktive Kardiomyopathie (RCM)

Kurzdefinition

▶ **Epidemiologie**
In westlichen Ländern sehr selten ● Idiopathische Genese ● Als Endomyokardfibrose in tropischen Ländern häufiger ● Teilweise bieten auch sekundäre Kardiomyopathien das Bild einer RCM.

▶ **Ätiologie/Pathophysiologie/Pathogenese**
Kleine Ventrikel mit normaler systolischer Funktion und eingeschränkter diastolischer Relaxation ● Hohe ventrikuläre Füllungsdrücke infolge einer Endokardfibrose ● Vorhöfe dilatiert.

Zeichen der Bildgebung

▶ **Methode der Wahl**
Echo ● MRT insbesondere bei Verdacht auf Amyloidose, Sarkoidose etc.

▶ **Röntgen-Thorax/CT**
Vergrößerung der Vorhöfe ● Zeichen der pulmonalvenösen Stauung ● Pleuraerguss.

▶ **Echo/MRT**
Eingeschränkte Füllungsfunktion ● Ventrikel normal groß ● Normale systolische Funktion (geringes EDV, normale EF) ● Diastolische Dysfunktion ● Perikardverdickung bei Pericarditis constrictiva.

▶ **MRT**
Vorwiegend bei Verdacht auf sekundäre Kardiomyopathie ● Dann z. B. verändertes KM- und/oder T2w Signalverhalten bei Amyloidose, Sarkoidose, Hämochromatose.

Klinik

▶ **Typische Präsentation**
Herzinsuffizienz (Dyspnoe, Abgeschlagenheit, Ödeme, Pleuraergüsse) ● Häufig atriale Arrhythmien (Vorhofflimmern, AV-Block) ● Synkopen und plötzlicher Herztod durch brady- und tachykarde Rhythmusstörungen.

▶ **Therapeutische Optionen**
Medikamentös bei Herzinsuffizienz und Rhythmusstörungen ● Antikoagulation bei Vorhofflimmern ● Evtl. Herzschrittmacher ● Herztransplantation als Ultima Ratio.

▶ **Verlauf und Prognose**
Bei Kindern schlechte Prognose ● Bei Erwachsenen 5-Jahres-Überlebensrate 95 %.

▶ **Was will der Kliniker von mir wissen?**
Morphologische Kriterien ● Perikardverdickung ● Quantifizierung der Ventrikelfunktion (MRT) ● Myokardiales Signal- und Kontrastverhalten (MRT) ● Abgrenzung im Rahmen der DD.

Restriktive Kardiomyopathie (RCM)

Abb. 63 52-jährige Patientin mit Endokardfibrose nach Endokarditis. SSFP-Sequenz, Vierkammerblick: Kleine Ventrikel, Dilatation des LA. Thrombus an der lateralen Wand des LV mit Fixierung der Papillarsehnenfäden und sekundärer Mitralinsuffizienz (Pfeile).

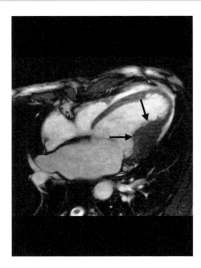

Abb. 64 SSFP-Sequenz, Vierkammerblick: Teils flächenhafte, teils noduläre Perikardverdickungen (Pfeile) sind typisch für eine Pericarditis constrictiva, die stets eine DD zur RCM ist.

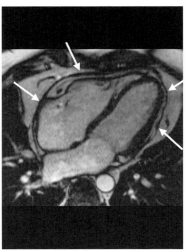

Differenzialdiagnose

sekundäre Kardiomyopathien mit Myokardrestriktion	– Amyloidose – Hämochromatose – Sarkoidose – Speichererkrankungen – Karzinoid – Systemerkrankungen (z. B. Sklerodermie) – nach Radiatio oder Chemotherapie – Perikardmetastasen
entzündiche Ursachen	– Löffler-Endokarditis (Hypereosinophiles Syndrom) – tropische Endokardfibrose (u. a. durch Parasitosen)

Typische Fehler

Ausreichende Abklärung sekundärer Kardiomyopathien bzw. anderer Ursachen einer Myokardrestriktion, die für die Abgrenzung im Rahmen der DD relevant sind.

Ausgewählte Literatur

Hancock EW. Differenzial diagnosis of restrictive cardiomyopathy and constrictive pericarditis. Heart 2001; 86: 343–349

Schneider U et al. Long term follow up of patients with endomyocardial fibrosis: effects of surgery. Heart 1998; 79: 362–367

4 Unklassifizierte Kardiomyopathien (ILNC)

Kurzdefinition

- **Epidemiologie**
  Die isolierte linksventrikuläre Non-compaction-Kardiomyopathie ist eine nicht klassifizierte Kardiomyopathie, der eine Mutation des G4.5-Gens (Kodierung des Taffazin-Proteins) mit bereits intrauterin ausbleibender Verdichtung des Myokards zugrunde liegt.
- **Ätiologie/Pathophysiologie/Pathogenese**
  Normal großer oder dilatierter LV mit ausgeprägter Trabekularisierung, die bis in die äußeren Wandschichten reicht ● Der RV kann mit einbezogen sein ● Eingeschränkte systolische Funktion.

Zeichen der Bildgebung

- **Methode der Wahl**
  Echo ● MRT
- **Röntgen-Thorax/CT**
  Normalbefund ● In fortgeschrittenem Stadium Zeichen der Linksherzinsuffizienz mit Vergrößerung des Herzschattens ● Im CT ist die vermehrte Trabekularisierung des LV erkennbar.
- **Echo/MRT**
  Morphologische Veränderungen ● Eingeschränkte systolische Funktion ● Quantifizierung der Funktionsparameter ● MRT besser zur Beurteilung des RV geeignet.

Klinik

- **Typische Präsentation**
  Lange asymptomatisch ● Erstdiagnose oft erst im Erwachsenenalter ● Herzinsuffizienz ● Tachyarrhythmien ● Plötzlicher Herztod ● Thrombembolien.
- **Therapeutische Optionen**
  Symptomatische Therapie der Herzinsuffizienz ● ICD ● Herztransplantation.
- **Verlauf und Prognose**
  Schlechte Prognose mit jährlicher Mortalität um 9%.
- **Was will der Kliniker von mir wissen?**
  Morphologische Kriterien ● Quantifizierung der Ventrikelfunktion (Echo, MRT) ● Thromben.

Differenzialdiagnose

Wichtige DD sind die DCM und sekundäre Kardiomyopathien mit dem Erscheinungsbild einer DCM.

Typische Fehler

Die Erkrankung kann in seltenen Fällen mit einem ASD, VSD oder einer Stenosierung des RVOT (Pulmonalstenose) einhergehen.

Unklassifizierte Kardiomyopathien (ILNC)

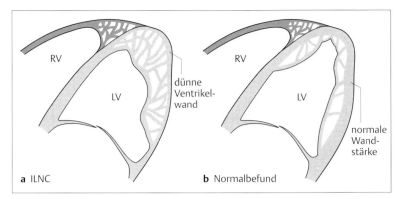

Abb. 65 Schema der isolierten linksventrikulären Non-compaction (ILNC). Die Trabekularisierung des linksventrikulären Myokards reicht bis in die äußeren Wandschichten.

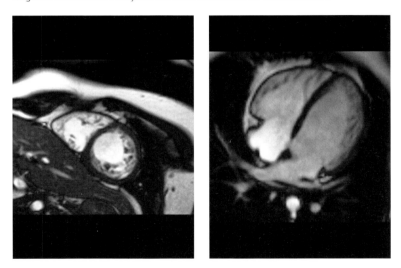

Abb. 66 22-jähriger Patient mit ILNC und rezedivierenden ventrikulären Tachykardien. Cine-SSFP-Sequenz, Kurzachsenschnitt und Vierkammerblick: Deutlich vermehrte Trabekularisierung beider Ventrikel.

Ausgewählte Literatur

Murphy RT et al. Natural history and familial characteristics of isolated left ventricular non-compaction. Eur Heart J 2005; 26: 187–192

Rigopoulos A et al. Isolated left ventricular noncompaction: an unclassified cardiomyopathy with severe prognosis in adults. Cardiology 2002; 98: 25–32

Unklassifizierte Kardiomyopathien (apical ballooning)

Kurzdefinition

- **Epidemiologie**
  Erst seit kurzem bekanntes Syndrom • Tritt vorwiegend bei Frauen mittleren Alters auf • Reversibel • Symptomatik ähnelt der des Myokardinfarkts • In Japan als „Tako-Tsubo" (Tintenfischfalle)-Kardiomyopathie beschrieben • Psychischer Stress gilt teils als Auslöser.
- **Ätiologie/Pathophysiologie/Pathogenese**
  Ätiologie ungeklärt • Koronarspasmus, mikrovaskuläre Ischämie und Myokarditis werden diskutiert • Koronarstatus und Morphologie des Herzens sind unauffällig.

Zeichen der Bildgebung

- **Methode der Wahl**
  Koronarangiographie zum Ausschluss einer KHK • MRT zur Vitalitätsdiagnostik
- **Röntgen-Thorax/CT**
  Normalbefund.
- **Echo/MRT**
  Typische Funktionsstörung als apikale und inferiore Hypo- oder Akinesie (apical ballooning).
- **MRT/SPECT**
  Ausschluss eines Myokardinfarktes.

Klinik

- **Typische Präsentation**
  Symptomatik des akuten Herzinfarktes • Thoraxschmerz • Angina pectoris • ST-Streckenveränderungen • Geringer Troponin- und CK-Anstieg kommt vor.
- **Therapeutische Optionen**
  Symptomatische Therapie wie bei Herzinsuffizienz und akuter Myokardischämie.
- **Verlauf und Prognose**
  Symptome sind innerhalb von Tagen bis Wochen reversibel • Letale Komplikationen bisher nicht bekannt.
- **Was will der Kliniker von mir wissen?**
  Morphologische Veränderungen • Hinweis auf Myokardischämie/-infarkt oder entzündliche Veränderungen (Ödem, Perikarderguss, KM-Aufnahme).

Differenzialdiagnose

Angina pectoris	– KHK
Myokardinfarkt	– KHK
entzündliche Herzerkrankungen	– Perikarditis
	– Myokarditis

Unklassifizierte Kardiomyopathien (apical ballooning)

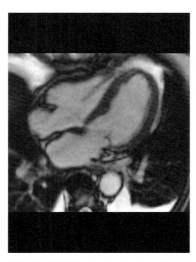 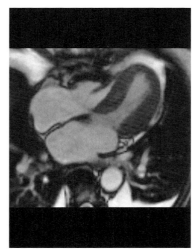

Abb. 67 76-jährige Patientin mit apical-ballooning-Syndrom. Cine-SSFP-Sequenz, Vierkammerblick in Enddiastole und Endsystole: Apikale Dyskinesie mit Aneurysma. Pleuraergüsse beidseits.

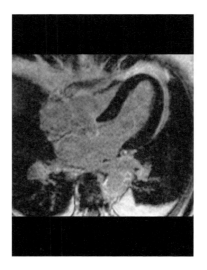

Abb. 68 IR GE-Sequenz 15 Minuten nach Gd-DTPA. Ausschluss eines Myokardinfarktes, keine KM-Aufnahme im Apex des LV.

Unklassifizierte Kardiomyopathien (apical ballooning)

Typische Fehler

Eine stenosierende KHK sollte stets mittels Koronarangiographie ausgeschlossen werden.

Ausgewählte Literatur

Kuriso S et al. Tako-tsubo-like left ventricular dysfunction with ST-segment elevation: A novel cardiac syndrome mimicking acute myocardial infarction. Am Heart J 2002; 243: 448–455

Sharkey SW et al. Acute and reversible cardiomyopathy provoked by stress in women from the United States. Circulation 2005; 111: 472–479

Sarkoidose

Kurzdefinition

▶ **Epidemiologie**
Granulomatöse Systemerkrankung • Prädilektionsstellen sind Hiluslymphknoten, Lunge (90%), Augen und Haut • Alle Organsysteme können betroffen sein • Kardialer Befall autoptisch in ca. 25% der Fälle, fraglich häufiger.

▶ **Ätiologie/Pathophysiologie/Pathogenese**
Unterschieden werden 2 kardiale Befallsmuster:
- fokal durch nicht verkäsende Epitheloidzellgranulome,
- diffuse granulomatöse Infiltration.

Prädilektionstellen am Herzen sind Septum, Hinterwand und Reizleitungssystem (insbesondere AV-Knoten).

Zeichen der Bildgebung

▶ **Methode der Wahl**
MRT.

▶ **Röntgen-Thorax/CT**
Stadienabhängig • Hiläre Lymphadenopathie und/oder Lungenbeteiligung • Befall weiterer Organsysteme.

▶ **Echo**
Regionale Myokardverdickung (hyperechogen) • Hypokinesie (Granulome).

▶ **MRT**
Zusätzlich zu Echo-Befunden im T2w Bild hyperintense und KM aufnehmende Granulome • Bei diffusem Befall evtl. nur global reduzierte Ventrikelfunktion.

▶ **Szinti**
Evtl. in Einzelfällen bei Verdacht auf KHK • Unter Belastung rückläufige Perfusionsstörungen.

▶ **Invasive Diagnostik**
Koronarangiographie im Einzelfall zum Ausschluss einer KHK • Myokardbiopsie liefert oft falsch negative Befunde.

Klinik

▶ **Typische Präsentation**
Allgemeinsymptome der Sarkoidose bei ⅓ der Patienten (Nachtschweiß, Fieber, Gewichtsverlust, Abgeschlagenheit) • Rhythmusstörungen (AV-Blockierung, Arrhythmien) • Plötzlicher Herztod • Herzinsuffizienz.

▶ **Therapeutische Optionen**
Corticosteroide • Andere Immunsuppressiva • Herzschrittmacher • ICD.

▶ **Verlauf und Prognose**
Abhängig vom Gesamtverlauf reicht die Überlebenszeit von 2 bis über 10 Jahre.

▶ **Was will der Kliniker von mir wissen?**
Hinweis auf kardialen Befall (Granulome nachweisbar: hyperintense Areale in T2w, KM-Aufnahme) • Myokardmorphologie und -funktion.

4 Sarkoidose

Abb. 69 28-jähriger Patient mit kardialer Sarkoidose. SSFP-Sequenz. Noduläre Verdickung der inferioren Wand (Pfeil).

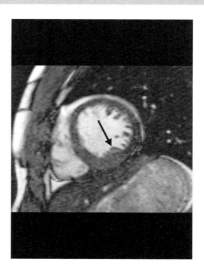

Abb. 70 IR GE-Sequenz nach Gd-DTPA. KM-Aufnahme in der morphologisch auffälligen Region aufgrund einer granulomatösen Myokardinfiltration (Pfeil).

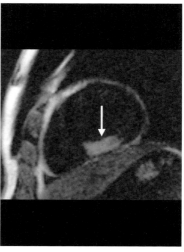

Differenzialdiagnose

Andere Ursachen für Arrhythmien und Herzinsuffizienz
– idiopathische Rhythmusstörungen, KHK, andere Kardiomyopathien

Typische Fehler

Ein diffuser Befall ist auch in der MRT schwierig zu diagnostizieren ● Rhythmusstörungen und eingeschränkte Ventrikelfunktion können hierbei die einzigen Zeichen sein.

Ausgewählte Literatur

Shimada T et al. Diagnosis of cardiac sarcoidosis and evaluation of the effects of steroid therapy by gadolinium-DTPA enhanced magnetic resonance imaging. Am J Med 2001; 110: 520–527

Uemura A et al. Histologic diagnostic rate of cardiac sarcoidosis: evaluation of endomyocardial biopsies. Am Heart J 1999; 138: 299–302

4 Amyloidose

Kurzdefinition

- **Epidemiologie**
  Unterschieden werden 3 Formen:
  - primäre Amyloidose (AL): in 50% Myokardbeteiligung,
  - sekundäre Amyloidose (AA), z. B. bei Plasmozytom, rheumatoider Arthritis oder entzündlichen Darmerkrankungen: Herz in 10% beteiligt,
  - hereditäre Amyloidose: autosomal dominant vererbt, Herz in 5% beteiligt.
- **Ätiologie/Pathophysiologie/Pathogenese**
  Amyloidablagerungen im interstitiellen Raum des Myokards und der Koronarien • Folge sind Wandhypertrophie und Stenosen (v. a. kleine Koronararterien) • Gummiartige Myokardkonsistenz mit Restriktionswirkung • Systolische Funktion anfangs normal.

Zeichen der Bildgebung

- **Methode der Wahl**
  MRT
- **Röntgen-Thorax/CT**
  Verstrichener, evtl. verbreiterter Herzschatten als Hinweis auf Perikarderguss • Pleuraerguss • Pulmonaler Befall möglich.
- **Echo**
  Myokardverdickung mit inhomogen echoreichem Reflexmuster • Diastolische Funktionsstörung • Perikarderguss.
- **MRT**
  Diastolische Funktionsstörung • Im T2w Bild inhomogen hyperintenses und KM-aufnehmendes Myokard • Perikard- und Pleuraerguss • Ggf. pulmonaler Befall.
- **Myokardszintigraphie**
  Evtl. in Einzelfällen bei Verdacht auf KHK • Nachweis unter Belastung *rückläufiger* Perfusionsstörungen.
- **Invasive Diagnostik**
  Histologische Sicherung des Organbefalls zunächst an anderer Stelle, z. B. Rektum (80%), Knochenmark (50%) oder Haut (50–90%) • Eine Myokardbiopsie ist in Ausnahmefällen möglich.

Klinik

- **Typische Präsentation**
  Herzinsuffizienz • Synkopen • Rhythmusstörungen • Perikarderguss.
- **Therapeutische Optionen**
  Chemotherapie • Hochdosis-Chemotherapie mit Stammzelltransplantation.
- **Verlauf und Prognose**
  Sehr schlechte Prognose • Mittlere Überlebenszeit: 1 Jahr.
- **Was will der Kliniker von mir wissen?**
  Myokardverdickung • Hinweise auf Amyloidablagerungen im T2w Bild oder nach KM-Gabe • Funktionsparameter (Restriktionszeichen) • Perikarderguss.

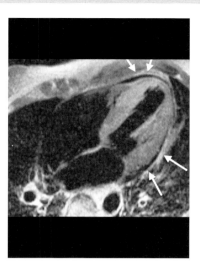

Abb. 71 60-jährige Patientin mit Plasmozytom und kardialer Amyloidose. Fettgesättigte T1w darkblood TSE-Sequenz, Vierkammerblick: Deutliche Myokardhypertrophie aller Wandabschnitte. Apikal und lateral Distanzierung der Perikardblätter bei Perikarderguss (Pfeile).

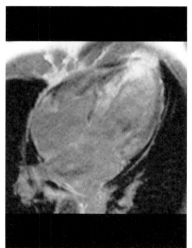

Abb. 72 IR GE-Sequenz nach Gd-DTPA, Vierkammerblick: Diffuse KM-Aufnahme aller Wandabschnitte.

Amyloidose

Differenzialdiagnose

RCM, HCM, KHK. Bei gesicherter Amyloidose und neu aufgetretener kardialer Symptomatik besteht bereits ein hoher Verdacht auf eine Myokardbeteiligung.

Typische Fehler

Eine unauffällige MRT schließt die kardiale Amyloidose im Frühstadium nicht aus.

Ausgewählte Literatur

Fattori R et al. Contribution of magnetic resonance imaging in the differential diagnosis of cardiac amyloidosis and symmetric hypertrophic cardiomyopathy. Am Heart J 1998; 136: 824–830

Maceira AM et al. Cardiovascular magnetic resonance in cardiac amyloidosis. Circulation 2005; 111: 186–193

Hämochromatose/-siderose

Kurzdefinition

- **Ätiologie**
  - primäre Hämochromatose: Störung der Eisenaufnahme • Autosomal rezessiver Erbgang.
  - sekundäre Hämochromatose/Hämosiderose: z.B. bei langjährigen Bluttransfusionen (aplastische oder Sichelzellanämie, Thalassämie) • Herzbeteiligung in bis zu 86%.
- **Ätiologie/Pathophysiologie/Pathogenese**
  Fortschreitende Eisenablagerung in die Herzmuskelzellen • Im Spätstadium Verdrängung der Myofibrillen • Zelldegeneration und Fibrose • Makroskopisch ist das Herz vergrößert und hypertrophiert.

Zeichen der Bildgebung

- **Methode der Wahl**
  MRT
- **Röntgen-Thorax**
  Oft normal • Evtl. vergrößerter Herzschatten • Evtl. Zeichen der Herzinsuffizienz (pulmonalvenöse Stauung, Pleuraergüsse).
- **CT**
  Befunde wie Röntgen-Thorax • Zusätzlich Myokardhypertrophie erkennbar.
- **Echo/MRT**
  Dilatation der Ventrikel • Myokardhypertrophie • Eingeschränkte systolische und diastolische Funktion • Evtl. angehobene Echogenität des Myokards.
  In der MRT Reduktion der myokardialen SI im T1w, T2w und T2*w Bild • Die SI im T2w* Bild korreliert eng mit dem myokardialen Eisengehalt und kann für das Monitoring unter Chelat-Therapie herangezogen werden.
- **Invasive Diagnostik**
  Myokardbiopsie für die Diagnose nur in seltensten Fällen erforderlich.

Klinik

- **Typische Präsentation**
  Erhöhte Leberenzyme • Hepatomegalie • Arthritiden • Herzinsuffizienz, die mit dem myokardialen Eisengehalt zunimmt • Herzrhythmusstörungen sind möglich.
- **Therapeutische Optionen**
  Chelat-Therapie.
- **Verlauf und Prognose**
  Unter Chelat-Therapie Abnahme der Eisenablagerungen • Rate kardialer Todesfälle bei Thalassaemia major: 71%.
- **Was will der Kliniker von mir wissen?**
  Morphologischer und funktioneller Status des Herzens • Hinweise auf Eisenablagerungen (MRT: T2w und/oder T2*w Aufnahmen).

Hämochromatose/-siderose

Abb. 73 53-jähriger Patient mit Hämochromatose und kardialer Beteiligung. T2w TSE-Aufnahme, Vierkammerblick: Septal betonte Myokardhypertrophie.

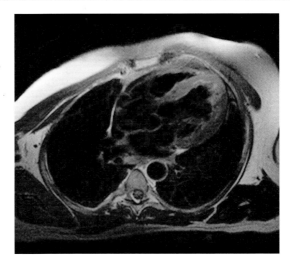

Abb. 74 Gleicher Patient. SSFP-Sequenz, Kurzachsendarstellung: Inferoseptal betonte Myokardverdickung.

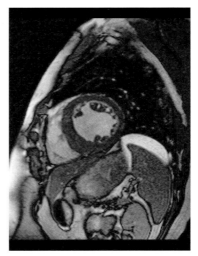

Differenzialdiagnose

Die kardiale Beteiligung bei Hämochromatose bietet ein Mischbild aus RCM und DCM. Sie sollte daher bei unklaren Krankheitsbildern dieser Art in die DD einbezogen werden.

Typische Fehler

Eine kardiale Beteiligung bei Hämochromatose ist häufiger als vermutet und kann unabhängig von einem Befall weiterer Prädilektionsorgane (Leber, Milz, Haut, Pankreas etc.) vorkommen.

Ausgewählte Literatur

Cohen AR et al. Thalassemia. Hematology; 2004; 14 – 34

Ptaszek LM et al. Early diagnosis of hemochromatosis-related cardiomyopathy with magnetic resonance imaging. J Cardiovasc Magn Reson. 2005; 7: 689 – 692

Urämische Kardiomyopathie

Kurzdefinition

- **Epidemiologie**
  Tritt in bis zu 80% bei Patienten mit terminaler Niereninsuffizienz unter Hämodialyse oder nach Nierentransplantation auf.
- **Ätiologie/Pathophysiologie/Pathogenese**
  Multifaktoriell bedingt • Neben unbekannten Ursachen liegen Anämie, arterielle Hypertonie, Hypervolämie oder metabolische Faktoren (Urämie) zugrunde • Dilatation und Hypertrophie des Herzens • Myokardfibrose • Atherosklerotische Veränderungen aller Gefäße einschließlich Koronararterien und Herzklappen.

Zeichen der Bildgebung

- **Methode der Wahl**
  Echo (sollte zum frühzeitigen Monitoring eingesetzt werden)
- **Röntgen-Thorax/CT**
  Im fortgeschrittenen Stadium Zeichen der Hypervolämie und Herzinsuffizienz • Myokardhypertrophie (abgerundete und angehobene linke Herzkontur) • Verkalkungen der Gefäße, der Herzklappen und des Perikards (urämische Perikarditis).
- **Echo/MRT**
  LV-Dilatation • Myokardhypertrophie • Eingeschränkte systolische und diastolische Funktion • Perikarderguss • Verdickung und Dysfunktion der Mitral- und Aortenklappe (Aortenstenose gehäuft) • In der MRT fokale verzögerte KM-Anreicherung nach KM-Gabe möglich.
- **Invasive Diagnostik**
  Bei Verdacht auf KHK Koronarangiographie.

Klinik

- **Typische Präsentation**
  Im Laufe der Jahre zunehmende Herzinsuffizienz und Herzrhythmusstörungen • Aortenstenose • Synkopen • Bei KHK Angina pectoris.
- **Therapeutische Optionen**
  Angepasste Therapie der Hypertonie und Anämie • Optimierung des Dialyseschemas • Ausgleichen metabolischer Störungen.
- **Verlauf und Prognose**
  Kardiale Komplikationen (Kardiomyopathie und KHK) bestimmen die Prognose • Die 10-Jahres-Überlebensrate beträgt etwa 50%.
- **Was will der Kliniker von mir wissen?**
  Myokardhypertrophie • Status der Herzklappen- und Ventrikelfunktion • Perikardveränderungen • KHK.

Urämische Kardiomyopathie

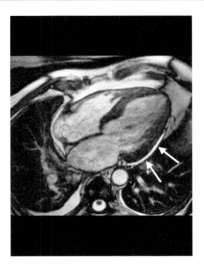

Abb. 75 62-jähriger Patient mit terminaler Niereninsuffizienz unter Hämodialysetherapie. SSFP-Sequenz, Vierkammerblick (Enddiastole): Dilatation des LV und LA sowie Myokardhypertrophie. Pleuraergüsse und geringer Perikarderguss (Pfeile).

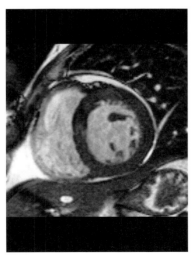

Abb. 76 Gleicher Patient, SSFP-Sequenz. Auch der Kurzachsenschnitt zeigt eine septal betonte Hypertrophie bis 18 mm (Septum).

4 Urämische Kardiomyopathie

Differenzialdiagnose

Myokardhypertrophie
bei arterieller Hypertonie
– Hypertonie meist anamnestisch bekannt

Myokardhypertrophie
bei Aortenstenose
– aortal konfiguriertes Herz
– Verkalkung/Fibrosierung der Aortenklappe mit eingeschränkter Öffnung

Typische Fehler

Bei Dialysepatienten sollte stets an eine gleichzeitige urämische Kardiomyopathie sowie eine (asymptomatische) KHK gedacht werden. In der MRT sind als Zufallsbefund Infarktnarben (verzögerte KM-Anreicherung) möglich.

Ausgewählte Literatur

Kramer U et al. TrueFISP-MR-Bildgebung zur Bestimmung des Einflusses der Hämodialyse auf myokardiale Funktionsparameter bei Patienten mit terminaler Niereninsuffizienz. Fortschr Röntgenstr 2004; 176: 350–376

Kunz K et al. Uremic cardiomyopathy. Nephrol Dial Transplant 1998; 13 (Supp 4): 39–43

Toxische Kardiomyopathie

Kurzdefinition

- **Ätiologie**
  Direkte Schädigung von Endokard, Myokard oder Perikard durch toxische Substanzen (u.a. Anthrazykline, Alkylanzien, Antimetaboliten, Alkohol).
- **Epidemiologie**
  In vielen Fällen ist die Entstehung dosisabhängig (z.B. Gesamtdosis über 550 mg/m^2 Doxorubicin oder 80 g Alkohol/d über 10 Jahre). Unterschieden werden akute (Stunden bis Tage), chronische (1–12 Monate, häufigste Form) und Spätform (nach Jahren).
- **Ätiologie/Pathophysiologie/Pathogenese**
  Pathomechanismen sind eine direkte Zelldenaturierung (Alkohol) oder die Bildung von freien Radikalen (Anthrazykline) • Klinisch besteht meist das Bild einer DCM, evtl. mit Myokardhypertrophie • Histologisch findet sich eine vakuoläre Myokarddegeneration, ein Myofibrillenverlust und eine interstitielle Fibrose.

Zeichen der Bildgebung

- **Methode der Wahl**
  Echo (frühzeitig zum Monitoring)
- **Röntgen-Thorax/CT**
  Oft normal • Evtl. vergrößerter Herzschatten • Herzinsuffizienz (Perikard- und Pleuraerguss).
- **Echo/MRT**
  Dilatation der Ventrikel • Evtl. Myokardhypertrophie • Eingeschränkte systolische und diastolische Funktion • Perikarderguss • In der MRT evtl. Perikardverdickungen oder Fibroseareale • Verzögerte Anreicherung nach KM-Gabe.
- **Invasive Diagnostik**
  In der Regel nicht erforderlich • Für die anthrazyklininduzierte Form nach einigen Quellen prognostisch relevant.

Klinik

- **Typische Präsentation**
  Herzinsuffizienz • Paroxysmales Vorhofflimmern (Alkohol) • Tachykarde Herzrhythmusstörungen.
- **Therapeutische Optionen**
  Symptomatische Therapie der Herzinsuffizienz • Alkoholabstinenz • Dosisreduktion oder Ausweichen auf alternative Chemotherapeutika.
- **Verlauf und Prognose**
  Befundbesserung bei rechtzeitiger Reduktion der Noxe • Ist die Erkrankung manifest, beträgt die Mortalität etwa 5–30% bei Anthrazyklinen und Cyclophosphamid, bei persistierendem Alkoholabusus über 50% in 4 Jahren.
- **Was will der Kliniker von mir wissen?**
  Morphologischer und funktioneller Status des Herzens • Perikardveränderungen.

4 Toxische Kardiomyopathie

Abb. 77 19-jähriger Patient nach Anthrazyklintherapie. SSFP-Sequenz, Vierkammerblick: Kardiomegalie, geringer Perikarderguss (Pfeile).

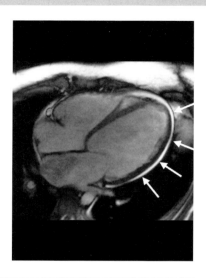

Abb. 78 Gleicher Patient. IR GE-Sequenz 15 Minuten nach 0,15 mmol Gd-DTPA/kg: KM-Aufnahme in der basisnahen lateralen Wand (Pfeil).

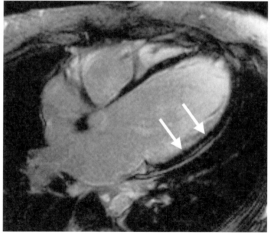

Toxische Kardiomyopathie

Differenzialdiagnose

DCM, HCM, Perikarditis.

Typische Fehler

Mangelnde klinische Informationen und Unkenntnis der langfristigen Anamnese können zur Fehldiagnose einer primären Kardiomyopathie führen.

Ausgewählte Literatur

Edward TH et al. Cardiovascular Complications of Cancer Therapy: Diagnosis, Pathogenesis, and Management. Circulation 2004; 109: 3122–3131

Myokarditis

Kurzdefinition

- **Epidemiologie**
  Entzündliche Erkrankung des Herzmuskels unterschiedlichster Ursache • Verschiedene Verlaufsformen • Unbekannte Häufigkeit • Der „typische" Patient ist männlich und im jungen Erwachsenenalter.
- **Ätiologie/Pathophysiologie/Pathogenese**
  Viren sind mit etwa 50% der Fälle die häufigsten Erreger • In Abhängigkeit vom Schweregrad der Erkrankung finden sich entzündliche Infiltrate oder auch Zellnekrosen • Später Areale mit Fibrosierungen und fettiger Dystrophie • Grund eines chronischen Verlaufs kann eine Erregerpersistenz oder Autoimmunreaktion sein.

Zeichen der Bildgebung

- **Methode der Wahl**
  Echo • MRT gewinnt zunehmend an Relevanz
- **Röntgen-Thorax/CT**
  Oft normal • Evtl. Perikarderguss • Pulmonale Infiltrate und Lymphome im Rahmen einer Infektion • Bei inflammatorischer Kardiomyopathie vergrößerter Herzschatten möglich.
- **Echo**
  Nicht selten Normalbefund • Diastolische, später systolische Funktionsstörung • Myokardverdickung (Ödem) • Perikarderguss bei begleitender Perikarditis.
- **MRT**
  Befunde wie Echo • Bessere Abbildung des Perikards • Fokal erhöhte SI in T2w (Ödem, granulomatöse Infiltrate) • KM-Anreicherung nach Gd-Gabe (IR GE-Sequenz).
- **SPECT/PET**
  Die Untersuchung mit Antimyosin-Antikörpern weist eine Myokardschädigung mit hoher Sensitivität bei niedriger Spezifität nach.
- **Invasive Diagnostik**
  In der Akutphase evtl. Ausschluss eines akuten Koronarsyndroms • Myokardbiopsie kann die Diagnose sichern • Cave: hohe Rate falsch negativer Ergebnisse.

Klinik

- **Typische Präsentation**
  Anfangs oft asymptomatisch • Evtl. unspezifische Zeichen eines viralen Infekts • Herzinsuffizienz • Herzrhythmusstörungen • Thoraxschmerz.
- **Therapeutische Optionen**
  Bisher keine spezifische Therapie etabliert • Körperliche Schonung • Symptomatische Therapie • Virustatika sind in Erprobung.
- **Verlauf und Prognose**
  Sehr unterschiedlich • Oft spontane Heilung • Übergang in eine DCM oder inflammatorische Kardiomyopathie und auch letaler Ausgang möglich • Herzinsuffizienz gilt als prognostisch ungünstiger Faktor.

Myokarditis

5 Entzündliche Herzerkrankungen

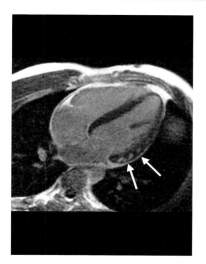

Abb. 79 15-jähriger Patient mit Myokarditis. IR GE-Sequenz 15 Minuten nach 0,2 mmol Gd-DTPA/kg, Vierkammerblick: Hyperintense Areale der lateralen basisnahen Wand (Pfeil) als Zeichen der Entzündung.

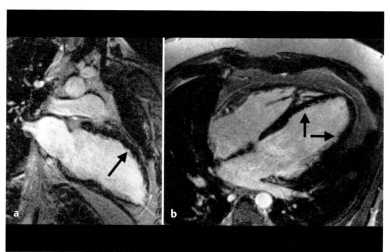

Abb. 80 32-jähriger Patient mit systemischem Lupus erythematodes. Kontrastangehobene IR GE-Sequenz 15 Minuten nach 0,2 mmol Gd-DTPA/kg, Untersuchung bei 3 Tesla. Vierkammerblick und Längsachsendarstellung: Endomyokardiale KM-Aufnahme.

113

Myokarditis

▶ **Was will der Kliniker von mir wissen?**
Herzinsuffizienz • Extrakardiale Manifestationen • Herzfunktion • Perikarderguss • Entzündliche Myokard- und Perkardveränderungen (MRT).

Differenzialdiagnose

kardiale Ursachen	– akutes Koronarsyndrom – Myokardinfarkt – Perikarditis
extrakardiale Ursachen	– Aortendissektion – Lungenembolie
chronisches Stadium	– DCM – inflammatorische Kardiomyopathie

Typische Fehler

Bei akutem Thoraxschmerz, normalem Koronarstatus, pathologischem EKG oder auffälligem Enzymbefund (CK, Troponin) muss eine (Peri-) Myokarditis erwogen werden.

Ausgewählte Literatur

Mahrholdt H et al. Cardiovascular magnetic resonance assessment of human myocarditis: a comparison to histology and molecular pathology. Circulation. 2004; 109: 1250–1258

Akute Perikarditis

Kurzdefinition

- **Ätiologie**
  Unterschiedliche Ursachen: Infektiös • Autoimmun • Metabolisch • Toxisch • Neoplastisch • Traumatisch • Idiopathisch • Idiopathische und infektiöse Genese sind für etwa 80% der Fälle verantwortlich.
- **Pathophysiologie/Pathogenese**
  Perikardverdickung und fibrinöse Exsudation in der Akutphase (auskultatorisch „Perikardreiben", Pericarditis sicca) • Oft auch Perikarderguss (Pericarditis exsudativa) • Es kann zur Beteiligung des Herzmuskels kommen (Perimyokarditis) • Im Verlauf fibröse Verklebung der Perikardblätter mit regionaler Konstriktion des Herzens möglich • Als Spätfolge können Verkalkungen auftreten (Pericarditis constrictiva).

Zeichen der Bildgebung

- **Methode der Wahl**
  Echo • Bei unklaren Fällen bietet die MRT die höchste Sensitivität
- **Röntgen-Thorax/CT**
  Oft normal • Evtl. Zeichen eines Perikardergusses • Pulmonale Infiltrate und Lymphome im Rahmen einer Infektion • Im CT Perikardverdickung möglich.
- **Echo**
  Perikarderguss • Diastolische Funktionsstörung infolge Konstriktion • Perikard morphologisch nur eingeschränkt beurteilbar.
- **MRT**
  Befunde wie Echo • Bessere Abbildung des Perikards • Perikardverdickung und -erguss • KM-Aufnahme bei akuter Entzündung (fettgesättigte darkblood T1w TSE oder IR GE-Sequenz).
- **Invasive Diagnostik**
  Im Einzelfall zum Ausschluss eines akuten Koronarsyndroms sinnvoll (s. a. Postinfarkt Perikarditis und Dressler-Syndrom).

Klinik

- **Typische Präsentation**
  Allgemeine Entzündungszeichen (Fieber, Husten) • Retrosternaler Thoraxschmerz, der sich bei Aufsetzten und Vorbeugen bessert • EKG-Veränderungen bei 90% der Patienten • Asymptomatischer Verlauf möglich (z.B. bei Kollagenosen oder Urämie).
- **Therapeutische Optionen**
  Steroidale und nicht-steroidale Antiphlogistika • ASS • Antibiotika • Perikarddrainage bei hämodynamisch relevantem Erguss oder bei Perikardtamponade.
- **Verlauf und Prognose**
  Meist gute Prognose • Rezidivierende Perikarditis in 10–15% der Fälle • Perikardtamponade mit akuter Herzinsuffizienz ist eine seltene, aber lebensbedrohliche Komplikation.

Akute Perikarditis

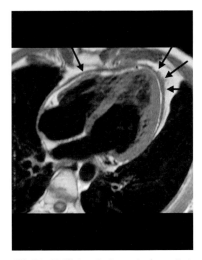
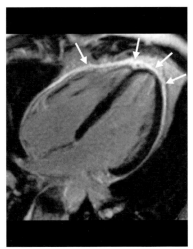

Abb. 81 37-jähriger Patient mit akuter Perikarditis. T1w darkblood TSE-Sequenz, Vierkammerblick: Deutliche Perikardverdickung und unscharfe Abgrenzung (Pfeile). Kein Perikarderguss!

Abb. 82 Kontrastangehobene IR GE-Sequenz 15 Minuten nach 0,2 mmol Gd-DTPA/kg, Vierkammerblick: Deutliche KM-Aufnahme des Perikards (Pfeile).

Abb. 83 20-jährige Patientin mit schwerer Perikarditis nach Tonsillarabszess. Kontrastangehobene CT: Perikarderguss, deutliche KM-Aufnahme des Perikards (Pfeile). Pleuraergüsse und basale Belüftungsstörungen beidseits aufgrund einer akuten Herzinsuffizienz.

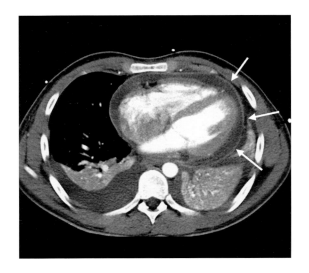

Akute Perikarditis

▶ **Was will der Kliniker von mir wissen?**
Perikarderguss und verdickung • Entzündliche Perikardveränderungen (MRT) • Herzfunktion beeinträchtigt.

Differenzialdiagnose

kardiale Ursachen	– akutes Koronarsyndrom
	– Myokardinfarkt
	– Myokarditis
extrakardiale Ursachen	– Aortendissektion
	– Lungenembolie
	– Thoraxtrauma
chronisches Stadium	– Pericarditis constrictiva
	– RCM

Typische Fehler

Bei entsprechender Anamnese muss die Perikarditis in die DD des akuten Thoraxschmerzes einbezogen werden. Die Diagnose wird durch Klinik, Labor und EKG-Befund gestellt. Echo sollte frühzeitig eingesetzt werden (Perikarderguss).

Ausgewählte Literatur

Oyama N et al. Computed tomography and magnetic resonance imaging of the pericardium: anatomy and pathology. Magn Reson Med Sci. 2004; 3: 145–152

Taylor AM, Dymarkowski S, Verbeken EK, Bogaert J. Detection of pericardial inflammation with late-enhancement cardiac magnetic resonance imaging: initial results. Eur Radiol. 2006; 16: 569–574

Pericarditis constrictiva

Kurzdefinition

- **Ätiologie**
  Idiopathisch (33%) ● Nach Perikarditis bzw. infektiös (19%) ● Mechanisch (18%, Trauma, Herzoperation) ● Nach Radiatio (13%, z.B. bei Morbus Hodgkin, Mamma-Ca) ● Metabolisch (Urämie) ● Rheumatische Erkrankungen.
- **Ätiologie/Pathophysiologie/Pathogenese**
  Pathologische Perikardverdickung (normal < 2,5 mm) mit Fibrosierungen, Verkalkungen (am ausgeprägtesten nach Tbc) und Adhäsionen des parietalen und viszeralen Blattes ● Beeinträchtigte diastolische Füllung aller Herzhöhlen mit klinischen Zeichen der Rechtsherzinsuffizienz.

Zeichen der Bildgebung

- **Methode der Wahl**
  MRT ● Bei ausschließlich morphologischer Fragestellung CT
- **Röntgen-Thorax/CT**
  Perikardverkalkung oder -verdickung ab 3 mm (CT) ● Pleuraerguss ● Evtl. Pleuraverkalkung (Tbc!).
- **Echo**
  Perikardverdickung (TEE) ● Adhäsionen ● Diastolische Funktionsstörung einschließlich paradoxer Septumbewegung ● Laterale Perikardanteile oft nur eingeschränkt beurteilbar ● Dopplerecho oft wegweisend.
- **MRT**
  Befunde wie Echo ● Bessere Abbildung des Perikards ● Zusätzliche Darstellung des Mediastinums ● Höchste Sensitivität aller Verfahren.

Klinik

- **Typische Präsentation**
  Rechtsherzinsuffizienz ● Dyspnoe ● Ödeme ● Pleuraergüsse ● Aszites ● Hepatomegalie.
- **Therapeutische Optionen**
  Therapie der Wahl: Ausgedehnte Perikardektomie.
- **Verlauf und Prognose**
  Gute Prognose nach chirurgischer Therapie ● Bei konservativer Therapie eingeschränkte Prognose aufgrund einer progredienten Rechtsherzinsuffizienz.
- **Was will der Kliniker von mir wissen?**
  Perikardveränderungen ● Kardiale Funktionsparameter ● Diastolische Funktionsstörung ● Zeichen der Rechtsherzinsuffizienz (u.a. gestaute Vv. cavae, Lebervenen, Hepatomegalie).

Pericarditis constrictiva

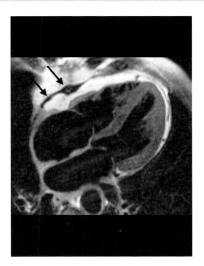

Abb. 84 Pericarditis constrictiva, T2w darkblood TSE-Sequenz, Vierkammerblick: Noduläre Verdickungen des Perikards bis auf 7 mm (Pfeile).

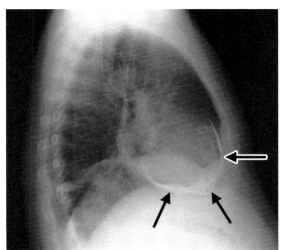

Abb. 85 Pericarditis constrictiva. Röntgen-Thorax seitlich: Schollige Perikardverkalkungen (Pfeile) in Projektion auf den Herzschatten.

5 Pericarditis constrictiva

Differenzialdiagnose

andere Ursachen für Rechtsherzinsuffizienz	– pulmonale Hypertonie mit Cor pulmonale – dekompensierte Linksherzinsuffizienz – Lebererkrankungen
Kardiomyopathien	– wichtige DD: RCM – HCM – sekundäre Kardiomyopathien mit Myokardrestriktion

Typische Fehler

Eine Pericarditis constrictiva ohne Perikardverdickung kommt in bis zu 20% der Fälle vor (Sektionsergebnisse), so dass ein fehlendes morphologisches Korrelat stets im Kontext mit der Klinik und funktionellen Veränderungen gesehen werden sollte.

Ausgewählte Literatur

Hancock EW. Differential diagnosis of restrictive cardiomyopathy and constrictive pericarditis. Heart 2001; 86: 343–349

Ling et al. Constrictive pericarditis in the modern era. Circulation 1999; 100: 1380–1386

Infektiöse Endokarditis

Kurzdefinition

▶ **Epidemiologie**
Infektiöse entzündliche Erkrankung des Endokards ● Vorzugsweise an den Herzklappen, seltener den Ventrikeln ● Regional unterschiedliche Häufigkeit, ca. 5–10/100 000 pro Jahr ● Prädisposition durch erworbene und kongenitale Vitien (Aorten- oder Mitralklappenerkrankungen, VSD) ● Männer sind häufiger betroffen.

▶ **Ätiologie/Pathophysiologie/Pathogenese**
Im Rahmen einer Bakteriämie Befall vorgeschädigter Herzklappen ● Nachfolgend Destruktion der befallenen Klappe ● Akute Funktionsstörung ● Septische Streuung der Erreger (v. a. Strepto- und Staphylokokken) ● Am häufigsten Befall des linkskardialen Klappenapparates.

Zeichen der Bildgebung

▶ **Methode der Wahl**
Echo

▶ **Röntgen-Thorax/CT**
Pulmonale Infiltrate ● Mediastinale Lymphadenopathie ● Im Ganzkörper-CT septische Streuherde in weiteren Organen (Leber, Milz, Nieren, Gehirn).

▶ **Echo**
Klappenvegetationen (im TEE Sensitivität > 90%) ● Quantifizierung einer Klappenfunktionsstörung (v. a. Insuffizienz) ● Bestimmung der Ventrikelfunktion.

▶ **MRT**
Nur selten bei Frage nach einem Abszess oder Beteiligung weiterer kardialer Strukturen indiziert.

▶ **Invasive Diagnostik**
Präoperative Koronarangiographie ab dem 40. Lebensjahr oder bei Verdacht auf KHK.

Klinik

▶ **Typische Präsentation**
 ● akuter Verlauf: septisches Krankheitsbild (Fieber, Schüttelfrost) ● Rasche Entwicklung einer Herzinsuffizienz infolge der Klappenfunktionsstörung.
 ● subakuter Verlauf: Gewichtsverlust ● Abgeschlagenheit ● Subfebrile Temperatur ● Nachtschweiß ● Rezidivierende Bakteriämie (Fieberzacken) ● Kutane septische Embolien.

▶ **Therapeutische Optionen**
Antibiotische Therapie ● Herzklappenersatz (evtl. als Notfallindikation!) ● Chirurgische Abszesssanierung ● Endokarditisprophylaxe ● Antikoagulation.

▶ **Verlauf und Prognose**
Möglich sind alle Verlaufsformen von der fulminanten und rasch letal endenden Form (Mortalitätsrate bis 45% bis zum 60. Tag) bis zur subakuten, über Monate undulierenden Erkrankung.

5 Infektiöse Endokarditis

Abb. 86 21-jährige Patientin mit akuter Aorteninsuffizienz infolge Endokarditis. Cine-SSFP-Sequenz mit Darstellung des LVOT in der Diastole: Deutliche Regurgitation (kleine Pfeile) über der verdickten Aortenklappe (großer Pfeil).

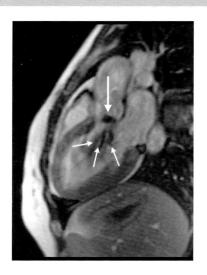

Abb. 87 Verdickte Aortenklappe in der TEE (<<<) (nach Lambertz H, Lethen H. Transösophageale Echokardiographie. Stuttgart: Thieme, 2000).

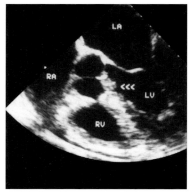

▶ **Was will der Kliniker von mir wissen?**
Klappenvegetationen • Klappenfunktionsstörung • Komplizierende Faktoren (kardialer Abszess, septische Streuung).

Differenzialdiagnose

Entzündliche Herzerkrankungen (Myokarditis, Perikarditis), rheumatisches Fieber, Kollagenosen.

Typische Fehler

Anamnese wichtig (infektiöser Fokus?). Bei Verdacht auf eine Endokarditis besteht unverzüglicher diagnostischer Handlungsbedarf unter stationären Bedingungen.

Ausgewählte Literatur

Baddour et al. Infective Endocarditis: Diagnosis and Management. Circulation 2005; 111: e394–433

Lindner JR et al. Diagnostic Value of Echocardiography in Suspected Endocarditis: An Evaluation Based on the Pretest Probability of Disease. Circulation 1996; 93: 730–736

Hypereosinophiles Syndrom (Löffler-Endokarditis)

Kurzdefinition

- **Epidemiologie**
  Eosinophilie unbekannter Ursache (z. B. durch Parasitosen, Medikamente, Allergien) • Kardiale Beteiligung in ca. 75 % der Fälle • In gemäßigten Klimazonen vorrangig Männer im Alter zwischen dem 20. – 50. Lebensjahr betroffen.
- **Ätiologie/Pathophysiologie/Pathogenese**
  Anfangs eosinophile Entzündungsreaktion des Endokards und subendokardialen Myokards mit Bildgebung von Thromben • Später fibrotischer Umbau mit Restriktion (Endomyokardfibrose).

Zeichen der Bildgebung

- **Methode der Wahl**
  Echo
- **Röntgen-Thorax/CT**
  Weitere Manifestationen des hypereosinophilen Syndroms (z. B. pulmonale Infiltrate, mediastinale Lymphadenopathie) • Im Ganzkörper-CT embolische Streuherde möglich.
- **Echo/MRT**
  Klappenfunktionsstörung • Eingeschränkte diastolische Funktion (Restriktion) • Systolische Funktion anfangs erhalten • In der MRT subendokardial angehobene SI in T2w und KM-Aufnahme (IR GE-Sequenz).
- **Invasive Diagnostik**
  In der Myokardbiopsie eosinophile Infiltrate • Cave: Thrombusverschleppung.

Klinik

- **Typische Präsentation**
  Allgemeines Krankheitsgefühl • Abgeschlagenheit • Fieber • Myalgien • Herzinsuffizienz • Klappenfunktionsstörungen • Häufig periphere Embolien (Haut, Gehirn, Nieren).
- **Therapeutische Optionen**
  Corticosteroide • Tyrosinkinase-Inhibitoren, Zytostatika und Interferon • Symptomatische Therapie der Herzinsuffizienz • Antikoagulation.
- **Verlauf und Prognose**
  Bei frühzeitiger Diagnose und Therapie gute Prognose • Einschränkender Faktor ist die Herzinsuffizienz • Herzklappenersatz und Endomyokardresektion wirken sich prognostisch günstig aus.
- **Was will der Kliniker von mir wissen?**
  Myokard- und Klappenfunktion • Restriktionszeichen • Entzündungszeichen (MRT).

Hypereosinophiles Syndrom (Löffler-Endokarditis)

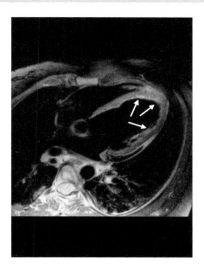

Abb. 88 31-jährige Patientin mit rezidivierenden zerebralen Mikroembolien. T2w darkblood TSE-Sequenz, Vierkammerblick: Subendokardiale Signalerhöhungen (Pfeile) in Übereinstimmung mit der KM-Aufnahme.

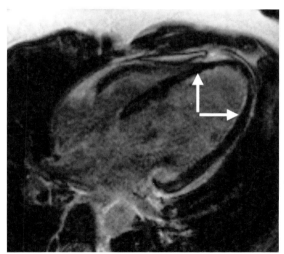

Abb. 89 Gleiche Patientin. Kontrastangehobene IR GE-Sequenz 15 Minuten nach 0,2 mmol Gd-DTPA/kg, Vierkammerblick: Fokale KM-Aufnahme des Endokards und des subendokardialen Myokards (Pfeile).

Hypereosinophiles Syndrom (Löffler-Endokarditis)

Differenzialdiagnose

Frühstadium	– Myokarditis
	– infektöse Endokarditis
späteres Stadium	– RCM
	– Endomyokardfibrose

Typische Fehler

Bei unklaren Thrombembolien sollte die Erkrankung in die DD einbezogen werden.

Ausgewählte Literatur

Krück W et al. Ein Fall von hypereosinophilem Syndrom mit terminaler, blastärer Transformation. Fortschr Röntgenstr 1998; 168: 621–623

Weller PF, Bubley GJ: The idiopathic hypereosinophilic syndrome. Blood 1994; 83: 2759–2779

Postinfarkt-Perikarditis/Dressler-Syndrom

Kurzdefinition

- **Epidemiologie**
  Postinfarkt-Perikarditis. Kann bis zu 6 Wochen nach einem Myokardinfarkt auftreten • 50% der Fälle ereignen sich nach einem transmuralen Myokardinfarkt.
  Dressler-Syndrom (Post-Myokardinfarkt-Syndrom). Tritt Wochen bis Monate nach einem Myokardinfarkt auf • Auch nach nicht transmuralem Myokardinfarkt manifest • Häufigkeit deutlich unter 5% der Infarktfälle.
- **Ätiologie/Pathophysiologie/Pathogenese**
  - Postinfarkt-Perikarditis: regionale fibrinöse Entzündung im Infarktareal.
  - Dressler-Syndrom: wahrscheinlich autoimmune Genese.
  In beiden Fällen seröser oder fibrinös hämorrhagischer Perikarderguss möglich.

Zeichen der Bildgebung

- **Methode der Wahl**
  Echo
- **Röntgen-Thorax/CT**
  Oft normal • Evtl. Zeichen eines Perikardergusses.
- **Echo**
  Evtl. Perikarderguss • Myokardiale Funktionsstörung im Infarktareal • Beim Dressler-Syndrom ist eine generelle diastolische Funktionsstörung infolge perikardialer Konstriktion möglich.
- **MRT**
  Befunde wie Echo • Bessere Abbildung des Perikards.
- **Invasive Diagnostik**
  Im Rahmen des Infarktgeschehens erfolgt die Koronarangiographie zur Abklärung des Koronarstatus.

Klinik

- **Typische Präsentation**
  Postinfarkt-Perikarditis. Tritt klinisch oft nicht Erscheinung oder wird von der Infarktsymptomatik überlagert.
  Dressler-Syndrom. Akute Perikarditis mit Fieber • EKG-Veränderungen • Thoraxschmerz • Perikardreiben • Perikarderguss.
- **Therapeutische Optionen**
  Nicht-steroidale Antiphlogistika • Bei chronischem Verlauf (Dressler-Syndrom) Steroide.
- **Verlauf und Prognose**
  Die Postinfarkt-Perikarditis hat eine gute Prognose • Durch frühe Reperfusionsmaßnahmen (Thrombolyse, Akut-PTCA) und dadurch geringere Rate transmuraler Infarkte immer seltener • Beim Dressler-Syndrom sind Rezidive möglich.
- **Was will der Kliniker von mir wissen?**
  Perikarderguss • Entzündliche Perikardveränderungen (MRT) • Herzfunktion.

Postinfarkt-Perikarditis/Dressler-Syndrom

Differenzialdiagnose

kardiale Ursachen	– akutes Koronarsyndrom
	– Myokardinfarkt
	– Myokarditis
extrakardiale Ursachen	– Aortendissektion
	– Lungenembolie
chronisches Stadium	– Pericarditis constrictiva
	– RCM

Typische Fehler

Die Infarktanamnese liefert wichtige Informationen ● Liegt ein langes Zeitintervall zwischen Myokardinfarkt und Symptomatik, kann das Dressler-Syndrom z.B. als akutes Koronarsyndrom fehlinterpretiert werden.

Ausgewählte Literatur

Indik JH et al. Post-Myocardial Infarction Pericarditis. Curr Treat Options Cardiovasc Med 2000; 2: 351–356

Spodick DH. Pericardial Diseases. In: Braunwald, Zipes, Libby; Heart Disease: A Textbook of Cardiovascular Medicine. Philadelphia: Saunders; 2001

Arterielle Hypertonie

Kurzdefinition

- **Definition**
  Als arterielle Hypertonie wird ein Blutdruck von über 140/90 mmHg bezeichnet.
- **Epidemiologie, Ätiologie**
  Prävalenz: ca. 20% der Erwachsenen • Primäre (essenzielle) Hypertonie in über 90% der Fälle • In 5–10% sekundäre Hypertonie (renal, renovaskulär, endokrinologisch, Aortenisthmusstenose).
- **Pathoanatomie**
  Die postduktale Aortenisthmusstenose (< 0,1% aller Hypertoniker) ist die einzige kardiovaskuläre Ursache der arteriellen Hypertonie • KHK • Linksherzhypertrophie • Herzinsuffizienz (hypertensive Kardiomyopathie).

Zeichen der Bildgebung

- **Methode der Wahl**
  Echo
- **Röntgen-Thorax**
  Oft normal • Schlanke Herzkontur • Abgerundeter linker Herzrand • Prominenter Aortenknopf • Aortenelongation und -sklerose • Bei kardialer Dekompensation Vergrößerung des linken Ventrikels.
- **Echo**
  Linksventrikuläre Hypertrophie (Septum > 12 mm) • Aortenektasie • Diastolische Dysfunktion • In fortgeschrittenen Fällen Kardiomegalie und eingeschränkte systolische Funktion • Bei Verdacht auf Aortenisthmusstenose evtl. TEE.
- **CT**
  Zur Primärdiagnostik nur bei Verdacht auf Aortenisthmusstenose • Darstellung der vaskulären Komplikationen einer arteriellen Hypertonie (Aortenaneurysa, Aneurysma dissecans).
- **MRT**
  Befunde wie Echo und CT • Genaue Bestimmung und Verlaufsbeurteilung der Myokardmasse möglich.
- **Invasive Diagnostik**
  Bei Verdacht auf KHK Nachweis von Koronarstenosen mit Koronarangiographie.

Klinik

- **Typische Präsentation**
  Häufig asymptomatisch • Kopfschmerzen • Schwindel • Angina pectoris • Dyspnoe • Nasenbluten • Bei sekundärer Hypertonie Symptome der Grunderkrankung.
- **Therapeutische Optionen**
  Bei primärer Hypertonie nicht-medikamentöse Basismaßnahmen (Gewichtsreduktion, körperliche Aktivität, wenig Alkohol) • Medikamentöse Stufentherapie • Bei sekundärer Hypertonie zusätzlich Behandlung der Grunderkrankung (z.B. Nierenarterienstenose, Phäochromozytom).

6 Arterielle Hypertonie

Abb. 90 63-jährige Patientin mit arterieller Hypertonie. Röntgen-Thorax p. a.: Schlanke Herzsilhouette und angehobene Herzspitze (Pfeile) durch Myokardhypertrophie.

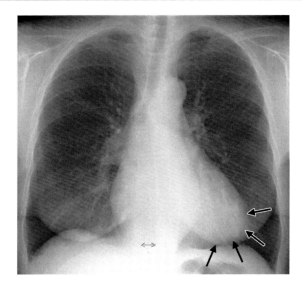

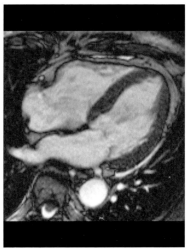

Abb. 91 Gleiche Patienten. MRT, SSFP-Sequenz, Vierkammerblick: Deutliche, septal betonte Hypertrophie des linksventrikulären Myokards.

Arterielle Hypertonie

- **Verlauf und Prognose**
  Prognose abhängig vom Schweregrad der Hypertonie und begleitenden Risikofaktoren wie Arteriosklerose, KHK, zerebrale ischämische Attacken, Aortenaneurysma und -dissektion.
- **Was will der Kliniker von mir wissen?**
  Morphologie und Funktionsbeurteilung des Herzens • Vaskuläre Komplikationen • Ausschluss einer Aortenisthmusstenose.

Differenzialdiagnose

HCM, sekundäre Kardiomyopathien (z. B. Amyloidose, urämische Kardiomyopathie), Aortenklappenstenose.

Typische Fehler

Vor Festlegung der Therapie sollte eine sekundäre Hypertonie ausgeschlossen sein.

Ausgewählte Literatur

Arzneimittelkommission der deutschen Ärzteschaft. Empfehlungen zur Therapie der arteriellen Hypertonie. Arzneiverordnungen in der Praxis 2004; 31 (Sonderheft 2): 4–31

6 Chronische pulmonale Hypertonie

Kurzdefinition

▶ **Definition**
Zunahme des pulmonalen Gefäßwiderstandes. • Dadurch progressive Erhöhung des pulmonalarteriellen Mitteldrucks auf über 25 mmHg in Ruhe • Schließlich Rechtsherzversagen und vorzeitiger Tod.
Einteilung:
- (primäre) idiopathische oder familiäre pulmonale Hypertonie: progressive Obliteration der kleinen und mittelgroßen Pulmonalarterien,
- (sekundäre) pulmonale Hypertonie, verursacht durch Risikofaktoren oder andere Grunderkrankungen (verschiedene Herz- und Lungenerkrankungen)
- Cor pulmonale: Dilatation und Funktionseinschränkung des rechten Ventrikels als Folge von Lungenerkrankungen mit pulmonaler Hypertonie.

▶ **Epidemiologie, Ätiologie**
Die primäre pulmonale Hypertonie ist sehr selten. Eine sekundäre pulmonale Hypertonie ist sehr viel häufiger. Mögliche Ursachen: Idiopathisch • Kollagenosen • Portale Hypertonie • Medikamentös • Herzinsuffizienz • Klappenvitien • COPD • Interstitielle Lungenerkrankungen • Schlaf-Apnoe-Syndrom • Lungenembolie • Entzündliche Lungenerkrankungen.

▶ **Pathoanatomie**
Häufig dilatierte zentrale Lungenarterien • Schmale Kaliber der kleinen Pulmonalarterien (Kalibersprung) • Dilatation und/oder Hypertrophie des rechten Ventrikels.

Zeichen der Bildgebung

▶ **Methode der Wahl**
Echo (Herz), CT (Lunge)

▶ **Röntgen-Thorax**
Prominentes Pulmonalissegment • Erweiterte zentrale Lungenarterien • Kalibersprünge zu den engen peripheren Lungenarterien • „Helle" Lunge wegen der reduzierten Gefäßzeichnung • Rechtsherzvergrößerung (retrosternale Verschattung in der seitlichen Aufnahme).

▶ **Echo**
Ausschluss einer Linksherzinsuffizienz oder eines Klappenvitiums als Ursache • Hypertrophie oder Dilatation des rechten Ventrikels • Paradoxe Septumbewegung • Trikuspidalinsuffizienz • Abschätzung des pulmonalarteriellen Drucks aus der systolischen Flussbeschleunigung an der Trikuspidalklappe.

▶ **CT**
Hinweise für eine Lungenerkrankung (z.B. COPD, Emphysem, interstitielle Lungenerkrankung) oder für Lungenembolien • Dimension des rechten Ventrikels und der Pulmonalgefäße.

▶ **MRT**
Gute Darstellung der Morphologie und Funktion des rechten Ventrikels und der Lungengefäße bei Verdacht auf Cor pulmonale • Die zeitaufgelöste kontrastverstärkte MRA dient bei Verdacht auf Lungenembolie der Beurteilung der großen Gefäße und der Lungenperfusion.

Chronische pulmonale Hypertonie

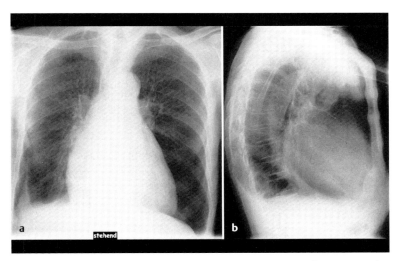

Abb. 92 Röntgen-Thorax p. a. (**a**) und seitlich (**b**): Pulmonale Hypertonie bei Lungenemphysem (73-jähriger Patient). Kalibersprung der Hilusgefäße, Rechtsherzdilatation, Pleuraerguss rechts. Der RV liegt in der seitlichen Projektion dem Sternum breit an.

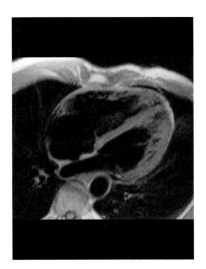

Abb. 93 44-jähriger Patient mit pulmonaler Hypertonie. MRT, darkblood T1w TSE-Sequenz, Vierkammerblick: Deutliche Dilatation des RA und RV, normale Darstellung des linken Herzens.

- **Ventilations-Perfusionsszintigraphie**
  Einsatz nur bei vermuteter Lungenembolie • Ggf. keine Übereinstimmung von perfundierten und ventilierten Segmenten.
- **Invasive Diagnostik**
  Pulmonalisangiographie und Rechtsherzkatheter nur bei geplanter Thrombendarteriektomie oder zur Quantifizierung der pulmonalen Hypertonie in Ruhe und unter Belastung • Nachweis einer eigenständigen pulmonalen Hypertonie mit Widerstandserhöhung in den kleinen Arterien und Arteriolen (diastolischer pulmonalarterieller Druck ist höher als der pulmonalkapilläre Verschlussdruck).

Klinik

- **Typische Präsentation**
  Häufig nur diskrete Symptomatik • Dyspnoe • Schwäche • Synkopen • Schwindel • Sinustachykardie • Zyanose.
- **Therapeutische Optionen**
  Konservativ: Sauerstoffgabe • Behandlung von Infekten • Behandlung der Grunderkrankung • Orale Antikoagulanzien • Diuretika • Vasodilatatoren (z. B. Calciumantagonisten, Sildenafil, Bosentan, Prostaglandin-Analoga).
  Operativ: Bei chronischen Lungenembolien Thrombendarterektomie, Lungentransplantation.
- **Verlauf und Prognose**
  Bei primärer pulmonaler Hypertonie 3-Jahre-Überlebensrate unter 50% • Bei sekundärer pulmonaler Hypertonie abhängig von der Grunderkrankung und vom Schweregrad.
- **Was will der Kliniker von mir wissen?**
  Ausmaß der Rechtsherzbelastung (RV-Hypertrophie oder Dilatation, Durchmesser der V. cava und Lebervenen, Cirrhose cardiaque) • RV-Funktion • Pulmonalinsuffizienz • Hinweise auf die Ätiologie (pulmonaler Status).

Typische Fehler

Bei schwerer pulmonalarterieller Hypertonie mit einem systolischen pulmonalarteriellen Druck von über 60 mmHg kann eine Pulmonalisangiographie zu einer akuten Rechtsherzdekompensation führen; daher strenge Indikation.

Ausgewählte Literatur

Galie N et al. Guidelines on diagnosis and treatment of pulmonary arterial hypertension. The Task Force on Diagnosis and Treatment of Pulmonary Arterial Hypertension of the European Society of Cardiology. Eur Heart J 2004; 25: 2243–2278

Yilmaz E et al. Accuracy and feasibility of dynamic contrast-enhanced 3D MR imaging in the assessment of lung perfusion: comparison with Tc-99 MAA perfusion scintigraphy. Clin Radiol 2005; 60: 905–913

Akute pulmonale Hypertonie/Lungenembolie

Kurzdefinition

- **Definition**
  Obstruktion von Lungenarterien durch Einschwemmung von Thromben. Schweregradeinteilung (ESC 2000):
  Grad 1   massive Lungenembolie mit Schock und/oder Hypotonie,
  Grad 2   nicht-massive Lungenembolie,
  Grad 2a submassive Lungenembolie: nicht-massive Lungenembolie mit Zeichen einer Rechtsherzbelastung.
- **Epidemiologie, Ätiologie**
  Inzidenz ca. 0,5/1000/Jahr • Lungenembolien bei stationären Patienten sind häufig (ca. 1–2%), bleiben oft jedoch unerkannt • Ursprungsort der Thromben ist in über 90% das Einzugsgebiet der V. cava inferior • Prädisponierende Faktoren sind Immobilisation, Frakturen, Operationen, Malignome, Herzinsuffizienz, Gerinnungsstörungen.
- **Pathoanatomie**
  Als Folge der Obstruktion der Pulmonalarterien tritt bei den hämodynamisch relevanten Fällen eine akute Rechtsherzbelastung auf.

Zeichen der Bildgebung

- **Methode der Wahl**
  CT
- **Röntgen-Thorax**
  Ein normaler Befund schließt eine Lungenembolie nicht aus • Atelektase (< 70%) • Kleine Pleuraergüsse (< 50%) • Keilförmige pleuranahe Infiltrate (< 35%) • Zwerchfellhochstand (< 25%) • Hilusamputation (Westermark-Zeichen, 10%), Dilatation von RV und A. pulmonalis (< 10%).
- **Echo**
  Bei hämodynamisch relevanter Lungenembolie Verlegung von über 30% der Lungenstrombahn • Dilatation und Hypokinesie des rechten Ventrikels • Paradoxe Septumbewegung • Trikuspidalklappeninsuffizienz • Erhöhter pulmonalarterieller Druck • Dilatation der V. cava inferior • Selten Nachweis von Thromben im rechten Vorhof oder Ventrikel.
- **CT**
  Direkte Darstellung der Thromben in der Lungenstrombahn • RV-Vergrößerung bei hämodynamisch relevanten Lungenembolien • Kleine periphere Embolien können dem Nachweis entgehen, sind aber klinisch auch meist wenig relevant.
  Obstruktionsindex nach Qanadli: $\Sigma (n \times d)/40 \times 100$, n = Segmente (1–20), d = Grad der Obstruktion (0 = frei, 1 = partiell verlegt, 2 = total verlegt).
- **MRT**
  Befunde wie CT und Echo • In der Akutsituation zu zeitaufwendig • Sonst äquivalente Alternative.
- **Szinti**
  In der Perfusionsszintigraphie bei ausgeprägten Embolien Perfusionsdefekte • Normaler Befund schließt Lungenembolie weitgehend aus.

6 Akute pulmonale Hypertonie/Lungenembolie

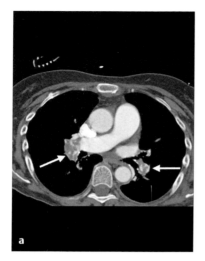

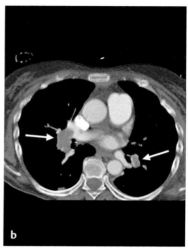

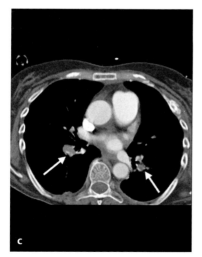

Abb. 94 a – c Fulminante Lungenembolie. Kontrastangehobene CT: Thromben in beiden zentralen Lungenarterien (Pfeile).

▶ **Invasive Diagnostik**

Die Angiographie als „Goldstandard" wurde inzwischen von der CT abgelöst ● Als therapeutisches Verfahren steht die interventionelle (mechanische) Fragmentation mit anschließender (ggf. selektiver) Lysetherapie zur Verfügung ● Evtl. Angiographie vor Intervention.

Akute pulmonale Hypertonie/Lungenembolie

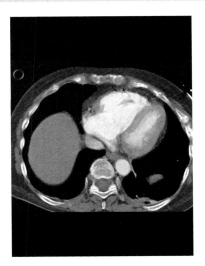

Abb. 95 Fulminante Lungenembolie. Kontrastangehobene CT: Ausgeprägte Rechtsherzbelastung mit Verlagerung des interventrikulären Septums nach links aufgrund der rechtsventrikulären Druckerhöhung.

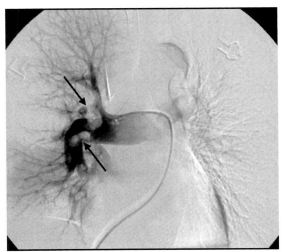

Abb. 96 Selektive DSA der rechten Pulmonalarterie vor mechanischer Fragmentation. Umflossene Thromben im Bifurkationsbereich des Hauptstammes (Pfeile).

Klinik

▶ **Typische Präsentation**
 Dyspnoe (85%) • Atemabhängige Thoraxschmerzen (85%) • Sinustachykardie (60%) • Angstzustände • Thorakale Beklemmung (60%) • Husten (50%) • Schwindel • Synkope • Schock (15%).

Akute pulmonale Hypertonie/Lungenembolie

- ▶ **Therapeutische Optionen**
  - symptomatisch: Sauerstoffgabe • Inotropika • Vasopressoren • Ggf. Beatmung.
  - Antikoagulation: Heparin • Fibrinolytika • Orale Langzeit-Antikoagulation.
  - invasiv: Fragmentation des Thrombus • Chirurgische Embolektomie • Cava-Schirm zur Rezidiv-Prophylaxe (strenge Indikation).
- ▶ **Verlauf und Prognose**
  Prognose abhängig vom Schweregrad • 90-Tage-Mortalität bei massiver Lungenembolie 54%, bei nicht-massiver Lungenembolie 15%.
- ▶ **Was will der Kliniker von mir wissen?**
  Diagnosesicherung • Ausschluss von DD • Ausmaß der Embolie und der Rechtsherzbelastung • Lokalisation der Thrombose.

Differenzialdiagnose

andere Ursachen einer Dyspnoe	– Lungenödem – Asthmaanfall/COPD – Pneumothorax – Pneumonie – psychogene Hyperventilation
andere Ursachen eines Thoraxschmerzes	– akutes Koronarsyndrom – Aortendissektion – Pleuritis – Perikarditis – vertebragene Schmerzen – Ösophagitis

Typische Fehler

Die Entscheidung zur Lysetherapie wird anhand klinischer Parameter und aufgrund der Rechtsherzbelastung gestellt. Das Ausmaß der Thromben (z.B. im CT) geht nicht direkt in die Entscheidung ein.

Ausgewählte Literatur

Qanadli SD et al. New CT index to quantify arterial obstruction in pulmonary embolism: comparison with angiographic index and echocardiography. AJR Am J Roentgenol 2001; 176: 1415–1420

Schmidt B, Schellung S: Management der Lungenembolie: Internist 2005, 46: 899–912

Torbicki A et al.: Diagnosis and management of pulmonary embolism. European Heart Journal 2000, 21: 1301–1336

Thrombus

Kurzdefinition

- **Epidemiologie**
  Häufigste intrakardiale Raumforderung unterschiedlicher Ätiologie.
- **Ätiologie/Pathophysiologie/Pathogenese**
  Die Ätiologie ist je nach Thrombusposition unterschiedlich:
    - LA: Vorhofflimmern • Mitralstenose.
    - LV: in 40–60% bei anteriorem Myokardinfarkt ohne Antikoagulation.
    - RA: schlechte Herzfunktion • Vorhofflimmern • Zentraler Venenkatheter oder Schrittmachersonde • Transvenöse Ablation • Rheumatische Trikuspidalstenose • Herzchirurgischer Eingriff • Kardiomyopathie • Tumor-Thrombus-Zapfen von Nieren- oder Leberzellkarzinom über V. cava inferior.
    - RV: selten • Ätiologie wie RA-Thrombus.

Zeichen der Bildgebung

- **Methode der Wahl**
  Echo
- **Röntgen-Thorax:**
  Oft normal • Evtl. Verkalkung des Thrombus oder einer Infarktnarbe • Linksherzvergrößerung bei Ventrikelaneurysma.
- **Echo**
  Iso- bis hyperechogene, flottierende, gestielte oder wandständige Raumforderung • Oft in hypokinetischem Areal (anterior oder apikal).
- **CT**
  Hypodense, glatt oder irregulär begrenze Raumforderung ohne KM-Aufnahme • Wandständig oder gestielt • Flottierende Thromben können dem Nachweis entgehen • Die EKG-getriggerte MDCT hat eine hohe Sensivität für linkskardiale Thromben • Das rechte Herz ist oft schlechter beurteilbar.
- **MRT**
  Befunde wie Echo und CT • In Abhängigkeit vom Thrombusalter iso- bis hyperintense SI in T1w und T2w • Keine KM-Aufnahme (!), was evtl. das einzige Kriterium zur DD gegenüber anderen Tumoren darstellt.
- **Invasive Diagnostik**
  Im Ventrikulogramm Füllungsdefekt, evtl. frei flottierend • Meist Zufallsbefund im Rahmen einer Koronarangiographie.

Klinik

- **Typische Präsentation**
    - linkskardial: Schlaganfall • periphere Embolien.
    - rechtskardial: Lungenembolie.
- **Therapeutische Optionen**
  Behandlung der Grunderkrankung (Mitralstenose, KHK) • Antikoagulation.

7 Thrombus

Abb. 97 Patient nach Vorderwandinfarkt mit Vorderwandaneurysma. SSFP-Sequenz, septumparalleler Längsachsenschnitt: Apikaler Abscheidungsthrombus des linken Ventrikels im Bereich des Aneurysmas (Pfeile).

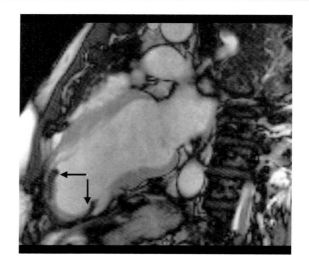

Abb. 98 Gleicher Patient. SSFP-Sequenz, Vierkammerblick.

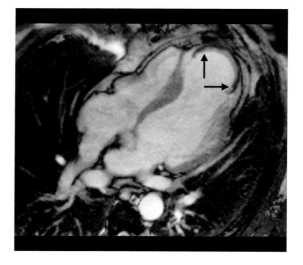

▶ **Verlauf und Prognose**
Eine wandständige Thrombenbildung 48–72 Stunden nach Myokardinfarkt geht aufgrund der assoziierten Komplikationen mit einer schlechten Prognose einher.
▶ **Was will der Kliniker von mir wissen?**
Lage und Größe thrombotischen Materials ● Anhaftung an der Gefäßwand ● Ätiologie.

Differenzialdiagnose

benigner Tumor	– Myxom (häufigster kardialer Tumor): meist anderes Signalverhalten und KM-Aufnahme (MRT)
maligner Tumor (Metastasen, Sarkome)	– Infiltration des Myokards – Perikardinvasion – Metastasierung

Typische Fehler

Thromben stellen häufig einen Zufallsbefund dar und werden bei Schnittbildverfahren gelegentlich übersehen.

Ausgewählte Literatur

Koca V et al. Left atrial thrombus detection with multiplane transesophageal echocardiography: an echocardiographic study with surgical verification. J Heart Valve Dis 1999; 8: 63–66

Tatli S, Lipton MJ. CT for intracardiac thrombi and tumors. Int J Cardiovasc Imaging 2005; 21: 115–131

7 Myxom

Kurzdefinition

- **Epidemiologie**
  Häufigster primärer kardialer Tumor (ca. 50%) ● 90% der Patienten sind zwischen dem 30. und 60. Lebensjahr ● Meist sporadisches Vorkommen, jedoch gehäuft bei Patienten mit Carney-Syndrom ● Verhältnis m : w bis 1 : 4.
- **Ätiologie/Pathophysiologie/Pathogenese**
  Entstehung durch embryonale Zellen ● Häufig im linken Vorhof (60–80%) ● Seltener im rechten Vorhof (20–25%) ● Geht meist vom interatrialen Septum aus ● Kann auch an Herzklappen oder der Eustach-Klappe (Mündung der V. cava inferior) liegen.

Zeichen der Bildgebung

- **Methode der Wahl**
  Echo
- **Röntgen-Thorax**
  Meist unauffällig ● Evtl. Dilatation des betroffenen Vorhofs ● Tumorschatten und/oder -verkalkung.
- **Echo**
  Echoreicher, lobulierter oder villöser, breitbasig aufsitzender oder auch gestielter Tumor ● Oft thrombotische Auflagerungen ● Während der Herzaktion Prolaps durch die Trikuspidal- oder Mitralklappe mit begleitender Klappeninsuffizienz oder Obstruktion.
- **CT**
  Heterogenes Erscheinungsbild ● Meist hypodenser Tumor mit zystischen, nekrotischen oder hämorrhagischen Einschlüssen ● Verkalkung möglich (16%).
- **MRT**
  Befunde wie Echo und CT ● Hypo- bis isointens in T1w ● Meist hyperintens in T2w ● Heterogene KM-Aufnahme, die ein wichtiges Kriterium zur DD Thrombus darstellt.

Klinik

- **Typische Präsentation**
  In 20% asymptomatisch ● Symptome ähnlich der Endokarditis (Müdigkeit, Arthralgien, Gewichtsverlust, Anämie, Fieber) ● Oft zentralnervöse Symptome oder periphere Embolien (40%, verursacht durch Abschwemmen von Thromben) ● Herzrhythmusstörungen (20%) ● Bei Beeinträchtigung der Herzfunktion Dyspnoe, periphere Ödeme, Leberstauung und Aszites.
- **Therapeutische Optionen**
  Chirurgische Resektion ● Evtl. Klappenrekonstruktion.
- **Verlauf und Prognose**
  Gute Prognose ● In 5% Rezidiv nach OP, evtl. mit multifokaler Verteilung (kardial, zerebral).
- **Was will der Kliniker von mir wissen?**
  Größe ● Lage ● Beeinträchtigung der Klappenfunktion ● Obstruktion ● Thromben.

Myxom

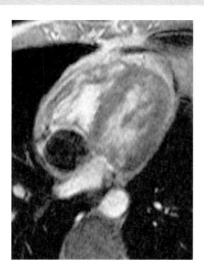

Abb. 99 Vorhofmyxom. T1w GE-Sequenz, Vierkammerblick: Glatt begrenzte, hypointense Raumforderung im rechten Vorhof mit Verbindung zum interatrialen Septum. Myxom histologisch gesichert.

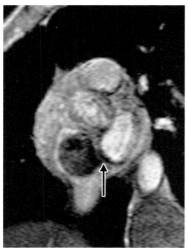

Abb. 100 Gleicher Patient, T1w GE-Sequenz, Kurzachsenschnitt auf Vorhofebene: Kontakt des Myxoms zum interatrialen Septum (Pfeil).

Myxom

Differenzialdiagnose

wichtigste DD: Thrombus	– oft assoziiert mit Vorhofflimmern und Mitralklappenstenose – häufig posteriore oder laterale Wand des LA – im Zweifelsfall MRT zur DD indiziert (KM-Aufnahme)
Carney-Syndrom	– autosomal dominant – multiple Myxome (kardial, kutan, mammär) – Hautpigmentierung – Cushing-Syndrom und andere Manifestationen einschließlich Sertoli-Zell-Tumor
weitere (maligne) Tumore	– breitbasig fixiert – anderes Signalverhalten (MRT)

Typische Fehler

Die Abgrenzung gegenüber Metastasen oder Thromben kann schwierig sein ● Dann weiterführende Diagnostik mit MRT ● Evtl. liefert erst die chirurgische Resektion die Diagnose.

Ausgewählte Literatur

Grebenc ML et al. Primary cardiac and pericardial neoplasms: Radiologic-pathologic correlation. Radiographics 2000; 20(4): 1073–1103

Ipek G et al. Surgical management of cardiac myxoma. J Card Surg 2005; 20: 300–304

Lipom

Kurzdefinition

- **Epidemiologie**
  Ca. 60 beschriebene Fälle weltweit • Keine Altersprädisposition • Entdeckung zufällig durch Herzgeräusche oder Auffälligkeiten im Röntgen-Thorax • Deutlich häufiger ist die lipomatöse Hypertrophie des interatrialen Septums.
- **Ätiologie/Pathophysiologie/Pathogenese**
  Differenzierte Fettzellen • Große Tumormasse (bis 4,8 kg) • Geht häufig vom Epikard aus • Ausbreitung in den Perikardbeutel.

Zeichen der Bildgebung

- **Methode der Wahl**
  Echo • MRT
- **Röntgen-Thorax**
  Oft normal • Evtl. als Raumforderung sichtbar • Bei großem Tumor entsprechende Vergrößerung des Herzschattens • Evtl. Zeichen der Herzinsuffizienz bei beeinträchtigter Hämodynamik.
- **Echo**
  Intra- oder -perikardial echoreiche Raumforderung • Beweglich bis breit aufsitzend • Intraluminale Bestimmung der Herz-/Klappenfunktion.
- **CT**
  Gegenüber Fettgewebe isodenser, abgekapselter, homogener Tumor • Keine Verkalkung • Hämorrhagische oder nekrotische Areale.
- **MRT**
  Signalreich (Signalverhalten wie Fett) in T1w • Keine KM-Aufnahme • Pathognomonisch ist ein supprimiertes Signal auf fettunterdrückten Sequenzen.
- **Invasive Diagnostik**
  Keine weiterführende Information.

Klinik

- **Typische Präsentation**
  Oft asymptomatisch ohne Beeinträchtigung der Herzfunktion • Evtl. unspezifische Symptome • Dyspnoe • Arrhythmien (Vorhofflimmern, ventrikuläre Tachykardie, AV-Block) • Kardiale Funktionsbeeinträchtigung bei großen Lipomen.
- **Therapeutische Optionen, Verlauf und Prognose**
  Chirurgische Resektion • Gute Prognose nach Resektion.
- **Was will der Kliniker von mir wissen?**
  Lage (intrakardial/perikardial) • Abgrenzung gegenüber der DD • Beeinträchtigung der Herzfunktion • Kompression von Ventrikeln oder Vorhöfen.

7 Lipom

Abb. 101 54-jähriger Patient mit interatrialem Lipom (Zufallsbefund). Kontrastangehobene CT, transversale Schicht: Hypodense Raumforderung mit fettäquivalenter Dichte (Pfeil).

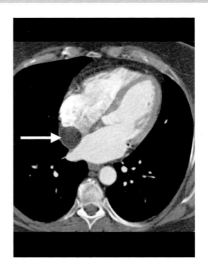

Abb. 102 Gleicher Patient. Darkblood T1w TSE-Sequenz, Vierkammerblick: Hyperintense, fettäquivalente Raumforderung, die dorsal an das interatriale Septum angrenzt (Pfeil).

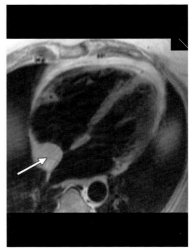

Differenzialdiagnose

Rhabdomyom bei Kindern
- Fibrom: solitär, ventrikulär, kalzifiziert, anderes Kontrastverhalten in der CT/MRT
- Rhabdomyom: multiple Raumforderungen
- tuberöse Sklerose

fettige Infiltration des Vorhofseptums
- fettige Infiltration mit mehr als 2 cm transversalem Durchmesser
- oft bei übergewichtigen Patienten mit Vorhofflimmern
- Aussparung der Fossa ovalis

Typische Fehler

Abgrenzung des Lipoms gegenüber der Lipomatosis cordis und der lipomatösen interatrialen Hypertrophie.

Ausgewählte Literatur

Nadra I et al. Lipomatous hypertrophy of the interatrial septum: a commonly misdiagnosed mass often leading to unnecessary cardiac surgery. Heart 2004; 90: e66

Salanitri JC, Pereles FS. Cardiac lipoma and lipomatous hypertrophy of the interatrial septum: cardiac magnetic resonance imaging findings. J Comput Assist Tomogr 2004; 28: 852–856

Fibrom

Kurzdefinition

▶ **Epidemiologie**
Synonym: Fibromatose, fibröses Hamartom, fibroelastisches Hamartom ● Kommt v. a. bei Kindern unter 10 Jahren vor (in 40% vor dem 2. Lebensjahr) ● In diesem Alter nach dem Rhabdomyom zweithäufigster benigner Primärtumor ● Gehäuftes Vorkommen bei Gorlin-Syndrom.

▶ **Ätiologie/Pathophysiologie/Pathogenese**
Hauptsächlich im ventrikulären Myokard, v. a. im Septum und der lateralen Wand des LV ● Bis 5 cm groß ● Evtl. Einengung des Ventrikellumens.

Zeichen der Bildgebung

▶ **Methode der Wahl**
Echo

▶ **Röntgen-Thorax**
Oft normal ● Evtl. deformierte Herzkontur ● Kardiomegalie oder fokale kardiale Raumforderung ● Kalkeinlagerungen ● Evtl. Herzinsuffizienzzeichen ● Pleura- oder Perikarderguss.

▶ **Echo**
Intramyokardiale, iso-echogene Raumforderung ● Oft groß ● Nicht kontraktil ● Kann zur Beeinträchtigung der kardialen Funktion führen (z. B. Einengung des Ausflusstrakts).

▶ **CT**
Intramyokardiale Raumforderung ● Zum Myokard hypo- bis isodens ● Oft verkalkt ● Keine zystischen, nekrotischen oder hämorrhagischen Areale ● Ausschluss von Metastasen.

▶ **MRT**
Zum Myokard isointens in T1w ● Teilweise signalarm in T2w ● KM-Aufnahme wie Myokard.

Klinik

▶ **Typische Präsentation**
Oft kardiale Arrhythmien ● Bei ca. 30% der Patienten keine Beeinträchtigung der Herzfunktion ● Entdeckung zufällig durch EKG-Veränderungen, Herzgeräusche oder Auffälligkeiten im Röntgen-Thorax.

▶ **Therapeutische Optionen**
Bei Symptomatik chirurgische Intervention mit (Teil-)Resektion.

▶ **Verlauf und Prognose**
Abhängig von der Tumorgröße und Lage meist gut.

▶ **Was will der Kliniker von mir wissen?**
Lagebeziehung des Tumors ● Beeinträchtigung des Blutstroms oder der Herzfunktion ● Perikarderguss ● Ausschluss von Metastasen.

Fibrom

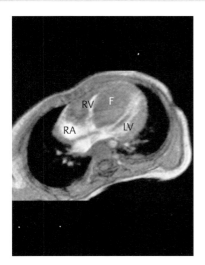

Abb. 103 13 Monate altes Mädchen mit ausgedehntem Fibrom im interventrikulären Septum und RVOT. EKG-getriggerte GE-Sequenz, Vierkammerblick in der Enddiastole: Zum Myokard isointense Raumforderung (F), die das Lumen des rechten Ventrikels einengt.

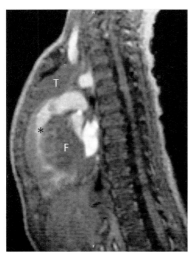

Abb. 104 Gleiche Patientin. EKG-getriggerte GE-Sequenz, Darstellung des RVOT in der Enddiastole. Deutliche Einengung des Ausflusstrakts (*) durch das Fibrom (F). T: Thymus.

Fibrom

Differenzialdiagnose

HCM	– evtl. identische Morphologie – keine kurzfristige Zunahme der Myokardverdickung
Rhabdomyom bei Kinder	– Fibrom: solitär, ventrikulär, verkalkt – Rhabdomyom: multiple Raumforderungen, tuberöse Sklerose

Typische Fehler

Bei Kindern frühzeitige Echokardiographie bei neu aufgetretenem Herzgeräusch oder auffälligem Röntgen-Thorax.

Ausgewählte Literatur

Kiaffas MG et al. Magnetic resonance imaging evaluation of cardiac tumor characteristics in infants and children. Am J Cardiol 2002; 89: 1229–1233

Kim TH et al. Perinatal sonographic diagnosis of cardiac fibroma with MR imaging correlation. AJR Am J Roentgenol 2002; 178: 727–729

Papilläres Fibroelastom

Kurzdefinition

- **Epidemiologie**
  Zweithäufigster benigner primärer kardialer Tumor (ca. 10%) ● Verhältnis m:w = 1:1 ● Mittleres Alter bei Diagnose: 60 Jahre ● Gelegentlicher Zufallsbefund bei Echo, Herzoperation oder post mortem.
- **Ätiologie/Pathophysiologie/Pathogenese**
  Entstehung unklar ● 90% der Fibroelastome gehen von Herzklappen aus: Aorten- (29%), Mitral- (25%), Pulmonal- (13%) und Trikuspidalklappe (17%).

Zeichen der Bildgebung

- **Methode der Wahl**
  Echo
- **Röntgen-Thorax/CT**
  Im Röntgen-Thorax kein diagnostischer Informationszugewinn zu erwarten ● Mit kontrastangehobener EKG-getriggerter MDCT ist der Nachweis einer Raumforderung möglich ● Ausschluss von Metastasen bei unklarer DD.
- **Echo**
  Evtl. gestielter, mobiler echoreicher Tumor ● Unscharfer Übergang zum umgebenden Blut ● Fibroelastome erscheinen „seeanemonen"-artig mit einer Größe bis max. 4 cm ● Selten mit Verkalkungen ● Thrombotische Auflagerungen möglich.
- **MRT**
  In T1w hypointenser Tumor mit KM-Aufnahme ● Aufgrund der Lage an Herzklappen evtl. nur in Cine-Sequenzen mit hoher Zeitauflösung nachweisbar.

Klinik

- **Typische Präsentation**
  Vor allem Tumoren des rechten Herzens oft asymptomatisch ● Bei linkskardialer Lage evtl. embolische Ereignisse durch Thromben oder Tumoranteile ● Thoraxschmerz ● Dypnoe ● Rhythmusstörungen.
- **Therapeutische Optionen**
  Operative Resektion mit Klappenrekonstruktion oder Klappenersatz.
- **Verlauf und Prognose**
  Gut ● Keine Rezidive nach Operation.
- **Was will der Kliniker von mir wissen?**
  Lage ● Artdiagnostische Zuordnung (Myxom, Thrombus, anderer Tumor, Anhalt für Malignität) ● Klappenfunktionsstörung ● Kardiale Funktion ● Perikarderguss.

Papilläres Fibroelastom

Abb. 105 42-jähriger Patient nach TIA embolischer Genese. Fettgesättigte T1w TSE-Aufnahme nach Gd-DTPA, Darstellung des LVOT: KM aufnehmender Tumor an der linkskoronaren Klappentasche. Histologisch Fibroelastom (Pfeil).

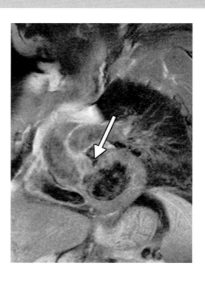

Differenzialdiagnose

Thrombus	– Fibroelastom im Echo gestielte Raumforderung, ausgehend von Klappen
	– unscharfer Übergang zum umgebenden Blut
Myxom	– oft hyperintens in T2w Aufnahme mit KM (MRT)
	– im Einzelfall nicht unterscheidbar vom papillären Fibroelastom
bakterielle Vegetation	– Zerstörung der Klappe (Klappeninsuffizienz, Herzgeräusch)
	– Fieber

Typische Fehler

Bei Patienten mit rezidivierenden und unklaren thrombembolischen Ereignissen ist stets eine Echokardiographie indiziert • Dabei muss bei Raumforderungen der Herzklappen das papilläre Fibroelastom in die DD einbezogen werden.

Ausgewählte Literatur

Araoz PA et al. CT and MR Imaging of Benign Primary Cardiac Neoplasms with Echocardiographic Correlation. RadioGraphics 2000; 20: 1303–1319

Bootsveld A et al. Incidental finding of a papillary fibroelastoma on the aortic valve in 16 slice multi-detector row computed tomography. Heart 2004; 90: e35

Sparrow PJ. MR Imaging of Cardiac Tumors. RadioGraphics 2005; 25: 1255–1276

Perikardzyste

Kurzdefinition

- **Epidemiologie**
  Angeborene Fehlbildung • Ausstülpung des Perikards in der frühen Herzentwicklung • Selten symptomatisch • Meist Zufallsbefund.
- **Ätiologie/Pathophysiologie/Pathogenese**
  Meist im rechten kardiophrenischen Winkel • Andere Lokalisationen sind möglich, aber seltener • Meist keine Septierungen.

Zeichen der Bildgebung

- **Methode der Wahl**
  Echo
- **Echo**
  Echofreie, glatt begrenzte, parakardiale Raumforderung • Keine Binnenstruktur • Dopplersonographisch keine Perfusion • Meist ohne Beeinträchtigung der Herzfunktion.
- **Röntgen-Thorax**
  Homogene parakardiale Raumforderung • Grenzt meist rechts laterodorsal an den Herzschatten an • Kein Silhouettenphänomen.
- **MRT/CT**
  CT: Glatt begrenzte Raumforderung • Meist kleiner als 3 cm • Dünne Wand • Liquide Dichtewerte um 20–50 HE • Keine KM-Aufahme • Keine Septierungen.
  MRT: T2w hyperintens • T1w iso- bis hyperintens (bei proteinreicher Flüssigkeit) • Keine KM-Aufnahme.

Klinik

- **Typische Präsentation**
  Oft symptomlos • Zufallsbefund im Röntgen-Thorax • Evtl. Kompressionswirkung der Zyste auf benachbarte Organe • Dann Thoraxschmerz, Dyspnoe, Reizhusten.
- **Therapeutische Optionen**
  Nur selten erforderlich • Chirurgische (thorakoskopische) Entfernung oder perkutane Drainage des Zysteninhalts.
- **Verlauf und Prognose**
  Benigner Verlauf • Komplikationen sind selten und können im Rahmen therapeutischer Maßnahmen auftreten: Ruptur der Zyste, Superinfektion, Perikardtamponade.
- **Was will der Kliniker von mir wissen?**
  Lage der Zyste • Ausschluss von DD.

7 Perikardzyste

Abb. 106 Perikardzyste. Axiale T1w Aufnahme. Perikardzyste (*) rechts parakardial mit homogener, mäßiger SI. Glatte Begrenzung. Keine Septierungen.

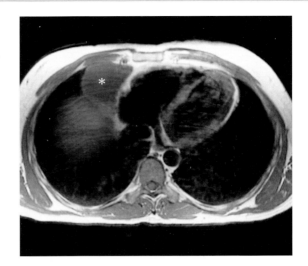

Abb. 107 Axiale fettgesättigte T2w Aufnahme. Perikardzyste rechts parakardial mit homogener, hoher SI.

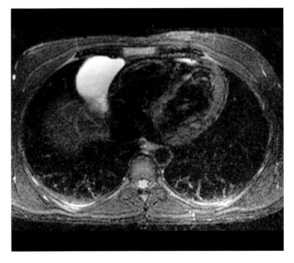

Differenzialdiagnose

maligne Mediastinaltumoren	– solide Raumforderung
	– KM-Aufnahme in der CT und MRT
	– Invasion in angrenzende Strukturen
	– evtl. Metastasen (Lunge, Lymphknoten)
bronchogene Zyste	– grenzt an Carina (> 50%), Trachea oder Ösophagus an,
	– evtl. Knorpelanteile

Typische Fehler

Bei Patienten mit maligner Grunderkrankung sollte bei zystischen parakardialen Raumforderungen differenzialdiagnostisch an die Perikardzyste gedacht werden.

Ausgewählte Literatur

Patel J. Pericardial cyst: case reports and a literature review. Echocardiography 2004; 21: 269–272

Wang ZJ et al. CT and MR Imaging of Pericardial Disease. RadioGraphics 2003; 23: 167–180

Metastasen

Kurzdefinition

- **Epidemiologie**
  Zweithäufigster Tumor des Herzens und Perikards • Weitaus häufiger als primäre kardiale Tumoren (Prävalenz 1,23% vs. 0,056% in Autopsiestudien) • Bei Patienten mit autoptisch gesichertem Malignom in 10–12% kardiale Metastasen.
  Häufige Primärtumoren bei kardialer Metastasierung sind Bronchialkarzinom (36%), Tumoren wie Lymphom, Leukämie oder Kaposi-Sarkom (20%), Mammakarzinom (7%) und Ösophaguskarzinom (6%).
- **Metastasierungswege**
  - Retrograde lymphatische Ausbreitung: häufig • Kleine Tumorabsiedelungen v. a. im Epikard • Häufig Perikarderguss durch Obstruktion der Lymphdrainage.
  - Hämatogene Ausbreitung: Koronararterien • Tumorabsiedelungen v. a. im Myokard • Oft in Verbindung mit Lungenmetastasen.
  - Direkte Infiltration • bei Bronchial-, Ösophagus-, Mammakarzinom oder bei mediastinalen Lymphomen.
  - Transvenöse Metastasierung: insbesondere Nieren- oder Leberzellkarzinome über V. cava inferior.

Zeichen der Bildgebung

- **Methode der Wahl**
  Echo
- **Röntgen-Thorax**
  Oft normal • Kardiomegalie oder fokale kardiale Raumforderung • Evtl. Herzinsuffizienz • Pleura- oder Perikarderguss • Weitere thorakale Metastasen.
- **Echo**
  Raumforderung • Genaue Lagebestimmung • Beurteilung der kardialen Funktion • Einschätzen einer evtl. Beeinträchtigung der Ventrikel-/Klappenfunktion • Perikarderguss.
- **CT**
  Weniger sensitiv beim Nachweis einer kardialen Raumforderung • Allerdings können die Lagebeziehung zu extrakardialen Strukturen und das Vorliegen weiterer Metastasen genau geklärt werden.
- **MRT**
  Keine spezifischen Unterscheidungsmerkmale gegenüber anderen Tumoren • Befunde wie Echo und CT bei hoher diagnostischer Genauigkeit • Da die anderen Verfahren für die Primärdiagnose meist ausreichen, besteht für die MRT die Indikation v. a. zur Abklärung von DD und zum Therapiemonitoring.

Metastasen

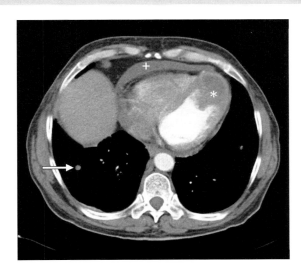

Abb. 108 44-jähriger Patient mit metastasierendem Melanom im Stadium IV. Kontrastangehobene CT, transversale Schicht: Linksventrikulär apikal hypodense Raumforderung (*, Metastase), maligner Perikarderguss (+), Lungenmetastase (Pfeil).

Klinik

▶ **Typische Präsentation**
Anfangs oft asymptomatisch • Später Beeinträchtigung der Herzfunktion bei ca. 30% der Patienten (meist durch Perikarderguss) • Husten • Dyspnoe (kardial oder durch Pleuraerguss) • Thorakale Schmerzen • Periphere Ödeme • Arrhythmien (Infiltration von Leitungsbahnen) • Herzinsuffizienz.

▶ **Therapeutische Optionen**
Perikarderguss: Perikardfensterung oder -sklerosierung • Radiatio • In einigen Fällen Resektion/Teilresektion bei kardialer Funktionseinschränkung möglich • Chemotherapie oder Radiatio in Abhängigkeit vom Primärtumor.

▶ **Verlauf und Prognose**
Tod durch die kardiale Metastasierung in ungefähr ⅓ der Fälle • Ursache hierfür sind Perikardtamponade, Herzinsuffizienz, Infiltration der Koronararterien oder des Sinusknotens • Schlechte Prognose bei malignem Perikarderguss.

▶ **Was will der Kliniker von mir wissen?**
Nachweis und Lage der Metastasierung • Beeinträchtigung der Herzfunktion • Infiltration in umgebende Strukturen • Perikarderguss.

7 Metastasen

Differenzialdiagnose

kardiale Thromben	– in der MRT hohe SI in T2w Aufnahmen bei Tumor und frischem Thrombus
	– KM-Aufnahme bei Tumor
Perikarderguss	– Perikarditis durch Infektion, Bestrahlung oder Chemotherapeutika
	– evtl. Perikardiozentese zur definitiven Diagnose erforderlich

Typische Fehler

Im Staging-CT werden kardiale Metastasen nicht selten übersehen! • Insbesondere bei malignem Melanom, Bronchial- und Mammakarzinom sowie bei pleuraler Metastasierung sollte auf eine (peri-) kardiale Beteiligung geachtet werden • Da Metastasen die häufigsten malignen kardialen Tumoren darstellen, muss bei Erstdiagnose ein extrakardialer Primärtumor ausgeschlossen werden.

Ausgewählte Literatur

Abraham KP et al. Neoplasms metastatic to the heart: review of 3314 consecutive autopsies. Am J Cardiovasc Pathol 1990; 3: 195–198

Chiles C et al. Metastatic Involvement of the Heart and Pericardium: CT and MR Imaging. RadioGraphics 2001; 21: 439–449

MacGee W. Metastatic and invasive tumors involving the heart in a geriatric population: a necropsy study. Virchows Arch A Pathol Anat Histopathol 1991; 419: 183–189

Angiosarkom

Kurzdefinition

- **Epidemiologie**
  Häufigster maligner Tumor mit ca. 37% der primären kardialen Malignome • Geringe Bevorzugung des männlichen Geschlechts (m : w = 2 : 1) • Variables Vorkommen • Typischerweise Männer im mittleren Alter.
- **Ätiologie/Pathophysiologie/Pathogenese**
  Endothelzelltumor • Kommt hauptsächlich in der freien Wand des rechten Vorhofs vor (80%) • Infiltration des Perikards möglich.

Zeichen der Bildgebung

- **Methode der Wahl**
  Funktion: Echo, Morphologie und DD: MRT
- **Röntgen-Thorax**
  Oft normal • Evtl. kardiale Raumforderung mit Deformierung der Herzkontur • Umschriebene Vergrößerung des Herzschattens oder Kardiomegalie • Veränderung der Lungengefäßzeichnung • Evtl. nur unspezifische Zeichen (je nach Lage des Tumors und hämodynamischen Beeinträchtigung) • Evtl. Zeichen der Herzinsuffizienz oder Stauung • Pleura- oder Perikarderguss • Atelektase.
- **Echo**
  Echoreiche Raumforderung • Irregulär berandet • Genaue Klärung der Lagebeziehung (TEE) • Evtl. Beeinträchtigung der Herzfunktion • Perikarderguss (insbesondere bei Perikardinfiltration).
- **CT**
  Heterogenes Erscheinungsbild • Hypodense Raumforderung • Oft im RA, typischerweise mit hämorrhagischen und nekrotischen Arealen • Nicht verkalkt • Verbindung zum Perikard • Infiltration der angrenzenden Gefäße oder Mediastinalorgane.
- **MRT**
  Morphologische und funktionelle Befunde wie Echo und CT • Heterogenes Signalverhalten • Fokal hyperintense Areale in T1w • Blumenkohlartiges Erscheinungsbild.

Klinik

- **Typische Präsentation**
  Rhythmusstörungen • Dyspnoe • Evtl. Fieber und Gewichtsverlust • Infolge Tumorlage oder Perikarderguss weitere Zeichen der Herzinsuffizienz • Im Extremfall Perikardtamponade und Rechtsherzversagen • Mittleres Intervall vom Beginn der Symptomatik bis zur Diagnose ca. 5 Monate.
- **Therapeutische Optionen**
  Oft Kombination aus Chemo-, Strahlentherapie und chirurgischer Intervention.
- **Verlauf und Prognose**
  Schlechte Prognose • Zum Zeitpunkt der Diagnose oft bereits Metastasen.
- **Was will der Kliniker von mir wissen?**
  Genaue Lage und Lagebeziehungen des Tumors (Infiltration) • Beeinträchtigung der Herzfunktion • Perikarderguss • Metastasen.

7 Angiosarkom

Abb. 109 Histologisch gesichertes Angiosarkom des linken Vorhofs. Fettgesättigte darkblood T1w TSE-Sequenz nach Gd-DTPA, Vierkammerblick: KM-Aufnahme des Tumors an der lateralen Vorhofwand, Infiltration des Mitralklappenrings (Pfeil).

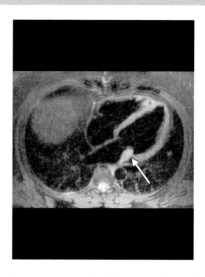

Abb. 110 Gleicher Patient. SSFP-Aufnahme in der Enddiastole: Der Rezidivtumor nach 4 Monaten ist als hypointense Raumforderung gegenüber signalreichem Blut abgebildet (Pfeil). Artefakt durch Sternalcerclage (*).

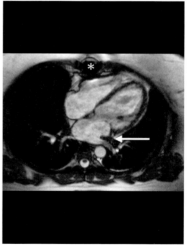

Differenzialdiagnose

Myxom	– oft hyperintens in T2w mit KM-Aufnahme
	– gestielter Tumor
	– keine Infiltration in die Umgebung
andere Raumforderungen	– Thrombus
	– Metastase
	– andere benigne oder maligne Tumoren

Typische Fehler

Bei unklarem Befund im Echo muss die Indikation zur weiterführenden Diagnostik mittels MRT gestellt werden.

Ausgewählte Literatur

Araoz PA et al. CT and MR Imaging of Primary Cardiac Malignancies. RadioGraphics 1999; 19: 1421–1434

Grebenc ML et al. Primary cardiac and pericardial neoplasms: Radiologic-pathologic correlation. Radiographics 2000; 20: 1073–1103

Undifferenziertes Sarkom

Kurzdefinition

- **Epidemiologie**
  Synonyme: pleomorphes Sarkom, Rundzellsarkom, Spindelzellsarkom • Weniger als 24% aller kardialen Sarkome • Mittleres Alter bei Diagnose: 45 Jahre.
- **Ätiologie/Pathoanatomie/Pathogenese**
  Keine spezifischen histologischen Marker • Hämorrhagische nekrotische Anteile • Bevorzugung des linken Vorhofs • Geht teilweise vom Perikard aus • Infiltration der Herzklappen und weiterer angrenzender Strukturen möglich • Mitunter Thromben an der Oberfläche.

Zeichen der Bildgebung

- **Methode der Wahl**
  Echo • MRT
- **Röntgen-Thorax**
  Oft normal • Evtl. kardiale Raumforderung mit Deformierung der Herzkontur • Umschriebene Vergrößerung des Herzschattens oder Kardiomegalie möglich • Veränderung der Lungengefäßzeichnung • Evtl. nur unspezifische Zeichen (in Abhängigkeit von der Lage des Tumors und der hämodynamischen Beeinträchtigung) • Herzinsuffizienz • Stauungszeichen • Pleura- oder Perikarderguss.
- **Echo**
  Echoreiche Raumforderung in der Region des LA • Irregulär berandet • Genaue Klärung der Lagebeziehung (TEE) • Evtl. Funktionsbeeinträchtigung, insbesondere der Mitralklappe • Perikarderguss.
- **CT**
  Heterogen KM-aufnehmende Raumforderung • Typischerweise hämorrhagische und nekrotische Areale • Thromben in obstruierten Gefäßen (Lungenvenen, V. cava).
- **MRT**
  Morphologische und funktionelle Befunde wie Echo und CT • Heterogenes Signalverhalten • Fokal hyperintense Areale in T1w (Hämorrhagie) und T2w • MRT erlaubt die optimale Beurteilung des Perikards.

Klinik

- **Typische Präsentation**
  Gewichtsverlust • Dyspnoe • Thoraxschmerzen • Herzinsuffizienz und pulmonale Stauung.
- **Therapeutische Optionen**
  Die konsequente chirurgische Resektion erhöht die Überlebensrate • In seltenen Fällen Herztransplantation als Ultima Ratio.
- **Verlauf und Prognose**
  Sehr schlechte Prognose • Häufig lokale Rezidive • Überlebenszeit 3–12 Monate.
- **Was will der Kliniker von mir wissen?**
  Genaue Lage und Lagebeziehungen (Infiltration) • Beeinträchtigung der Herzfunktion • Perikarderguss • Thromben.

Undifferenziertes Sarkom

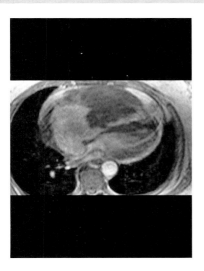

Abb. 111 63-jährige Patientin mit undifferenziertem Sarkom des rechten Ventrikels. EKG-getriggerte GE-Sequenz, Enddiastole: Ausgedehnte Raumforderung im rechten Ventrikel mit Infiltration der Trikuspidalklappe.

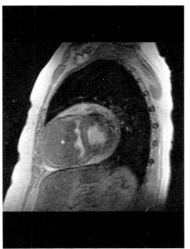

Abb. 112 Gleiche Patientin. EKG-getriggerte GE-Sequenz, Enddiastole. Subtotale Verlegung des rechtsventrikulären Lumens durch das Sarkom (*).

Undifferenziertes Sarkom

Differenzialdiagnose

Myxom	– oft hyperintens in T2w mit KM-Aufnahme – gestielter Tumor – keine Infiltration in die Umgebung
andere Raumforderungen	– Thrombus – Metastase – andere maligne kardiale Tumoren wie Angiosarkom und Rhabdomyosarkom

Typische Fehler

Generell kann ein embolisches Geschehen erstes Symptom eines malignen Herztumors sein • Eine Echokardiographie und evtl. weiterführende Diagnostik (MRT) ist stets indiziert.

Ausgewählte Literatur

Colucci WS et al. Primary tumors of the heart. In: Braunwald E. Heart Disease: A Textbook of Cardiovascular Medicine. Philadelphia: Saunders; 2001

Sparrow PJ et al. MR Imaging of Cardiac Tumors. RadioGraphics 2005; 25: 1255–1276

Rhabdomyosarkom

Kurzdefinition

- **Epidemiologie**
  Sehr seltener Tumor • 4–7% aller kardialen Sarkome • Jedoch häufigster maligner Herztumor bei Säuglingen und Kindern • Geringe Bevorzugung des männlichen Geschlechts.
- **Ätiologie/Pathophysiologie/Pathogenese**
  Geht von quergestreiften Muskelzellen aus • Keine Bevorzugung einer bestimmten Herzkammer • Häufig multiple Raumforderungen, die vom Myokard oder den Herzklappen ausgehen • Evtl. Infiltration des Perikards.

Zeichen der Bildgebung

- **Methode der Wahl**
  Echo
- **Röntgen-Thorax**
  Oft normal • Evtl. kardiale Raumforderung mit Deformierung der Herzkontur • Umschriebene Vergrößerung des Herzschattens oder Kardiomegalie • Veränderung der Lungengefäßzeichnung • Evtl. nur unspezifische Zeichen (in Abhängigkeit von der Lage des Tumors und der hämodynamischen Beeinträchtigung) • Herzinsuffizienz • Stauung • Pleura- oder Perikarderguss.
- **Echo**
  Iso- bis hyperechogene Raumforderung • Irregulär berandet • Klärung der Lagebeziehung (TEE) • Beurteilung der Herzfunktion • Perikarderguss (Perikardinfiltration).
- **CT**
  Heterogene Raumforderung mit nekrotischen Arealen • Infiltration des Perikards, der angrenzenden Gefäße oder Mediastinalorgane • Evtl. Fernmetastasen (Lunge, Pleura).
- **MRT**
  Morphologische und funktionelle Befunde wie Echo und CT • Heterogenes Signalverhalten nach KM • Fokal hyperintense Areale in T2w (Nekrosen).

Klinik

- **Typische Präsentation**
  Variables Erscheinungsbild • Ähnelt dem Angiosarkom • Im Vordergrund stehen Zeichen der Herzinsuffizienz.
- **Therapeutische Optionen**
  Tumorresektion • Herztransplantation.
- **Verlauf und Prognose**
  Schlechte Prognose, auch aufgrund frühzeitiger Metastasierung • Die Überlebenszeit beträgt trotz Therapie selten über 2 Jahre.
- **Was will der Kliniker von mir wissen?**
  Tumornachweis • Herzfunktion • Infiltration in umgebende Strukturen • Perikarderguss • Lungenmetastasen.

Rhabdomyosarkom

Differenzialdiagnose

Angiosarkom
- Rhabdomyosarkom: mindestens ein Teil des Tumors infiltriert das Myokard, knotige Perikardbeteiligung
- Angiosarkom: flächige Tumorausbreitung

Typische Fehler

Nicht selten Verwechslung mit einem Myxom.

Ausgewählte Literatur

Araoz PA et al. CT and MR Imaging of Primary Cardiac Malignancies. RadioGraphics 1999; 19: 1421–1434

Kosuga T et al. Surgery for primary cardiac tumors. Clinical experience and surgical results in 60 patients. Cardiovasc Surg 2002; 43: 581–587

Sparrow PJ et al. MR Imaging of Cardiac Tumors. RadioGraphics 2005; 25: 1255–1276

Lymphom

Kurzdefinition

- **Epidemiologie**
  Primär kardiale Lymphome sind seltener als eine kardiale Beteiligung bei Non-Hodgkin-Lymphomen (25–36%) • Erhöhte Prävalenz bei immungeschwächten Patienten.
- **Ätiologie/Pathophysiologie/Pathogenese**
  Nahezu alle primär kardialen Lymphome sind aggressive B-Zell Lymphome • Perikardiale oder kardiale Manifestation • Bevorzugung des rechten Herzens, v. a. des rechten Vorhofs • Häufig Perikarderguss.

Zeichen der Bildgebung

- **Methode der Wahl**
  Echo • MRT (v. a. für Therapieverlauf)
- **Röntgen-Thorax**
  Vergrößerter Herzschatten bei Perikarderguss • Evtl. weitere Lymphommanifestationen (Hili, Mediastinum, Lunge) • Pleuraerguss • Herzinsuffizienz.
- **Echo**
  Perikardiale oder rechtskardiale Raumforderung • Evtl. kleinnoduläre Verdickungen • Bestimmung der Herzfunktion • Perikarderguss.
- **CT**
  Perikarderguss • Verdicktes Perikard • Einzelne oder multiple Raumforderungen mit inhomogener KM-Aufnahme • Evtl. extrakardiale Manifestationen.
- **MRT**
  Befunde wie Echo und CT • Tumor in T1w hypointens • Inhomogen hyperintens in T2w und nach KM-Gabe.
- **Invasive Diagnostik**
  Zur histologischen Klärung der Diagnose • Perikardpunktion bei Perikarderguss (Zytologie) • Alternativ: interventionelle oder chirurgische Biopsie.

Klinik

- **Typische Präsentation**
  Leitsymptom ist eine rasch progrediente Herzinsuffizienz • Häufig Dyspnoe • Pulmonalvenöse Stauungszeichen • Thorakale und epigastrische Schmerzen • Gelegentlich Arrhythmien • Obstruktion der V. cava superior • Perikarderguss • Perikardtamponade.
- **Therapeutische Optionen**
  Kardiale Lymphome sprechen gut auf eine frühzeitige Chemotherapie an.
- **Verlauf und Prognose**
  Insgesamt schlechte Prognose • Neben der Tumorremission (5 Jahre und länger beschrieben) bestimmt in der Initialphase v. a. der Schweregrad der Herzinsuffizienz die Überlebensrate.
- **Was will der Kliniker von mir wissen?**
  Nachweis einer (peri-)kardialen Raumforderung • Perikarderguss • Weitere Tumormanifestationen • Kardiale Funktion • Zeichen der Rechtsherzinsuffizienz.

7 Lymphom

Abb. 113 60-jährige Patientin, klinisch Zeichen der progredienten Herzinsuffizienz. Kontrastangehobene CT, transversale Schicht: Raumforderung an der dorsalen Wand des RA (Pfeil). Geringer Perikarderguss. Nach Perikardpunktion zytologisch B-Zell Lymphom. Ausgeprägte Pleuraergüsse und begleitende Kompressionsatelektasen beidseits.

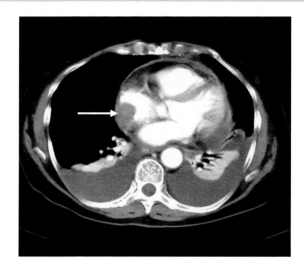

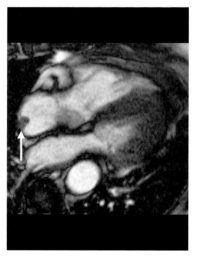

Abb. 114 Gleiche Patientin. MR-Verlaufskontrolle nach 2 Zyklen Chemotherapie. SSFP-Sequenz, Vierkammerblick: Rückgang der weiterhin nachweisbaren Raumforderung (Pfeil). Rückbildung des Perikardergusses.

Differenzialdiagnose

kardiale Tumoren	– anderer maligner primärer Herztumor
	– extrakardialer Tumor mit Perikardinfiltration (Perikarderguss!)
progrediente Herzinsuffizienz	– Peri- oder Myokarditis
	– KHK
	– Kardiomyopathie

Typische Fehler

Bei unklarem Perikarderguss und progredienter Herzinsuffizienz ist im Rahmen der DD eine diagnostische Perikardpunktion zu erwägen.

Ausgewählte Literatur

Kaminaga T et al. Role of magnetic resonance imaging for evaluation of tumors in the cardiac region. Eur Radiol 2003; 13 Suppl 6: L1–L10

Kubo S et al. Primary cardiac lymphoma demonstrated by delayed contrast-enhanced magnetic resonance imaging. J Comput Assist Tomogr 2004; 28: 849–851

7 Sarkom der Pulmonalarterien

Kurzdefinition

- **Epidemiologie**
  Meist Leiomyosarkom ● Mittleres Alter bei Diagnose ca. 50 Jahre ● Gleiche Häufigkeit bei Männern und Frauen.
- **Ätiologie/Pathophysiologie/Pathogenese**
  Geht meist aus von der A. pulmonalis oder den proximalen Pulmonalgefäßen ● Intravasales oder infiltratives Wachstum in umgebende Strukturen möglich.

Zeichen der Bildgebung

- **Methode der Wahl**
  CT
- **Röntgen-Thorax**
  Oft normal ● Evtl. hiläre Raumforderung und Mediastinalverbreiterung ● Rechtsherzbelastung bei pulmonalarterieller Obstruktion ● Stauungszeichen bei Stenosierung der Lungenvenen ● Pleuraerguss ● Perikarderguss.
- **CT/MRT**
  Homogene, intravasale Raumforderungen ● Scharf begrenzt ● Infiltration der umgebenden Strukturen möglich ● Unterscheidung intravasaler Raumforderungen von einer Lungenarterienembolie anhand der KM-Aufnahme des Tumors.

Klinik

- **Typische Präsentation**
  Oft asymptomatisch ● Evtl. Thoraxschmerz ● Dyspnoe ● Therapierefraktäre Herzinsuffizienz ● Hämoptysis.
- **Therapeutische Optionen**
  Wenn möglich Kombination aus Chemo-, Strahlentherapie und Operation ● Bei entsprechender Lage und Symptomatik Ersatz der A. pulmonalis.
- **Verlauf und Prognose**
  Schlechte Prognose ● Typische Überlebenszeit 6–12 Monate.
- **Was will der Kliniker von mir wissen?**
  Beeinträchtigung der Herzfunktion ● Infiltration in umgebende Strukturen.

Differenzialdiagnose

Lungenarterienembolie – keine Kontrastmittelaufnahme

Ausgewählte Literatur

Araoz PA et al. CT and MR Imaging of Primary Cardiac Malignancies. RadioGraphics 1999; 19: 1421–1434

Colucci WS et al. Primary tumors of the heart. In: Braunwald E. Heart Disease: A Textbook of Cardiovascular Medicine. Philadelphia: Saunders; 2001

Grebenc ML et al. Primary cardiac and pericardial neoplasms: Radiologic-pathologic correlation. Radiographics 2000; 20(4): 1073–1103

Sarkom der Pulmonalarterien

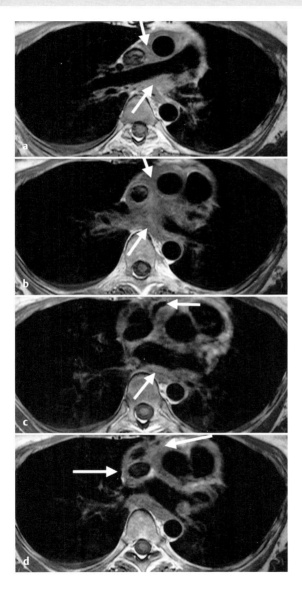

Abb. 115 43-jährige Patientin mit Rezidiv eines Sarkoms der Pulmonalarterien. EKG-getriggerte darkblood T1 TSE-Sequenz, transversale Schichten. Diffuse Infiltration des Mediastinums, periaortal sowie perikardial (Pfeile).

7 Mediastinale Tumoren

Kurzdefinition

- **Epidemiologie**
  Ungefähr 25–50 % aller mediastinalen Tumoren sind maligne.
- **Ätiologie/Pathophysiologie/Pathogenese**
  - vorderes Mediastinum: Struma • Schilddrüsentumor • Thymom (in 50 % maligne) • Teratom (in 30 % maligne).
  - mittleres Mediastinum: maligne Lymphome • Lymphknoten-Metastasen • Ösophaguskarzinom • Aortenaneurysma.
  - hinteres Mediastinum: Neurofibrom • Neurinom • Phäochromozytom • Neuroblastom.

Zeichen der Bildgebung

- **Methode der Wahl**
  CT
- **Röntgen-Thorax**
  Verbreiterung des Mediastinums • Verlagerung und/oder Kompression umgebender Strukturen (Trachea, Herz, Pleuraumschlagsfalten) • Verkalkungen (z. B. Thymom, Teratom) • Pleuraerguss (insbsondere bei Pleurabeteiligung).
- **Echo**
  Im Einzelfall hilfreich zum Ausschluss eines kardialen Tumors oder einer kardialen Beteiligung • Bei Perikardinfiltration Perikarderguss.
- **CT/MRT**
  Exakte Bestimmung von Lage und Ausdehnung • Lymphknotenstatus • Verdrängung bzw. Infiltration in umgebende Strukturen • KM-Gabe zur Abgrenzung von Gefäßstrukturen obligat • MRT insbesondere zur Beurteilung des Spinalkanals (Invasion von Tumoren des hinteren Mediastinums) • Zur Abklärung der Perikard-/Myokardinfiltration Cine-Sequenzen hilfreich • Zur Abklärung der Gefäßbeteiligung MR-Angiographie.
- **PET-CT**
  Insbesondere zur Verlaufskontrolle bei unklarem Therapieansprechen Methode der Wahl • Anhand der FDG-Aufnahme kann bei Resttumor die Vitalität verbliebener Gewebeanteile in Korrelation zur Morphologie beurteilt werden.

Klinik

- **Typische Präsentation**
  - vorderes und mittleres Mediastinum: Atemnot • Stridor • Dysphagie • Obere Einflussstauung
  - hinteres Mediastinum: Dysphagie • Rückenschmerzen (Kompression von Interkostalnerven/Plexus)
- **Therapeutische Optionen**
  Abhängig von der Ätiologie • Resektion, Chemotherapie und/oder Strahlentherapie.

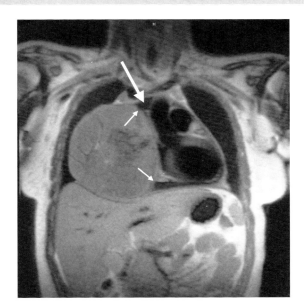

Abb. 116 Ausgedehnter parakardialer Mediastinaltumor (histologisch maligner peripherer neuroektodermaler Tumor, MPNET). MRT darkblood T1w TSE-Sequenz, koronare Schicht: Die inhomogene Raumforderung führt zur Verlagerung des Herzens mit Kompression der oberen Hohlvene und des rechten Vorhofs (großer Pfeil). Perikarderguss infolge Perikardinfiltration bei extraperikardialer Lage (kleine Pfeile = Perikard).

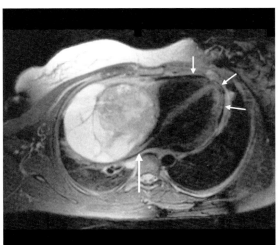

Abb. 117 Gleicher Patient. Darkblood T2w TSE-Sequenz, Vierkammerblick: Hyperintense Darstellung des septierten Tumors. Kompression des rechten Vorhofs sowie Einmündung der rechten Unterlappenvene (großer Pfeil). Perikarderguss (kleine Pfeile).

▶ **Verlauf und Prognose**
Abhängig von Tumorart und Stadium • Die Remissionsrate bei Morbus Hodgkin Stadium I–IV liegt bei über 90 % in den ersten 10 Jahren, bei NHL-Stadium I und II über 88 %.

▶ **Was will der Kliniker von mir wissen?**
Lage und Lagebeziehungen des Tumors • DD • Lymphknotenstatus • Infiltration benachbarter Strukturen (Herz, Gefäße) • Beeinträchtigung der Herzfunktion • Einflussstauung • Pleura-/Perikarderguss.

Differenzialdiagnose

Aortenaneurysma, vaskuläre Veränderungen	– eindeutig mit MR- und CT-Angiographie zuzuordnen
Zysten (bronchogene Zyste, Perikardzyste)	– typische Lage – keine KM-Aufnahme – hyperintens in T2w (MRT) – meist seröse Dichtewerte in der CT

Typische Fehler

Bei Vollremission eines Morbus Hodgkin sind in ca. 40 % der Fälle avitale Tumorreste nachweisbar • Daher Befundsicherung mit Verlaufskontrolle oder PET-CT. Bei Tumoren mit Option auf operative Therapie spielt die perikardiale Infiltration meist eine untergeordnete Rolle, während eine Infiltration der Herzhöhlen oder großen Gefäße den Einsatz der Herz-Lungen-Maschine erforderlich machen kann und somit von großer Bedeutung ist.

Ausgewählte Literatur

Colucci WS et al. Primary tumors of the heart. In: Braunwald E. Heart Disease: A Textbook of Cardiovascular Medicine. Philadelphia: Saunders; 2001

Schäfer-Prokop C. Mediastinum, Pleura and Chest Wall. Aus: Prokop M, Galanski M., Spiral and Multislice Computed Tomography of the Body. Stuttgart: Thieme; 2003

Herzkontusion

Kurzdefinition

- **Epidemiologie**
  Geschätzte Inzidenz 0,1% • Vermutlich beruhen über 10% der fatalen Komplikationen nach Autounfällen auf einer Herzkontusion.
- **Pathoanatomie/Einteilung**
  Myokardruptur (am häufigsten LV, gefolgt von RV und LA) • Koronarthrombose • Koronardissektion • Komplexe Arrhythmien durch diffuse Moykardschädigung • Abriss der Chordae tendineae oder Papillarmuskeln (akute MI).
- **Ätiologie/Pathophysiologie/Pathogenese**
  Direkt einwirkender Dezelerationsmechanismus • Kompression des Herzens zwischen Sternum und Wirbelsäule (Thoraxtrauma, Reanimation).

Zeichen der Bildgebung

- **Methode der Wahl**
  Echo
- **Röntgen-Thorax**
  Evtl. vergrößerter Herzschatten (Perikarderguss) • Herzinsuffizienz (pulmonalvenöse Stauung, Pleuraerguss) • Wirbelsäulen-, Sternum- oder Rippenfrakturen.
- **Echo**
  Regionale Wandbewegungsstörungen • Muskulärer Defekt mit Blutung (Farbdoppler) • Perikarderguss • Mitralinsuffizienz.
- **CT**
  Evtl. muskulärer Defekt oder minderkontrastierte Region • KM-Austritt bei Blutung, Perikarderguss, Wirbelsäulen- und Sternumfraktur.
- **MRT**
  Nur im chronischen Stadium indiziert • Regionale Wandbewegungsstörungen • Evtl. traumatisch bedingtes Ödem (T2w) • KM-Aufnahme in das geschädigte Myokard (verzögerte Anreicherung).

Klinik

- **Typische Präsentation**
  Symptome der Herzinsuffizienz bis zum Kreislaufstillstand • Arrhythmien • Thoraxschmerz • EKG-Veränderungen • Im Labor CK und Troponin erhöht.
- **Therapeutische Optionen**
  Bei klinisch stabilem Patienten konservative Therapie (Überwachung) • Schwere Verletzungen werden operativ behandelt (Ventrikelruptur, Papillarmuskelabriss).
- **Verlauf und Prognose**
  Höchste Letalität in der Akutphase des Unfallereignisses (bis 70%) • Prognose und Verlauf je nach Schweregrad und Komplikationen • Häufig spontane Remission, dann gute Prognose.
- **Was will der Kliniker von mir wissen?**
  Ventrikelfunktion • Perikarderguss • Hinweis auf Ruptur • Weitere Thoraxverletzungen.

Herzkontusion

Abb. 118 Patient nach Thoraxtrauma (Autounfall). Röntgen-Thorax, Liegendaufnahme: Deutlich verbreiterter Herzschatten (Pfeile), prominente V. azygos als Zeichen der Rechtsherzbelastung, pulmonale Verschattungen beider Unterlappen bei Lungenkontusionen und Belüftungsstörungen. Zentralvenöse Zugänge in der V. cava superior.

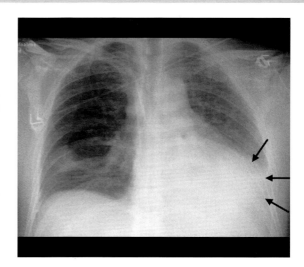

Abb. 119 Gleicher Patient. Kontrastangehobenes CT. Umschriebenes Perikardhämatom (Pfeile) als Folge der kardialen Kontusion, Dilatation des RA und RV.

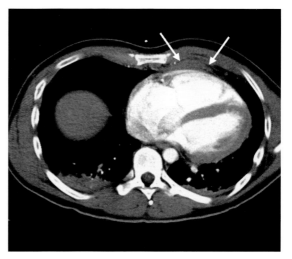

Differenzialdiagnose

akutes Trauma	– Aortendissektion oder -ruptur
	– Koronardissektion
	– Myokardinfarkt
subakutes Stadium	– Angina pektoris
	– (Peri-) Myokarditis
	– Lungenembolie
	– Myokardinfarkt

Typische Fehler

Bei schwerem Thoraxtrauma, insbesondere bei Sternum- und/oder Wirbelsäulenfraktur sollte eine Herzkontusion erwogen und Komplikationen derselben ausgeschlossen werden.

Ausgewählte Literatur

Bansal MK et al. Myocardial contusion injury: redefining the diagnostic algorithm. Emerg Med J 2005; 22: 465–469

Mattox KL et al. Traumatic Heart Disease. In: Braunwald, Zipes, Libby. Heart Disease: A Textbook of Cardiovascular Medicine. Philadelphia: Saunders; 2001

Aortenruptur

Kurzdefinition

- **Pathoanatomie/Einteilung**
  In ca. 70% der Fälle am Beginn der deszendierenden Aorta am Abgang des Lig. arteriosum (Botalli) • Selten an der Aorta ascendens (10%) oder am thorakoabdominalen Übergang • Man unterscheidet die komplette (letal) von der gedeckten Aortenruptur.
- **Ätiologie/Pathophysiologie/Pathogenese**
  Häufigste Ursache ist ein schweres Thoraxtrauma (Verkehrsunfall, Sturz aus größerer Höhe) • Durch eine heftige Dezeleration kommt es zum Einriss aller Wandschichten der Aorta.

Zeichen der Bildgebung

- **Methode der Wahl**
  CT
- **Röntgen-Thorax**
  Verbreitertes Mediastinum nach adäquatem Thoraxtrauma • Hämatothorax links • Evtl. Wirbelsäulen- und Rippenserienfraktur.
- **Echo**
  Umschriebene Aortendilatation • Hämatothorax links • Evtl. Blutung im Farbdoppler • Bei schlechten Schallbedingungen TEE möglich.
- **CT**
  Bei intramuraler Hämorrhagie nativ hyperdense Aortenwand • KM-Austritt an der Ruptur, typischerweise am Beginn der deszendierenden Aorta • Hämatoperikard, Mediastinum oder Hämatothorax links.
- **MRT**
  Nicht indiziert.
- **Invasive Diagnostik**
  Angiographie nur im Zuge der endovaskulären Therapie.

Klinik

- **Typische Präsentation**
  Meist schwerste Verletzungen innerer Organe • Seltener spezifischer, stechender Schmerz zwischen den Schulterblättern.
- **Therapeutische Optionen**
  Therapie der Wahl ist die endoluminale Platzierung einer Aortenprothese • Alternativ Aortenersatz mit Rohrprothese.
- **Verlauf und Prognose**
  Bei kompletter Ruptur sofort tödlich • Bei einer gedeckten Ruptur besteht akute Lebensgefahr • Nur wenige Patienten erreichen die Klinik • Prognose abhängig von der Blutungsintensität und weiteren Verletzungsfolgen.
- **Was will der Kliniker von mir wissen?**
  Lage der Ruptur (loco typico) • Aktive Blutung • Hämatothorax und/oder -perikard • Mediastinalbefund.

Aortenruptur

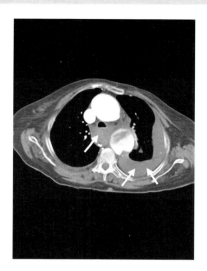

Abb. 120 Polytraumatisierter Patient mit Aortenruptur nach Autounfall. Kontrastverstärkte MDCT des Thorax, transversale Schicht: Deutliche Mediastinalverbreiterung bei Aneurysma der Aorta thoracica. Mediastinalhämatom und Hämatothorax links (Pfeile). Im Rupturbereich inhomogene Kontrastierung der Aorta descendens mit KM-Paravasat nach ventral.

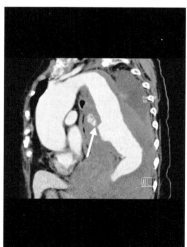

Abb. 121 Gleicher Patient. Sagittale Rekonstruktion. Ventraler KM-Austritt (Pfeil) und irreguläre Kontur der Gefäßwand als Hinweis auf eine aktive Blutung aus der Ruptur. Ausgedehntes periaortales Hämatom (Dichte 60 HE).

Aortenruptur

Differenzialdiagnose

andere Erkrankungen oder
Verletzungen der Aorta
- traumatische Aortendissektion
- intramurale Hämorrhagie
- Aortenaneurysma

Typische Fehler

Manchmal nur diskrete Zeichen der Ruptur und Blutung (irreguläre Aortenkontur, minimaler KM-Austritt) • Evtl. 3-Phasen-CT: nativ, arteriell, spät.

Ausgewählte Literatur

Gavant ML et al. Blunt traumatic aortic rupture: detection with helical CT of the chest. Radiology 1995; 197: 125–133

Nzewi O et al. Management of blunt thoracic aortic injury. Eur J Vasc Endovasc Surg 2006; 31: 18–27

Koronardissektion

Kurzdefinition

- **Epidemiologie**
  Seltene Ursache einer Angina pectoris oder eines Myokardinfarktes.
- **Pathoanatomie/Einteilung**
  In Abhängigkeit vom auslösenden Mechanismus können alle Koronarstromgebiete betroffen sein.
- **Ätiologie/Pathophysiologie/Pathogenese**
  Spontan bei arterieller Hypertonie ● Aortendissektion ● Post partum ● Riesenzellarteriitis ● Kawasaki-Syndrom ● Iatrogen bei Kathether- oder Drahtintervention ● Trauma.

Zeichen der Bildgebung

- **Methode der Wahl**
  Invasive Katheterangiographie
- **Röntgen-Thorax**
  Unauffälliger Kardiopulmonalbefund.
- **Echo**
  Evtl. ostiumnahe Dissektionsmembran, worauf insbesondere bei Aortendissektion geachtet werden sollte.
- **CT-/MRT**
  Primär keine Indikation für CT und MRT ● Dissektionsnachweis in der Notfalldiagnostik ist möglich (z. B. Thoraxtrauma, Aortendissektion).
- **Invasive Diagnostik**
  In der Koronarangiographie Darstellung der Dissektionsmembran ● Beurteilung des Koronarstatus ● Evtl. unmittelbare PTCA oder Stent-Implantation.

Klinik

- **Typische Präsentation**
  Variable klinische Symptomatik ● Asymptomatischer Verlauf möglich ● Mitunter pektanginöse Beschwerden (akuter Myokardinfarkt) ● Plötzlicher Herztod möglich.
- **Therapeutische Optionen**
  Antihypertensive Therapie ● Antikoagulation ● Evtl. PTCA und/oder Stent-Implantation.
- **Verlauf und Prognose**
  Hängt ab vom klinischen Befund ● Bei akuter Dissektion mit Myokardinfarkt schlechte Prognose ● Bei chronischen, hämodynamisch nicht relevanten Befunden gute Langzeitergebnisse und häufig Spontanheilung.
- **Was will der Kliniker von mir wissen?**
  Ursprung und Ausmaß der Dissektion ● Myokardischämie ● Myokardinfarkt ● Ventrikelfunktion.

Koronardissektion

Abb. 122 Post partum aufgetretene, spontane Koronardissektion. Koronarangiographie, RAO-Projektion: Dissektion des linken Hauptstammes (1), Verschluss des RIVA (2) (aus Gasparovic H et al. Surgical treatment of a postpartal spontaneous left main coronary artery dissection. Thorac Cardiovasc Surg 2006; 54: 70–71).

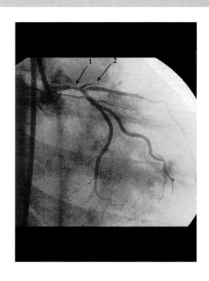

Differenzialdiagnose

koronare Herzerkrankung	– Angina pectoris bei KHK – akuter Myokardinfarkt – Koronarembolie (Plaque, Thrombus)
andere Thoraxerkrankungen	– weitere DD des akuten Thoraxschmerzes (Peri-)Myokarditis, Lungenembolie, Aortendissektion

Typische Fehler

Initiale Fehlinterpretation des Befundes mit Unterschätzung der hämodynamischen Auswirkungen (akuter Myokardinfarkt).

Ausgewählte Literatur

Gowda RM et al. Clinical perspectives of the primary spontaneous coronary artery dissection. Int J Cardiol 2005; 105: 334–336

Naughton P et al. Spontaneous coronary artery dissection. Emerg Med J 2005; 22: 910–912

Lungenarterienruptur

Kurzdefinition

- **Epidemiologie**
  Selten.
- **Ätiologie/Pathophysiologie/Pathogenese**
  Ein- oder Abriss eines Hauptstamms bei schwerem Thoraxtrauma • Bei der Blockung eines Pulmonaliskatheters (Swan-Ganz-Katheter) kann es zur Gefäßverletzung kommen.

Zeichen der Bildgebung

- **Methode der Wahl**
  CT
- **Röntgen-Thorax**
  Verschattung eines Lungenareals durch Einblutung • Pleuraerguss bei Hämatothorax.
- **Echo**
  Evtl. Darstellung der Gefäßläsion • Aktive Blutung im TEE (Farbdoppler).
- **CT**
  Aktiver KM-Austritt in der kontrastangehobenen CT • Einblutung ins Lungenparenchym (vom Milchglasmuster bis zur Totalverschattung eines Segments oder Lungenlappens) • Hämatothorax- und/oder Hämatomediastinum.

Klinik

- **Typische Präsentation**
  Meist im Rahmen eines schweren Thoraxtraumas • Hämoptysen • Hypoxämie • Kreislaufinstabilität aufgrund des Volumenverlusts.
- **Therapeutische Optionen**
  Häufig Notfalloperation als einzige therapeutische Option.
- **Verlauf und Prognose**
  Bei schnellem Kreislaufversagen und respiratorischer Insuffizienz letaler Ausgang in ca. 50% der Fälle.
- **Was will der Kliniker von mir wissen?**
  Lage der Pulmonalarterienruptur • Blutungsaktivität • Pulmonale Einblutung • Hämatothrorax • Begleitverletzungen • Evtl. Position des Einschwemmkatheters.

Differenzialdiagnose

Trauma	– Verletzung einer Herzhöhle (Ventrikelruptur) oder der großen Thoraxgefäße (Aorta, A. subclavia)
andere	– Lungenembolie mit akut einsetzender Rechtsherzinsuffizienz, Dyspnoe und/oder Tachypnoe
	– Hämoptysen anderer Genese (z.B. Tumor, Lungeninfarkt, Morbus Wegener, Morbus Behçet)

8 Lungenarterienruptur

Abb. 123 Polytraumatisierte Patientin nach Verkehrsunfall. Kontrastverstärkte MDCT, transversale Schicht. Beidseitiger Pneumothorax, hyperdense pulmonale Einblutungen (kleine Pfeile). Hämatothorax links (großer Pfeil). Verdacht auf Pulmonalarterienruptur (intraoperativ bestätigt).

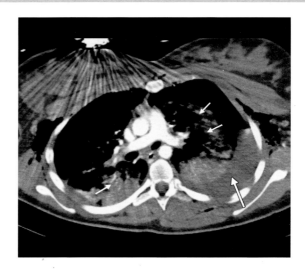

Abb. 124 Gleiche Patientin. Koronare Rekonstruktion. Pulmonale Dichteanhebungen links, die teils auf Einblutungen, teils auf Kontusionen beruhen (Pfeile). Pneumothorax beidseits, ausgeprägtes Thoraxwandemphysem (*). Tubus in der Trachea. Sehr schmale Gefäße und kleines Herz infolge des Kreislaufschocks und des erheblichen Blutverlusts.

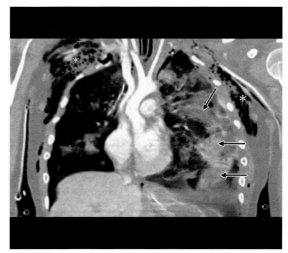

Typische Fehler

Bei Patienten mit Pulmonaliskatheter (Swan-Ganz-Katheter) und neu aufgetretenen pulmonalen Verschattungen an Pumonalisruptur und Pseudoaneurysma denken.

Ausgewählte Literatur

Abreu AR et al. Pulmonary artery rupture induced by a pulmonary artery catheter: a case report and review of the literature. J Intensive Care Med 2004; 19: 291–296

Choong CK, Meyers BF. Lung mass after pulmonary artery catheterization: beware of the pulmonary artery false aneurysm. J Thorac Cardiovasc Surg 2005; 130: 899–900

9 Vorhofseptumdefekt (ASD)

Kurzdefinition

- **Epidemiologie**
  Isolierter ASD bei 5–10% aller kongenitalen Herzfehler • m:w = 1:2 • ⅓ aller kongenitalen Herzfehler, die erst im Erwachsenenalter diagnostiziert werden.
- **Ätiologie/Pathophysiologie/Pathogenese**
  Spontanverschluss kleiner ASD in bis zu 40% bis zum 5. Lebensjahr möglich • Ausmaß und Richtung des Shunts ist abhängig von Größe des Defekts und Compliance von RV und LV • ASD < 0,5 cm sind hämodynamisch unbedeutend, > 2 cm hämodynamisch relevanter Shunt • Bei relevantem Shunt Entwicklung einer pulmonalen Hypertonie in ca. 10% • Im Extremfall Shunt-Umkehr mit Rechts-links-Shunt (Eisenmenger-Syndrom).
- **Pathoanatomie**
  Septum-primum-Defekt (15% aller ASD) • Septum-secundum-Defekt, Sonderform: offenes Foramen ovale (75%) • Sinus-venosus-Defekt (ca. 10%) • Koronarsinusdefekt (selten).

Zeichen der Bildgebung

- **Methode der Wahl**
  Echo
- **Röntgen-Thorax/CT**
  Prominente Pulmonalgefäße durch Rezirkulationsvolumen • Rechtsherzvergrößerung durch Volumenbelastung • Im Spätstadium interstitielle Lungenveränderungen • Für CT besteht keine primäre Indikation.
- **Echo**
  Vergrößerung von RA und RV • Erweiterte Pulmonalarterien mit Flussbeschleunigung über der Pulmonalklappe • Abschätzung pulmonalerterieller Druckverhältnisse • Darstellung und Quantifizierung des Shunts mittels Farbdoppler • Evtl. Gabe von Ultraschallkontrastmittel.
- **MRT**
  Indikation nur bei Verdach auf assoziierte kardiale Fehlbildungen • Befunde wie Echo • Darstellung der Anatomie • Beurteilung der Herzfunktion • Quantifizierung des Shunts durch Schlagvolumenvergleich oder Flussmessung.
- **Invasive Diagnostik**
  Selten für die Primärdiagnose notwendig • Evtl. Koronarangiographie zum Ausschluss einer Koronaranomalie (auch MDCT möglich) oder KHK im Erwachsenenalter • Invasive Quantifizierung der Shunt-Verhältnisse • Evtl. interventioneller Verschluss des ASD mit Okkludersystem.

Klinik

- **Typische Präsentation**
  Leistungsminderung • Verzögerte körperliche Entwicklung • Belastungsdyspnoe • Neigung zu bronchopulmonalen Infekten • Bei Patienten über 30 Jahre: atriale Arrhythmien, Rechtsherzversagen und paradoxe Embolien.

Vorhofseptumdefekt (ASD)

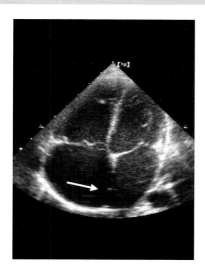

Abb. 125 Vorhofseptumdefekt (ASD). Echo, Vierkammerblick. Breiter Defekt (Pfeil) im interatrialen Septum (mit freundlicher Genehmigung L. Sieverding/G. Greil, Tübingen).

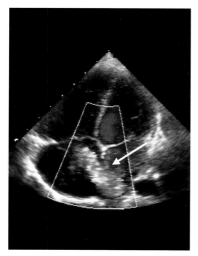

Abb. 126 Gleicher Patient. Farbkodierte Doppler-Echokardiographie, Vierkammerblick: Links-rechts-Shunt (Pfeil) im Bereich des Defektes (mit freundlicher Genehmigung L. Sieverding/G. Greil, Tübingen).

Vorhofseptumdefekt (ASD)

- **Therapeutische Optionen**
  Verschluss bei $Q_p : Q_s > 2 : 1$ möglichst vor dem 6. Lebensjahr (cave: bereits bestehende pulmonale Hypertonie) • Direktnaht oder Patchverschluss über Sternotomie mit kardiopulmonalem Bypass • Alternativ: interventioneller Verschluss (bei Defektgröße < 38 mm, Septumrest inferior und superior 5–6 mm) • Postinterventionell ASS 2 mg/kgKG/d für 6 Monate • Endokarditisprophylaxe für mehrere Monate.
- **Verlauf und Prognose**
  Ohne Verschluss bei ca. 5–10% der Patienten über 20 Jahre pulmonale Hypertonie • Manifeste Herzinsuffizienz meist erst bei Patienten über 40 Jahre • Vorhofflimmern bei mehr als der Hälfte der Patienten über 60 Jahre • Bei ASD-Verschluss vor dem 6. Lebensjahr gute Prognose ohne signifikante Einschränkung der Lebenserwartung.
- **Was will der Kliniker von mir wissen?**
  Größe und Lage des ASD • Quantifizierung des Shunts ($Q_p : Q_s > 1{,}5$) • Weitere Fehlbildungen • Zeichen der pulmonalen Hypertonie.

Differenzialdiagnose

persistierender Ductus arteriosus Botalli (PDA)	– alle intrakardialen Shunt-Vitien führen zu vermindertem Aortenfluss – PDA: prominente Aorta
Herzinsuffizienz allgemein	– Kardiomyopathien – Arrhythmien – KHK

Typische Fehler

Bei irreversiblen pulmonalarteriellen Veränderungen ist es für einen ASD-Verschluss zu spät. Cave: komplexere kongenitale Fehlbildungen wie ASD mit VSD oder AVSD nicht übersehen.

Ausgewählte Literatur

McDaniel NL. Ventricular and atrial septal defects. Pediatr Rev 2001; 22: 265–270

Moake L, Ramaciotti C. Atrial septal defect treatment options. AACN Clin Issues 2005; 16: 252–266

Ventrikelseptumdefekt (VSD)

Kurzdefinition

- **Epidemiologie**
  Häufigster angeborener Herzfehler (15–30%) • Begleitfehlbildungen in ca. 50% der Fälle • Bis zu 40% der VSD verschließen sich spontan vor dem 2. Lebensjahr.
- **Ätiologie/Pathophysiologie/Pathogenese**
  Ausmaß und Richtung des Shunts sind abhängig von Größe des Defekts und dem Verhältnis von pulmonalem und systemischem Gefäßwiderstand (primär Links-Rechts Shunt) • Kleine Defekte sind drucktrennend • Shunt-Umkehr bei Widerstandserhöhung im Lungenkreislauf möglich (Eisenmenger-Reaktion).
- **Pathoanatomie**
  Der Septumdefekt kann verschiedene Stellen betreffen:
  - membranöses Septum (perimembranöser VSD, 70%),
  - trabekuläres Septum (muskulärer VSD, 20%),
  - infundibuläres Septum (5–7%),
  - Inletseptum (5–8%).

Zeichen der Bildgebung

- **Methode der Wahl**
  Echo
- **Röntgen-Thorax/CT**
  Kardiomegalie • Prominente Pulmonalgefäße durch Rezirkulationsvolumen • Rechtsherz- und LA-Vergrößerung durch Volumenbelastung • Für CT besteht keine primäre Indikation.
- **Echo**
  Größe und Lage des Defekts • Richtung und Druckgradient des Shunts • Abschätzung pulmonalerterieller Druckverhältnisse • Assoziierte Defekte oder Vitien (z.B. sekundäre Aorteninsuffizienz) • Dilatation von LV und LA.
- **MRT**
  Indikation nur bei Verdacht auf assoziierte kardiale Fehlbildungen • Befunde wie Echo • Darstellung der Anatomie • Herzfunktion • Quantifizierung des Shunts durch Schlagvolumenvergleich oder Flussmessung.
- **Invasive Diagnostik**
  Selten für die Primärdiagnose notwendig • Evtl. Koronarangiographie zum Ausschluss einer Koronaranomalie (auch MDCT möglich) oder KHK im Erwachsenenalter • Invasive Quantifizierung der Shunt-Verhältnisse.

Klinik

- **Typische Präsentation**
  Kindesalter. Schwitzen • Atemnot • Bronchopulmonale Infekte • Bei Widerstandserhöhung im kleinen Kreislauf Rückgang der Symptome • Zyanose bei Shunt-Umkehr • Kleine Defekte meist asymptomatisch.
  Erwachsenenalter. Pulmonale Hypertonie mit konsekutiver Herzinsuffizienz • Vorhofflimmern • Paradoxe Embolien (TIA, zerebrale Insulte).

Ventrikelseptumdefekt (VSD)

Abb. 127 Ventrikelseptumdefekt. Röntgen-Thorax p. a.: Das Herz ist biventrikulär vergrößert, prominente Pulmonalgefäße (Pfeil) aufgrund der pulmonalen Rezirkulation.

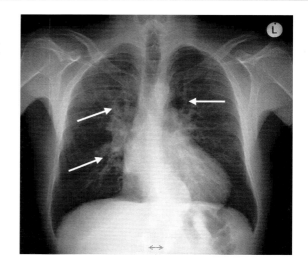

Abb. 128 Gleicher Patient. Echo (**a**) und Farbdoppler (**b**), jeweils im Vierkammerblick: Ventrikelseptumdefekt (Pfeil) mit Links-rechts-Shunt (mit freundlicher Genehmigung L. Sieverding und G. Greil, Tübingen).

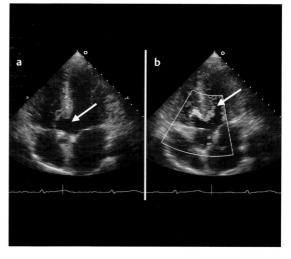

Ventrikelseptumdefekt (VSD)

▶ **Therapeutische Optionen**
Bei manifester Herzinsuffizienz medikamentöse Therapie • Endokarditisprophylaxe im Expositionsfall • Operativer Verschluss bei $Q_p:Q_s > 2:1$, systolischem pulmonalarteriellen Druck > 50 mmHg oder schwerer Herzinsuffizienz (cave: strenge Indikation bei pulmonaler Hypertonie) • Meist im 3.–9. Lebensmonat.

▶ **Verlauf und Prognose**
Nicht operierte Patienten: Bei kleinem VSD häufig Spontanverschluss während der ersten 2 Lebensjahre, sehr gute Prognose • Bei mittelgroßem und großem VSD Gefahr der Herzinsuffizienz und der pulmonalen Hypertonie.
Nach operativer Therapie: Gute Prognose bei postoperativ normaler Ventrikelfunktion • Evtl. Vorhofflimmern durch lange Volumenbelastung • Ventrikuläre Arrhythmien • AV-Block III° (< 5%) • Relevanter Rest-VSD in 2–10%.

▶ **Was will der Kliniker von mir wissen?**
Größe und Lage des VSD • Quantifizierung des Shunts ($Q_p:Q_s > 1{,}5$) • Begleitende Aortenklappeninsuffizienz • Evtl. weitere Fehlbildungen • Zeichen der pulmonalen Hypertonie.

Differenzialdiagnose

persistierender Ductus arteriosus Botalli (PDA)	– alle intrakardialen Shunt-Vitien führen zu vermindertem Aortenfluss – PDA: prominente Aorta
Herzinsuffizienz	– Kardiomyopathien – Arrhythmien – KHK

Typische Fehler

Bei irreversiblen pulmonalarteriellen Veränderungen ist es für einen VSD-Verschluss zu spät • Cave: VSD können multipel auftreten, was ausgeschlossen werden sollte.

Ausgewählte Literatur

Otterstad JE et al. Doppler echocardiography in adults with isolated ventricular septal defect. Eur Heart J 1984; 5: 332–337

Stauder NI et al. MRI diagnosis of a previously undiagnosed large trabecular ventricular septal defect in an adult after multiple catheterizations and angiocardiograms. Br J Radiol 2001; 74: 280–282

9 Eisenmenger-Syndrom

Kurzdefinition

▶ **Definition/Pathophysiologie/Pathogenese**
Obstruktive Erkrankung der Lungengefäße aufgrund eines lang bestehenden, ausgeprägten Links-rechts-Shunts • Der pulmonalarterielle Widerstand erreicht systemische Werte • Dies führt zur Shunt-Umkehr mit bidirektionalem oder Rechts-links-Shunt.

Zeichen der Bildgebung

▶ **Methode der Wahl**
Mit Farbdoppler oder invasiver Druckmessung Shunt-Nachweis und Quantifizierung • MRT im Stadium der Evaluierung.

Klinik

▶ **Typische Präsentation**
Schwere Symptome oft erst bei Jugendlichen und Erwachsenen • Zunehmende Dyspnoe und Zyanose • Abnahme der körperlichen Belastbarkeit • Schwere Herzinsuffizienz • Angina pectoris • Paradoxe Embolien • Arrhythmie (Vorhofflimmern) • Infektiöse Endokarditis.

▶ **Therapeutische Optionen**
Meist keine spezifische Therapie möglich • Körperliche Schonung • Medikamentöse Herzinsuffizienztherapie • Sauerstofftherapie bei Zyanose • Therapie von Infektionen • Herz-Lungen-Transplantation in seltenen Fällen möglich (10-Jahre-Überlebensrate < 30%) • Senkung des pulmonalen Gefäßwiderstands durch CO-Inhalation und evtl. Prostaglandin-Infusion.

▶ **Verlauf und Prognose**
42 % der Patienten mit Eisenmenger-Syndrom erreichen das 25. Lebensjahr • Häufigste Todesursachen: plötzlicher Herztod (30%), Herzinsuffizienz (25%), Hämoptysen (15%).

▶ **Was will der Kliniker von mir wissen?**
Zeichen der RV Druckerhöhung • Zeichen einer pulmonalen Hypertonie • Shunt-Bestimmung • Befunde des zugrunde liegenden Vitiums • Pulmonaler Status.

Differenzialdiagnose

andere Vitien	– zyanotische Vitien ohne Eisenmenger-Syndrom
Dyspnoe oder Herzinsuffizienz anderer Ursachen	– Herzrhythmusstörungen – Pneumonie

Ausgewählte Literatur

Brickner ME, Hillis LD, Lange RA. Congenital heart disease in adults: second of two parts. N Engl J Med 2000; 342(5): 334–342

Hopkins WE. The remarkable right ventricle of patients with Eisenmenger syndrome. Coron Artery Dis 2005; 16: 19–25

Eisenmenger-Syndrom

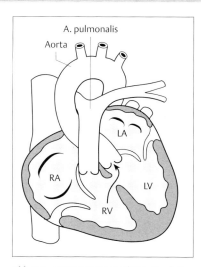

Abb. 129 Eisenmenger-Syndrom. Durch Veränderungen der kleinen Pulmonalarterien und -arteriolen (Mediahypertrophie, Intimaproliferation und Fibrose) kommt es zur Widerstandserhöhung im Lungenkreislauf und dadurch zur Shunt-Umkehr (z. B. bei begleitendem VSD, Pfeil).

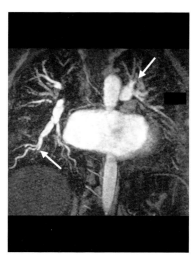

Abb. 130 Eisenmenger Syndrom bei pulmonaler Hypertonie. Kontrastverstärkte MR-Angiographie, koronare MIP: Kalibersprung zwischen zentralen und peripheren Pulmonalarterien (Pfeil).

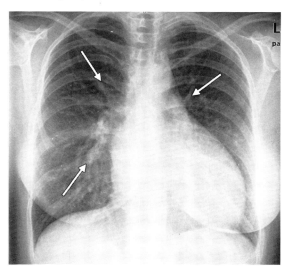

Abb. 131 Gleicher Patient. Röntgen-Thorax. Vor allem rechts deutlicher Kalibersprung zwischen zentralen und peripheren Pulmonalarterien (Pfeil).

9 Persistierender Ductus arteriosus Botalli

Kurzdefinition

▶ **Epidemiologie**
5–10% aller angeborenen Herzfehler • Höhere Inzidenz in Frühgeborenen • Verhältnis m : w = 3 : 1 • PDA ist lebenswichtig bei einigen komplexen Krankheitsbildern, z. B. HLHS, D-TGA oder Pulmonalatresie.

▶ **Pathoanatomie**
Fetale Gefäßverbindung zwischen Bifurkation der A. pulmonalis und Aorta descendens • Verschluss bei Neugeborenen in der Regel am 1. Lebenstag (bei Frühgeborenen in den ersten 3 Lebenswochen).

▶ **Ätiologie/Pathophysiologie/Pathogenese**
Systolisch-diastolischer Links-rechts-Shunt • Volumenbelastung von LA, LV, Aortenwurzel und Pulmonalgefäßen.

Zeichen der Bildgebung

▶ **Methode der Wahl**
Echo

▶ **Röntgen-Thorax**
Kardiomegalie durch Dilatation des LA und LV • Vergrößerter Durchmesser der Pulmonalgefäße und des Aortenbogens durch das Shunt-Volumen.

▶ **Echo**
Direkter Nachweis des PDA • Durchmesser • Shunt-Richtung • Druckgradient • Diastolischer Fluss • Ausschluss weiterer kardialer Fehlbildungen.

▶ **MRT**
Befunde wie Echo • Abschätzung des Shunt-Volumens mit Flussmessung.

▶ **Invasive Diagnostik**
Nur notwendig bei assoziierten komplexen zyanotischen Herzfehlern.

Klinik

▶ **Typische Präsentation**
Herzinsuffizienz • Dyspnoe • Atriale Arrhythmien • Bronchopulmonale Infekte.

▶ **Therapeutische Optionen**
Indometacinbehandlung nur bei Frühgeborenen zum Verschluss des PDA effektiv • Endokarditisprophylaxe im Expositionsfall • Operativer oder interventioneller Verschluss indiziert aufgrund des hohen Endokarditisrisikos (cave: bestehende pulmonale Hypertonie) • Interventioneller Verschluss bei PDA < 6 mm durch Coils oder Okklusionssystem.

▶ **Verlauf und Prognose**
Primäre Erfolgsrate bei interventionellem Verschluss 85% • Bei chirurgischem Verschluss > 95% (Letalität < 1%).

▶ **Was will der Kliniker von mir wissen?**
Nachweis eines PDA • Ausschluss weiterer kongenitaler Fehlbildungen • Quantifizierung des Shunt-Volumens.

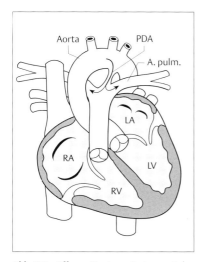 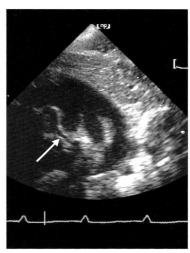

Abb. 132 Offener Ductus arteriosus. Links-rechts-Shunt. Dilatierter linker Vorhof und Ventrikel.

Abb. 133 PDA. Echo. Verbindung der Aorta mit der A. pulmonalis (Pfeil) (mit freundlicher Genehmigung L. Sieverding, Tübingen).

Differenzialdiagnose

persistierendes fetales Zirkulationssyndrom
– pulmonale Hypertonie (durch Lungenerkrankung)
– PFO
– PDA durch ausgeprägte Hypoxie

Typische Fehler

Der optimale Zeitpunkt für eine interventionelle oder operative Therapie darf nicht versäumt werden. Problematisch ist der Verschluss des PDA, nachdem sich bereits schwere obstruktive Veränderungen der Pulmonalgefäße entwickelt haben.

Ausgewählte Literatur

Ewert P. Challenges encountered during closure of patent ductus arteriosus. Pediatr Cardiol 2005; 26: 224–229

Kumpf M, Borth-Bruns T, Nollert G. Angeborene Herzfehler. In: Mewis C, Riessen R, Spyridopoulos I (eds.). Kardiologie compact. Stuttgart: Thieme; 2004

9 Bikuspide Aortenklappe

Kurzdefinition

- **Epidemiologie**
  Häufigste angeborene Fehlbildung der Aortenklappe (Prävalenz 2%) • Erhöhte Rate an Aortendissektionen • Oft assoziiert mit Aortenisthmusstenosen und Marfan-Syndrom • Verhältnis m : w = 4 : 1.
- **Pathoanatomie**
  Aortenklappe mit 2 Klappentaschen, wodurch die mechanische Belastung deutlich erhöht ist • Häufigste Manifestiation ist beim Kleinkind die Stenose • Beim jungen Erwachsenen häufiger Insuffizienz • Im höheren Alter atherosklerotische Stenose.

Zeichen der Bildgebung

- **Methode der Wahl**
  Echo
- **Röntgen-Thorax**
  Unauffällig bei funktionsfähiger Aortenklappe • Evtl. Zeichen der Aortenklappenstenose oder -insuffizienz.
- **Echo**
  Aortenklappe mit 2 Klappentaschen • Evtl. Aortenklappenstenose oder -insuffizienz und deren Quantifizierung mittels Farbdoppler • Beurteilung der LV-Funktion • Evtl. begleitende Fehlbildungen (z. B. gehäuft bei ISTA).
- **MRT**
  Befunde wie Echo • Genauere Quantifizierung der Regurgitationsfraktion (Phasenkontrast-Flussmessung) • Besserer Nachweis von Fehlbildungen der großen Gefäße (MR-Angiographie).
- **Invasive Diagnostik**
  Präoperative Koronarangiographie zum Ausschluss einer KHK bei älteren Patienten.

Klinik

- **Typische Präsentation**
  In jungen Jahren oft asymptomatisch • Im Alter von 40–60 Jahren Aortenklappenstenose oder -insuffizienz.
- **Therapeutische Optionen**
  Aortenklappenersatz bei relevanter Funktionsstörung.
- **Verlauf und Prognose**
  Prädisponiert zur vorzeitigen Aortenklappendegeneration und Vegetationen im Rahmen einer Endokarditis • Vor Eingriffen mit potenzieller Bakteriämie (z. B. Zahneingriffe, Endoskopie) Endokarditisprophylaxe.
- **Was will der Kliniker von mir wissen?**
  Funktionsstörung (Insuffizienz, Stenose) • Hämodynamische Quantifizierung.

Bikuspide Aortenklappe

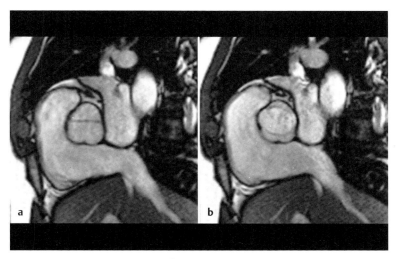

Abb. 134 Bikuspide Aortenklappe. MRT, SSFP-Sequenz, Aufnahme parallel zur Aortenklappenebene: 2 Klappentaschen in geschlossenem (Diastole, **a**) und geöffnetem Zustand (Systole, **b**).

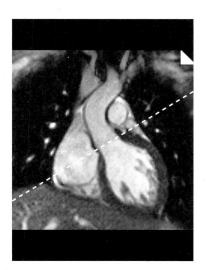

Abb. 135 MRT, SSFP-Sequenz: Darstellung des LVOT. Die Linie veranschaulicht die Schichtführung parallel zur Klappenebene.

Bikuspide Aortenklappe

Differenzialdiagnose

degenerative Aortenklappenstenose	– atherogene Risikofaktoren – Verkalkung der Klappe
rheumatische Aortenklappenveränderungen	– Fusion der Kommissuren mit Fibrose und Verdickung der Klappensegel – fast immer Kombination mit rheumatischem Mitralvitium

Typische Fehler

Bei Patienten mit ISTA muss wegen des gehäuften Auftretens einer bikuspiden Aortenklappe stets auf diese geachtet und die Aortenklappe entsprechend untersucht werden (Echo).

Ausgewählte Literatur

Borth-Bruns T, Eichler A (eds.). Pädiatrische Kardiologie. Berlin, Heidelberg: Springer; 2004

Kumpf M, Borth-Bruns T, Nollert G. Angeborene Herzfehler. In: Mewis C, Riessen R, Spyridopoulos I (eds.). Kardiologie compact. Stuttgart: Thieme; 2004

Aortenisthmusstenose (ISTA)

Kurzdefinition

- **Epidemiologie**
  Synonym: Coarctatio aortae (CoA) • 7% aller angeborenen Herzfehler • Verteilung m : w = 1,5 : 1 • Beim Turner-Syndrom in 35%.
- **Pathoanatomie**
  Kurzstreckige, membranartige Stenose distal des Abgangs der linken A. subclavia am Lig. arteriosum aortae • In 50% isolierte ISTA mit/ohne PDA und Kollateralkreisläufen • In weiteren 50% weitere kardiovaskuläre Fehlbildungen.
- **Ätiologie/Pathophysiologie/Pathogenese**
  Arterielle Hypertonie der oberen Körperhälfte • Hypotonie um mehr als 20 mmHg in der unteren Körperhälfte • Hypertonie wahrscheinlich durch Minderperfusion der Nieren.

Zeichen der Bildgebung

- **Methode der Wahl**
  Echo für die Primärdiagnose • MRT zur Verlaufskontrolle bei höherem Lebensalter.
- **Röntgen-Thorax/CT**
  Indirekte Zeichen der LV-Hypertrophie • Rippenusuren • Umgekehrtes Epsilon-Zeichen • Evtl. direkter Nachweis der ISTA (mit der CT-Angiographie immer möglich) • Strenge Indikation zur CT, vorrangig im Rahmen der frühen posttherapeutischen Verlaufskontrolle.
- **Echo/MRT**
  Ausmaß und Lage der Isthmusstenose • Assoziierte Fehlbildungen • Abschätzung des Stenosegradienten mit Farbdoppler (Echo) oder Flussmessung (Phasenkontrasttechnik, MRT) • Stenosejet als Nachweis der Flussbehinderung • Aortenklappeninsuffizienz (gehäuft bikuspide Aortenklappe).
- **Invasive Diagnostik**
  Zurückhaltende Indikation, z. B. für die invasive Messung des Druckgradienten oder im Rahmen einer interventionellen Therapie • Koronarangiographie.

Klinik

- **Typische Präsentation**
  Oft asymptomatisch • Symptome der arteriellen Hypertonie (Kopfschmerzen, Schwindel, Epistaxis, Palpitationen) • Patienten über 40 Jahre zeigen oft Zeichen der Herzinsuffizienz • Hypertonie der oberen Körperhälfte • Fehlende oder abgeschwächte Femoralispulse.
- **Therapeutische Optionen**
  Operation oder interventioneller Eingriff bei systolischem Ruhedruckgradienten über 20–30 mmHg, bei Einengung des Aortenlumens über 50%, ausgeprägten Kollateralkreisläufen oder einer Zunahme des Druckgradienten unter Belastung • Im Neugeborenen- oder Säuglingsalter ist die operative Resektion des stenosierten Segments und End-zu-End-Anastomose die Methode der Wahl (OP-Letalität 1–1,4%) • Evtl. Interpo-

9 Aortenisthmusstenose (ISTA)

Abb. 136 Schema einer isolierten Aortenisthmusstenose (ISTA) distal der linken A. subclavia. Linksventrikuläre Myokardhypertrophie durch Druckbelastung des linken Ventrikels.

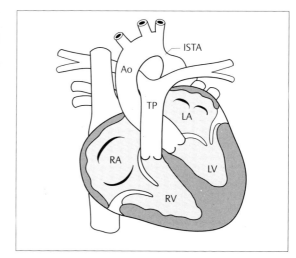

Abb. 137 5-jähriger Patient mit ISTA. MR-Angiographie, Schräge sagittale MIP. Aortenisthmusstenose nach Abgang der supraaortalen Gefäße (Pfeile).

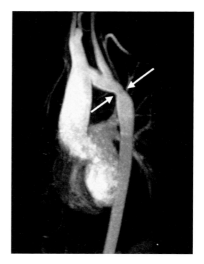

sition einer Gefäßprothese • Bei Erwachsenen oder Restenosen perkutane Ballondilatation möglich (Komplikation: Ruptur, Aneurysmabildung, Dissektion).
Nachsorge: Postoperativ Endokarditisprophylaxe für mindestens 6 Monate • Kontrolluntersuchung zum Ausschluss von Restenosen oder Aneurysmabildung • Postoperative paradoxe Rebound-Hypertonie (Betablockergabe).

▶ **Verlauf und Prognose**
Mittlere Lebenserwartung ohne Therapie ca. 35 Jahre, ca. 90% Letalität bis zum 60. Lebensjahr • Häufigste Todesursachen: Linksherzversagen (28%), Aortenruptur/Aortendissektion (21%), Endokarditis (18%), Hirnblutung (12%), Insuffizienz der oft bikuspiden Aortenklappe.

▶ **Was will der Kliniker von mir wissen?**
Gefäßdurchmesser im Bereich der ISTA • Druckgradient • Kollateralgefäße • Begleitende kardiale Fehlbildungen (z.B. bikuspide Aortenklappe, VSD).

Differenzialdiagnose

HLHS	– hypoplastischer LV
	– Herzinsuffizienz bei Neugeborenen
	– duktusabhängige Systemperfusion
	– retrograder Fluss in hypoplastischer Aorta ascendens
unterbrochener Aortenbogen	– Blutfluss in Aorta descendens über PDA
Pseudoisthmusstenose	– Elongation und Kinking der Aorta ohne Stenosierung

Typische Fehler

Eine Kombination mit anderen Fehlbildungen ist häufig und muss im Rahmen der bildgebenden Diagnostik abgeklärt werden: Aortenbogenhypoplasie, Anomalien der Kopf- und Halsgefäße (A. lusoria, 5%), bikuspidale Aortenklappe (bis zu 85%), Mitralklappenanomalien oder VSD.

Ausgewählte Literatur

de Divitiis M et al. Arterial hypertension and cardiovascular prognosis after successful repair of aortic coarctation: a clinical model for the study of vascular function. Nutr Metab Cardiovasc Dis 2005; 1: 382–394

Kumpf M, Borth-Bruns T, Nollert G. Angeborene Herzfehler. In: Mewis C, Riessen R, Spyridopoulos I (eds.). Kardiologie compact. Stuttgart: Thieme; 2004

9 Aortenbogenanomalien

Kurzdefinition

- **Epidemiologie**
  - doppelter Aortenbogen (DAo): häufigste Gefäßringfehlbildung (40–55%) • Selten mit anderen Fehlbildungen assoziiert.
  - retroösophageal verlaufender rechter Aortenbogen (RAo, 30%): Bei 25% der Patienten mit TOF, in 30–40% bei Truncus arteriosus.
- **Ätiologie/Pathoanatomie**
  Fehlerhafte Obliteration der 4. Schlundbogenarterie • Hierdurch Kompression von Trachea und/oder Ösophagus (seltener bei rechtem Aortenbogen).

Zeichen der Bildgebung

- **Methode der Wahl**
  Im Kleinkindesalter Echo • Im Erwachsenenalter MRT
- **Röntgen-Thorax**
  - DAo: Weichteilschatten beidseits der Trachea • Beidseitige Trachealeinengung.
  - RAo: Weichteilschatten rechts der Trachea • Rechtsseitige Trachealeinengung/-verlagerung.
- **Ösophagusbreischluck**
  In a.p. Projektion beidseitige Einengung des Ösophagus auf unterschiedlicher Höhe • In lateraler Projektion prominente posteriore Einengung des Ösophagus.
- **Echo**
  Darstellung 2 separater Aortenbögen, jeweils mit Abgängen einer A. carotis und A. subclavia.
- **CT/MRT**
  Nachweis des doppelten bzw. rechten Aortenbogens • Rechter Bogen oft dominierend (75%) • Rechter Bogen liegt oft superior/posterior und verläuft häufig dorsal des Ösophagus.

Klinik

- **Typische Präsentation**
  - DAo: oft im Neugeborenenalter bereits Stridor und Atemnot • Bei Nahrungsaufnahme nimmt die Symptomatik zu.
  - RAo: häufig asymptomatisch • gehäuft pulmonale Infektionen • Stridor.
- **Therapeutische Optionen**
  - DAo: Thorakotomie mit Durchtrennung des kleineren Aortenbogens.
  - RAo: evtl. Aortopexie • Durchtrennung eines symptomatischen Lig. arteriosum.
- **Verlauf und Prognose**
  Bei bis zu 30% der Patienten weiter bestehende Symptomatik mit Atemwegsobstruktion/-kompression • Tracheomalazie • Evtl. weitere OP mit Aortopexie • Prognose abhängig von assoziierten Fehlbildungen.
- **Was will der Kliniker von mir wissen?**
  Begleitende Herzfehler • Einengung oder Verlagerung von Trachea, Bronchus oder Ösophagus.

Aortenbogenanomalien 9

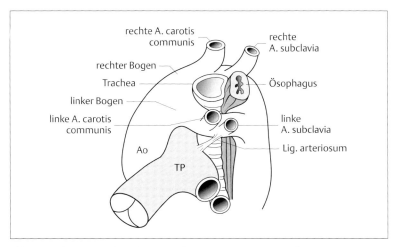

Abb. 138 Schema eines doppelten Aortenbogens mit dominantem rechten Bogen.

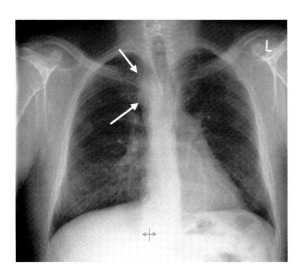

Abb. 139 36-jähriger Patient mit rechtsseitigem Aortenbogen (Pfeil). Röntgen-Thorax: Trachealverlagerung nach links.

Differenzialdiagnose

Schlingenbildung der linken Pulmonalarterie (pulmonary sling)	– Kompression der posterioren Trachea und der anterioren Zirkumferenz des Ösophagus
Hohlvenen Kompressionssyndrom	– Kompression des vorderen Anteils der Trachea – keine Kompression des Ösophagus

Typische Fehler

Ein rechts deszendierender Aortenbogen muss nicht zwingend mit einem gravierenden kongenitalen Vitium einhergehen.

Ausgewählte Literatur

Borth-Bruns T, Eichler A (eds.). Pädiatrische Kardiologie. Berlin, Heidelberg: Springer; 2004

Heterotaxiesyndrom

Kurzdefinition

- **Epidemiologie**
  1–3% aller angeborenen Herzfehler.
- **Pathophysiologie**
  Abhängig vom zugrunde liegenden Herzfehler.
- **Pathoanatomie**
  Es gibt 2 Subtypen:
  - Asplenie-Syndrom: Asplenie • Gleichseitige V. cava inferior und Aorta • Beidseitige V. cava superior • Beidseits 3 Lungenlappen • Abnorme Lungenvenenmündungen • Schwere zyanotische Herzfehler (AVSD, DORV, TGA, Pulmonalstenose/-atresie).
  - Polysplenie-Syndrom: Polysplenie • Dilatierte V. azygos • Keine infrahepatische V. cava inferior • Beidseitige V. cava superior • Beidseits 2 Lungenlappen • Weniger schwere Herzfehler (gemeinsamer Vorhof, VSD).

Zeichen der Bildgebung

- **Methode der Wahl**
  Zur Diagnostik des Herzfehlers: Echo • Mit zunehmendem Lebensalter MRT
- **Röntgen-Thorax/CT**
  - Asplenie-Syndrom: bilateral kleiner Lobärspalt • Kardiomegalie • Lungenödem.
  - Polysplenie-Syndrom: kein kleiner Lobärspalt • Weiter Karinawinkel • Prominenter Azygosschatten • Auf Seitbild V. cava inferior nicht erkennbar.
- **Echo/MRT**
  Segmentale Beschreibung der Herzanatomie im Rahmen der zugrunde liegenden Fehlbildung • Lungenvenenfehlmündung • Ventrikelfunktion • Evtl. Abschätzung der Druckverhältnisse im kleinen Kreislauf mit Farbdoppler • MRT: Flussquantifizierung (Phasenkontrasttechnik) zur Bestimmung der evtl. vorliegenden Shunt-Volumina.
- **Invasive Diagnostik**
  Indikation abhängig vom zugrunde liegenden komplexen Herzfehler • Evtl. angiographische Darstellung der Shunt-Verhältnisse und deren Quantifizierung • Präoperativ evtl. systematische invasive Druckmessung der Herzkammern und großen Gefäße.

Klinik

- **Typische Präsentation**
  Asplenie Syndrom: schwere Zyanose • Pulmonale Infektionen • Evtl. Malrotation mit Volvulus, fehlender Gallenblase und extrahepatischer Gallengangsatresie.
- **Therapeutische Optionen**
  - Asplenie Syndrom: Prostaglandin E_1 zur Offenhaltung eines offenen Ductus arteriosus • Antibiose • Eine frühe chirurgische biventrikuläre Korrektur wird angestrebt • Evtl. univentrikuläre Korrektur (Fontan-Operation).
  - Polysplenie-Syndrom: Anastomose der V. azygos auf die Pulmonalstrombahn.
- **Verlauf und Prognose**
  Unbehandelt versterben 85% (Asplenie-Syndrom) bzw. 65% (Polysplenie-Syndrom) der Neugeborenen innerhalb von 1 Jahr.

Heterotaxiesyndrom

▶ **Was will der Kliniker von mir wissen?**
Rechtsisomerie (3 Lungenlappen rechts und links, Asplenie, Leber mittelständig) •
Linksisomerie (2 Lungenlappen rechts und links, Polysplenie, Leber mittelständig) •
Anatomie • Funktioneller und hämodynamischer Status des begleitenden, oft komplexen Herzfehlers.

Differenzialdiagnose

totaler Situs inversus	– alle Organe spiegelverkehrt
	– normalerweise keine kardialen Fehlbildungen
	– assoziiert mit Kartagener-Syndrom
Dextroversion des Herzens	– Herz in rechtem Thorax
	– Herzspitze weiterhin nach links gerichtet

Typische Fehler

Komplexe Fehlbildungen einschließlich kongenitaler Herzfehler werden oft im Rahmen der Pränataldiagnostik bereits intrauterin erkannt. Bei klinisch auffälligen Säuglingen sollte stets an ein kongenitales Vitium gedacht werden und frühzeitig eine echokardiographische Abklärung durchgeführt werden.

Ausgewählte Literatur

Borth-Bruns T, Eichler A (eds.). Pädiatrische Kardiologie. Berlin, Heidelberg: Springer; 2004

Trikuspidalatresie

Kurzdefinition

- **Epidemiologie**
  3% aller angeborenen Herzfehler • In 30% assoziierte Fehlbildungen (ISTA, persistierende linke obere Hohlvene).
- **Pathoanatomie**
  Trikuspidalklappe nicht oder nur als Membran angelegt • Interatriale Verbindung lebensnotwendig • Meist PFO • Die großen Gefäße entspringen in Normal- oder Transpositionstellung • Entwicklung des RV und des Truncus pulmonalis abhängig von Vorliegen und Größe eines VSD.
- **Pathophysiologie**
  Ein Links-rechts-Shunt auf Vorhof- und Ventrikelebene (über VSD) ergibt eine duktusunabhängige Durchblutung der Lungen • Die Lunge wird sonst über einen PDA perfundiert • Zyanose aufgrund Blutdurchmischung im linken Vorhof.

Zeichen der Bildgebung

- **Methode der Wahl**
  Echo • Mit zunehmendem Lebensalter (postoperativ) MRT.
- **Röntgen-Thorax**
  Kardiomegalie • Variable Lungengefäßzeichnung.
- **Echo/MRT**
  Vorhofgröße • Bestimmung des Gradienten über dem VSD (Farbdoppler) • LV-Funktion.
- **Invasive Diagnostik**
  In seltenen Fällen Pulmonalisangiographie und invasive Druckmessung.

Klinik

- **Typische Präsentation**
  Zyanose oder Herzinsuffizienz dominieren je nach Ausmaß der Lungenperfusion • Kritischer Zustand bei Duktusabhängigkeit und Konstriktion des PDA • Hypoxämische Anfälle bei älteren Kindern • Folgezustände der chronischen Zyanose und Polyglobulie (Schlaganfall, Hirnabszess, Gerinnungsstörungen).
- **Therapeutische Optionen**
  Evtl. Prostaglandin E_1 • Herzinsuffizienztherapie • Endokarditisprophylaxe • Bei drucktrennender interatrialer Verbindung evtl. Rashkind-Prozedur • Palliative chirurgische Behandlung mit Fontan-Operation.
- **Verlauf und Prognose**
  Unbehandelt sterben 80–90% innerhalb des 1. Lebensjahres • Nach operativer Palliation Fontan-spezifische Spätprobleme.
- **Was will der Kliniker von mir wissen?**
  Stellung der großen Arterien • Größe der Herzhöhlen • ASD • VSD • LV-Funktion • Zeichen der pulmonalen Hypertonie • Mitralklappenfunktion.

9 Trikuspidalatresie

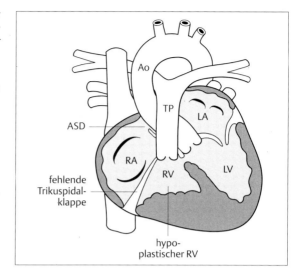

Abb. 140 Schema der Trikuspidalatresie. Verbindung zwischen Vorhöfen und Ventrikeln mit Durchmischung von sauerstoffarmem und sauerstoffreichem Blut. Hypoplastischer rechter Ventrikel.

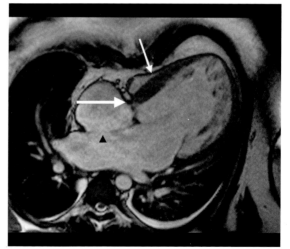

Abb. 141 Trikuspidalatresie. MRT, SSFP-Sequenz, Vierkammerblick: Fehlende Trikuspidalklappe (langer Pfeil) und hypoplastischer rechter Ventrikel (Pfeil). Vorhofseptumdefekt zwischen dem rechten und dem dilatierten linken Vorhof (Pfeilspitze).

Differenzialdiagnose

Ebstein Anomalie	– Trikuspidalklappe herzspitzenwärts verlagert
	– großer RA
	– kleiner, aber vorhandener RV

Ausgewählte Literatur

Borth-Bruns T, Eichler A (eds.). Pädiatrische Kardiologie. Berlin, Heidelberg: Springer; 2004

Truncus arteriosus communis

Kurzdefinition

▶ **Epidemiologie**
Weniger als 1% aller angeborenen Herzfehler ● Oft assoziiert mit rechtsdeszendierendem Aortenbogen (30–40%) und DiGeorge-Syndrom.

▶ **Pathoanatomie**
Aus einem gemeinsamen arteriellen Trunkus gehen die koronare, systemische und pulmonale Zirkulation hervor ● Großer perimembranöser VSD direkt unterhalb des Trunkusabgangs ● Trunkusklappe bikuspide, trikuspide oder quadrikuspide ● Oft Klappeninsuffizienz ● Häufig Kombination mit Koronar- und Aortenbogenanomalien.

Zeichen der Bildgebung

▶ **Methode der Wahl**
Echo

▶ **Röntgen-Thorax**
Kardiomegalie ● Prominente Pulmonalgefäße ● Schmales Mediastinum ● Evtl. rechtsdeszendierender Aortenbogen.

▶ **Echo**
Darstellung des TAC mit Abgang aus beiden Ventrikeln ● Hoher VSD ● Gemeinsame Trunkusklappe ● Untersuchung und Quantifizierung der Ventrikel-. und Klappenfunktion.

▶ **CT**
Die CT-Angiographie zeigt das Verhältnis der Pulmonalarterienabgänge vom TAC sowie MAPCA.

▶ **MRT**
Befunde wie Echo ● Genaue morphologische Darstellung des thorakalen Gefäßverlaufs mit Pulmonalarterien und MAPCA (MR-Angiographie) ● Quantifizierung einer Klappeninsuffizienz (Phasenkontrastmessung).

▶ **Invasive Diagnostik**
Selten für die Primärdiagnostik notwendig ● Gleichzeitige Kontrastierung von Aorta und Pulmonalarterien ● Ausschluss von Koronaranomalien ● Evtl. invasive Druckmessung.

Klinik

▶ **Typische Präsentation**
Herzinsuffizienz in den ersten Lebenstagen und -wochen v.a. durch ausgeprägten Links-rechts-Shunt ● Ohne Operation sterben fast alle Kinder innerhalb von 6–12 Monaten.

▶ **Therapeutische Optionen**
Primärkorrektur in den ersten Lebenstagen ● Verbindung des RV über ein Conduit oder Homograft mit dem Pulmonalisstamm oder Pulmonalarterien (Rastelli-Operation) ● VSD-Patch-Verschluss ● Rekonstruktion des Aortenbogens ● Niedrige Letalität bei unkomplizierten Korrekturen (ca. 5–10%).

Truncus arteriosus communis

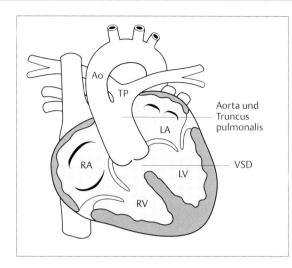

Abb. 142 Schema eines Truncus arteriosus (Typ I) mit gemeinsamer Trunkusklappe, die über einem hohen VSD „reitet". Aus dem Truncus entspringt die Aorta und die Pulmonalarterie (Aufteilung in linke und rechte A. pulmonalis). Durch die Vermischung des Blutstroms in den Ventrikeln und dem gemeinsamen Truncus kommt es zur Zyanose.

▶ **Verlauf und Prognose**
Ohne operative Therapie 1-Jahr-Überlebensrate ca. 10 % • Klinische Besserung bei (irreversibler) pulmonalvaskulärer Widerstandserhöhung (3–4 Monate) • Nach operativer Korrektur 10-Jahre-Überlebensrate ca. 80 %.

▶ **Was will der Kliniker von mir wissen?**
Abschätzung des OP-Risikos • Trunkusklappeninsuffizienz • Koronararterienanatomie • Evtl. Druckgradient über der Pulmonalstenose • MAPCA.

Differenzialdiagnose

aortopulmonales Fenster	– Verbindung zwischen Aorta und Pulmonalarterie durch Fehlbildung des aortopulmonalen Septums – Pulmonalklappe und A. pulmonalis sind jedoch ausgebildet
TGA	– ausgeprägte Zyanose – duktusabhängig – frühere Symptomatik

Ausgewählte Literatur

Borth-Bruns T, Eichler A (eds.). Pädiatrische Kardiologie. Berlin, Heidelberg: Springer; 2004

Donnelly LF, Higgins CB. MR imaging of conotruncal abnormalities. AJR Am J Roentgenol 1996; 166: 925–928

Cor triatriatum

Kurzdefinition

- **Epidemiologie**
  Sehr seltener angeborener Herzfehler (ca. 0,1 %).
- **Ätiologie/Pathophysiologie/Pathogenese**
  Unvollständige Einbeziehung des embryonalen Sammelgefäßes der Lungenvenen in die Wand des linken Vorhofs • Entspricht funktionell einer Mitralstenose • Oft assoziiert mit Lungenvenenfehlmündung (10%), PDA, VSD, Shone-Komplex oder Ebstein-Anomalie • Druckerhöhung im linken Vorhof mit postkapillärer pulmonaler Hypertonie • Entscheidend ist die Größe des Ostiums zwischen dritter Kammer und linkem Vorhof • Reduziertes HZV • Druckbelastung des RV.

Zeichen der Bildgebung

- **Methode der Wahl**
  Echo
- **Röntgen-Thorax**
  Kardiomegalie • Chronisch gestaute Lungengefäße • Evtl. akutes Lungenödem • Pleuraerguss.
- **Echo**
  Anatomische Darstellung des Konfluens • Bestimmung des Gradienten über der Öffnung • Beurteilung der Herzfunktion, insbesondere des RV • Myokardhypertrophie.
- **MRT/CT**
  Kardiale Anatomie • Zusätzliche atriale Kammer • MRT insbesondere zum Ausschluss weiterer vaskulärer oder kardialer Fehlbildungen • Genaue Bestimmung der RV- und LV-Funktion • Evtl. Flussbeschleunigung über der atypischen Öffnung (Stenosejet).
- **Invasive Diagnostik**
  Evtl. invasive Druckmessung bei Verdacht auf pulmonale Hypertonie.

Klinik

- **Typische Präsentation**
  Früh Symptome der Lungenstauung • Rechtsherzinsuffizienz • Herzrhythmusstörungen • Rezidivierende pulmonale Infekte • Tachypnoe • Chronischer Husten.
- **Therapeutische Optionen**
  Medikamentöse Therapie der Herzinsuffizienz • Bei VHF Antikoagulation • Chirurgische Eröffnung des Konfluens und breite Anastomosierung der Hinterwand des LA.
- **Verlauf und Prognose**
  Ein geringer Teil der Patienten entwickelt nach Korrektur behandlungsrefraktäre Lungenvenenstenosen mit ungünstiger Prognose • In 80–90% normale Lebenserwartung.
- **Was will der Kliniker von mir wissen?**
  Größe des Ostiums • Pulmonale Hypertonie • Begleitende Fehlbildungen.

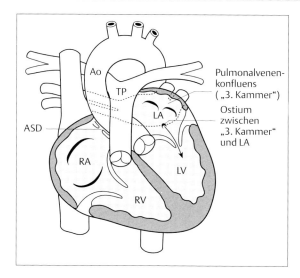

Abb. 143 Schema des Pulmonalvenenkonfluens, der als „dritte Kammer" mit flussbegrenzender Öffnung zwischen Kammer und linkem Vorhof wirkt (funktionell Mitralstenose).

Differenzialdiagnose

valvuläre Mitralstenose
– normale Anatomie des Herzens
– morphologische Veränderungen der Mitralklappe

Typische Fehler

Ein Teil der Patienten erreicht bei geringer hämodynamischer Relevanz der Fehlbildung noch vor Diagnose das Erwachsenenalter (heute durch Verbreitung der Echokardiographie immer seltener).

Ausgewählte Literatur

Borth-Bruns T, Eichler A (eds.). Pädiatrische Kardiologie. Berlin, Heidelberg: Springer; 2004

9 Scimitar-Syndrom

Kurzdefinition

- **Definition**
  Sehr seltene Form einer partiellen Lungenvenenfehlmündung. Alle oder ein Teil der Lungenvenen der rechten Seite münden in eine Vene, die in Zwerchfellhöhe in die V. cava inferior drainiert. Das Sammelgefäß verläuft bogenförmig und erinnert daher an ein türkisches Krummschwert (Scimitar).
- **Epidemiologie**
  In 25% der Fälle mit anderen Fehlbildungen verbunden • ASD (häufig) • VSD • TOF • PDA • Evtl. Fehlbildungen des Zwerchfells.
- **Ätiologie/Pathophysiologie/Pathogenese**
  Links-rechts-Shunt zum RA (entspricht der Pathophysiologie des ASD).
- **Pathoanatomie**
  Hypoplasie der rechten Lunge • Fehlerhafte Verbindung der rechten Pulmonalvenen zur V. cava inferior (partielle Lungenvenenfehlmündung).

Zeichen der Bildgebung

- **Methode der Wahl**
  Röntgen-Thorax (Blickdiagnose)
- **Röntgen-Thorax/CT**
  Hypoplasie der rechten Lunge • Evtl. Dextroversion des Herzens (nicht Dextrokardie) • Prominenter RA • Scimitarvene • Indikation zur CT bei weiterführenden Fragestellungen zur pulmonalen Situation.
- **Echo**
  Einmündung der Scimitarvene • Keine rechten Lungenvenen in LA mündend • Ausschluss weiterer kardialer Fehlbildungen.
- **MRT**
  Befunde wie Echo • Nachweis der Scimitarvene • Quantifizierung des Shunt-Volumens • Übersichtsdarstellung mit KM-verstärkter MR-Angiographie.
- **Invasive Diagnostik**
  Evtl. atypische arterielle Versorgung der rechten Lunge (aus Truncus coeliacus, rechter Nierenarterie oder deszendierender Aorta) • Scimitarvene kontrastiert während venöser Phase der Pulmonalisangiographie.

Klinik

- **Typische Präsentation**
  Die Symptomatik hängt vom Lebensalter ab:
  - Neugeborene: Herzinsuffizienz • Volumenbelastung des rechten Herzens • Pulmonale Hypertonie,
  - Kindesalter: häufig pulmonale Infektionen • Abhängig von der Shunt-Größe.
- **Therapeutische Optionen**
  Therapie abhängig vom Shunt-Volumen • Umleiten der rechten Pulmonalvene(n) in den linken Vorhof • Interventionelle Embolisation atypischer arterieller Zuflüsse zur rechten Lunge.

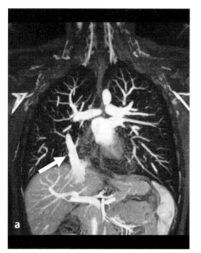 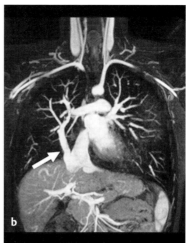

Abb. 144 Patient mit Scimitar-Syndrom. Kontrastverstärkte MR-Angiographie, koronare Schichten (Dünnschicht MIP): Die Scimitarvene drainiert in die untere Hohlvene (Pfeil).

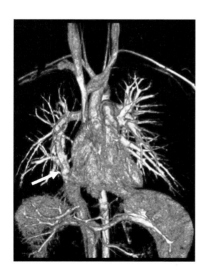

Abb. 145 Gleicher Patient. Kontrastverstärkte MR-Angiographie (VRT): Verbindung der Scimitarvene zur unteren Hohlvene (Pfeil).

9 Scimitar-Syndrom

Abb. 146 Scimitar-Syndrom und Dextrokardie. Röntgen-Thorax p. a.: Fehlender Herzschatten links. Rechts stellt sich die Scimitarvene dar, die in die untere Hohlvene drainiert (Pfeil).

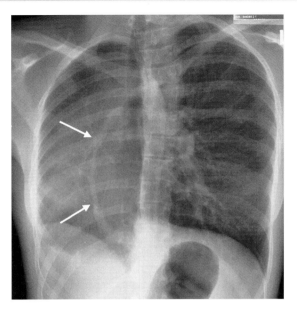

- **Verlauf und Prognose**
  Mäßige bis schlechte Prognose bei symptomatischen Neugeborenen • Gute Prognose nach operativer Korrektur oder bei asymptomatischen erwachsenen Patienten.
- **Was will der Kliniker von mir wissen?**
  Anatomische Befunde • Shunt-Volumen • Weitere Fehlbildungen.

Differenzialdiagnose

andere Formen der partiellen Lungenvenenfehlmündung	– Anatomie der Lungenvenen prüfen
isolierte Hypoplasie der rechten Lunge	– regelrechte Mündung der Lungenvenen

Typische Fehler

Bei Zufallsbefund eines Scimitar-Syndroms (Röntgen-Thorax) und gering symptomatischen Patienten sollte die hämodynamische Bedeutung mit weiterführender Diagnostik quantifiziert werden.

Ausgewählte Literatur

Kramer U et al. Scimitar syndrome: morphological diagnosis and assessment of hemodynamic significance by magnetic resonance imaging. Eur Radiol 2003; 13 [Suppl 4]: L147–150

Atrioventrikulärer Septumdefekt (AVSD)

Kurzdefinition

- **Epidemiologie**
  2% aller angeborenen Herzfehler ● In 30–40% assoziiert mit Trisomie 21 ● Häufigste Begleitfehlbildungen: PDA (10%), Fallot-Tetralogie (ca. 6%).
- **Pathoanatomie/Einteilung**
  Partieller AVSD. ASD I (Ostium-primum-Defekt) ● Intaktes Ventrikelseptum ● Spaltbildung in der Mitralklappe ● 2 separate AV-Klappenringe.
  Kompletter AVSD. Meist gemeinsame AV-Klappe und großer VSD ● In 50% Mitralklappeninsuffizienz ● Evtl Hypoplasie eines Ventrikels.
- **Ätiologie/Pathophysiologie/Pathogenese**
  Bei partiellem AVSD Druckverhältnisse im RV nur mäßig erhöht ● Bei komplettem AVSD oft großer Links-rechts-Shunt mit Druckangleich zwischen RV und LV.

Zeichen der Bildgebung

- **Methode der Wahl**
  Echo
- **Röntgen-Thorax**
  Kardiomegalie ● Prominentes Pulmonalissegment ● Vermehrte Lungengefäßzeichnung ● Interstitielle Zeichnungsvermehrung bei Herzinsuffizienz.
- **Echo**
  Größe und Lage des ASD und VSD ● Anatomie der Klappen ● AV-Klappenöffnung ● Größe und Funktion des RV und LV.
- **MRT**
  Anatomische Verhältnisse ● Herzfunktion ● Abschätzung des Shunt-Volumens mit Flussquantifizierung in der Pulmonalarterie und Aorta ascendens ● Nachweis einer begleitenden Klappeninsuffizienz.
- **Invasive Diagnostik**
  Selten für die Primärdiagnose erforderlich ● Invasive Druckmessung bei Verdacht auf pulmonale Hypertonie.

Klinik

- **Typische Präsentation**
  Bei kleinen partiellem AVSD oft asymptomatisch ● Bei komplettem AVSD Herzinsuffizienz im Säuglingsalter ● Atriale Arrhythmien ● AV-Blockbilder ● Pulmonale Infekte ● Subaortenstenose ● Verlängerte AV-Überleitung ● RV-Hypertrophie ● Gelegentlich kompletter RSB.
- **Therapeutische Optionen**
  Bei manifester Herzinsuffizienz medikamentöse Therapie ● Endokarditisprophylaxe im Expositionsfall ● Operativer Verschluss bei anhaltenden atrialen Arrhythmien, eingeschränkter Ventrikelfunktion, Insuffizienz der linken AV-Klappe oder signifikanter Subaortenstenose ● OP-Zeitpunkt bei komplettem AVSD im 1. Lebensjahr mit Verschluss der Defekte ● Rekonstruktion der AV-Klappen.

9 Atrioventrikulärer Septumdefekt (AVSD)

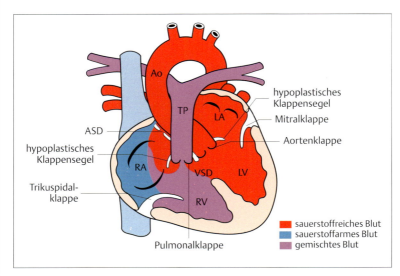

Abb. 147 Schema eines kompletten AVSD mit ASD (Ostium primum) und hohem perimembranösen VSD.

Abb. 148 AVSD. Echo, Vierkammerblick: Kompletter Defekt des Septum primum (Pfeil) und des perimembranösen Septums (Pfeilspitze) (mit freundlicher Genehmigung L. Sieverding, Tübingen).

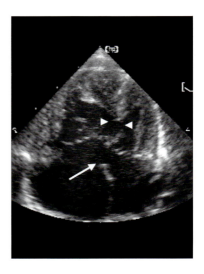

Atrioventrikulärer Septumdefekt (AVSD)

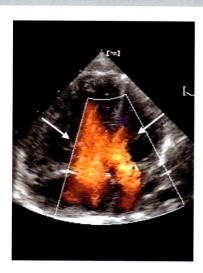

Abb. 149 Gleicher Patient. Farbdoppler, Vierkammerblick: Systolischer Shunt zwischen linkem und rechtem Ventrikel (Pfeil) (mit freundlicher Genehmigung L. Sieverding, Tübingen).

▶ **Verlauf und Prognose**
Bei komplettem AVSD irreversible pulmonale Hypertonie bereits nach 6–12 Monaten • Perioperative Letalität 5–10% • Postoperative Komplikationen: Mitralklappeninsuffizienz oder -stenose (5–10%), Subaortenstenose (<5%), totaler AV Block, Sinusknotendysfunktion.

▶ **Was will der Kliniker von mir wissen?**
Morphologischer Status • Partieller oder kompletter AVSD • Klappen- und Ventrikelfunktion • Shunt-Volumen • Zeichen der Herzinsuffizienz.

Differenzialdiagnose

Isolierter ASD oder VSD (in Abhängigkeit vom Shunt-Volumen ähnliche Klinik).

Ausgewählte Literatur

Borth-Bruns T, Eichler A (eds.). Pädiatrische Kardiologie. Berlin, Heidelberg: Springer; 2004

Brickner ME, Hillis LD, Lange RA. Congenital heart disease in adults: first of two parts. N Engl J Med 2000; 342: 256–263

Ebstein-Anomalie

Kurzdefinition

- **Epidemiologie**
  Seltener angeborener Herzfehler (< 1%) • Keine Geschlechtsprädisposition.
- **Pathoanatomie**
  Anatomische und funktionelle Defekte der Trikuspidalklappe • Verlagerung der Trikuspidalklappe in den rechten Ventrikel • Konsekutive Trikuspidalinsuffizienz • Vergrößerung des RA, RVOTO • Shunt auf Vorhofebene (PFO oder ASD II) in 50% • Akzessorisches Leitungsbündel mit Gefahr einer AV-Reentry-Tachykardie in 25% der Fälle • Häufig assoziierte Fehlbildungen: VSD, Pulmonalstenose, Mitralklappenprolaps, Aortenisthmusstenose.
- **Ätiologie/Pathophysiologie/Pathogenese**
  Hypoplasie des rechten Ventrikels mit Fibrosierung, Dilatation und sekundärer Herzinsuffizienz • Dilatation des rechten Vorhofs, was Arrhythmien begünstigt.

Zeichen der Bildgebung

- **Methode der Wahl**
  Echo • Mit zunehmendem Alter MRT
- **Röntgen-Thorax**
  Fortgeschrittene Dilatation des rechten Vorhofs („ballonförmiges Herz") • Kleines Gefäßsegment • Herzkonfiguration ähnlich wie bei Perikarderguss.
- **Echo**
  Apikale Verlagerung der Trikuspidalklappe um mehr als 8 mm/m^2 KOF • Elongiertes, „peitschendes" anteriores Klappensegel • Großer rechter Vorhof mit atrialisiertem, kleinem rechten Ventrikel • Trikuspidalklappeninsuffizienz.
- **MRT**
  Befunde wie Echo • Indikation mit zunehmendem Lebensalter, da dann der RV oft besser als mit Echo beurteilbar ist.
- **Invasive Diagnostik**
  Selten für die Primärdiagnose erforderlich.

Klinik

- **Typische Präsentation**
  Bei Neugeborenen oft Zyanose und Herzinsuffizienz durch Rechts-links-Shunt.
  Bei älteren Patienten Trommelschlegelfinger • Dyspnoe • Müdigkeit • Supraventrikuläre Arrhythmien • Synkopen • Hepatomegalie. Erregungsleitungsstörungen mit komplettem RSB und rechtsanteriorem Hemiblock • AV-Block I° (bis 40%) • WPW-Syndrom (bis 20%).

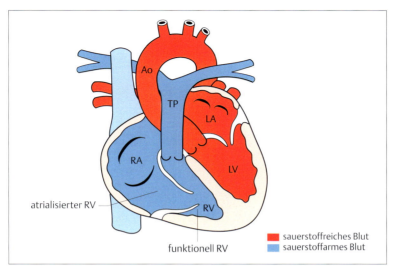

Abb. 150 Schema der Ebstein-Anomalie. Verlagerung des posterioren Trikuspidalsegels in den rechten Ventrikel. Die freie rechtsventrikuläre Wand ist dünn und dilatiert. „Atrialisierung" des rechtsventrikulären Einflusstrakts.

▶ **Therapeutische Optionen**
Bei zyanotischen Neugeborenen evtl. Gabe von Prostaglandin E_1 • Medikamentöse Therapie der Herzinsuffizienz • Endokarditisprophylaxe • Bei AV-Reentry-Tachykardie akut Adenosin • Prophylaxe mit Betablocker oder Verapamil • Bei WPW-Syndrom evtl. Katheterablation, operative Trikuspidalklappenplastik oder -ersatz bei zunehmender Herzgröße, Zyanose, TIA, zerebralem Insult oder schwerer Trikuspidalklappeninsuffizienz • ASD Verschluss bei extremer RV-Hypoplasie, Palliation durch Fontan-Operation oder bidirektionale kavopulmonale Verbindung (bidirektionale Glenn-Anastomose) • Hohes OP-Risiko • Evtl. Herztransplantation.
Nachsorge: Endokarditisprophylaxe • Sportverbot • Engmaschige Kontrolluntersuchungen, insbesondere in Hinblick auf Arrhythmien.

▶ **Verlauf und Prognose**
Zu den Prädiktoren erhöhter Letalität zählen NYHA-Klasse, Herzgröße, Zyanose und paroxysmale atriale Tachykardien.

▶ **Was will der Kliniker von mir wissen?**
Genaue morphologische Verhältnisse • Funktion der Trikuspidalklappe (Insuffizienz?) • Rechts-links-Shunt über ASD.

Ebstein-Anomalie

Differenzialdiagnose

großer ASD	– azyanotisch
	– vermehrte Lungendurchblutung
	– Links-rechts-Shunt
Perikarderguss	– azyanotisch
	– im Echo leicht zu differenzieren

Typische Fehler

Die Verlaufskontrolle hämodynamischer RV- und LV-Funktionswerte ist ein wichtiger Parameter für den Therapieerfolg (NYHA Klasse ist ein prognostisch relevanter Faktor).

Ausgewählte Literatur

Brickner ME, Hillis LD, Lange RA. Congenital heart disease in adults: second of two parts. N Engl J Med 2000; 342(5): 334–342

Fallot-Tetralogie und Pentalogie

Kurzdefinition

- **Epidemiologie**
  6 % der angeborenen Herzfehler • Häufigster zyanotischer Herzfehler im Kindesalter • Oft in Verbindung mit DiGeorge-Syndrom (Mikrodeletion 22q11).
- **Pathoanatomie/Pathophysiologie**
  Zyanotischer Herzfehler mit hochgradiger Pulmonalstenose, RV-Hypertrophie, subaortalem VSD, dilatierter und über dem Ventrikelseptum reitender Aorta • Häufig Begleiterkrankungen • Rechter Aortenbogen (25 %) • Koronaranomalien (5–10 %, teils mit kardiochirurgischer Relevanz bei Korrekturoperationen) • ASD (10 %).
- **Ätiologie/Pathophysiologie/Pathogenese**
  Druckangleich in beiden Ventrikeln durch großen VSD • Ein Teil des venösen Blutes gelangt nicht in die Lungen, sondern ohne Oxygenierung wieder in den systemischen Kreislauf (Zyanose) • Hämodynamik und Symptomatik werden bestimmt durch den Rechts-links-Shunt, Schweregrad der RVOTO sowie zusätzliche Anomalien • Anstieg des systemischen Widerstandes (SVR) führt zur Reduktion des Rechts-links-Shunts mit verminderter Zyanose.

Zeichen der Bildgebung

- **Methode der Wahl**
  Echo • MRT bei zunehmendem Lebensalter sowie zur prä- und postoperativen Untersuchung
- **Röntgen-Thorax**
  „Holzschuhherz" • RV-Hypertrophie • Verminderte pulmonale Gefäßzeichnung • Evtl. rechter Aortenbogen (25 %).
- **Echo**
  Darstellung des VSD • Position der Aortenwurzel und des Aortenbogens • Funktion der Pulmonalklappe • RVOT-Obstruktion • Anatomie der Pulmonalgefäße • Weitere assoziierte Anomalien.
- **CT/MRT**
  Morphologische Darstellung nach OP • Nachweis von MAPCA • In der MRT insbesondere funktionelle Befunde wie Echo • Darstellung der postoperativen Situation (z. B. Blalock-Taussig-Shunt) • Shunt-Offenheit • Flussvolumen und Regurgitationsfraktion sind besser messbar als mit Echo (MR-Angiographie, Flussquantifizierung mit Phasenkontrast) • Genaue Bewertung von RV-Funktion und Myokardhypertrophie.
- **Invasive Diagnostik**
  Evtl. zur Darstellung der Koronaranatomie • Quantifizierung des VSD • Intervention bei Pulmonalarterienstenose • Präoperativ zur Embolisation von MAPCA.

9 Fallot-Tetralogie und Pentalogie

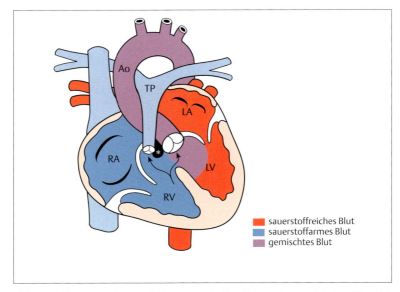

Abb. 151 Schema der Fallot-Tetralogie mit subvalvulärer Pulmonalstenose (Muskel, *) bei kleiner Pulmonalklappe, große Aortenklappe über dem hochsitzenden VSD („reitende Aorta"). Rechtsventrikuläre Hypertrophie. Zyanose aufgrund des Rechts-links-Shunts.

Klinik

▶ **Typische Präsentation**
   Kindesalter: Zyanose • Evtl. hypoxämische Anfälle • Bei älteren Kindern typische Hockstellung (Steigerung des SVR) • Polyglobulie • Trommelschlegelfinger • Uhrglasnägel.
   Erwachsene: Dyspnoe • Verminderte Belastbarkeit • Chronische Zyanose • Hirnabszess • Zerebrovaskulärer Insult • Endokarditis.

▶ **Therapeutische Optionen**
   Unterbrechung eines hypoxämischen Anfalls durch physikalische Maßnahmen und starke Sedierung • Prophylaxe durch Betablocker • Digitalisierung ist kontraindiziert • Ohne chirurgische Intervention versterben die meisten Patienten im Kindesalter • Daher möglichst frühzeitige Korrektur, um sekundären Veränderungen an Herz, Lunge und ZNS vorzubeugen • Operative Korrektur bereits im Säuglingsalter möglich (VSD-Patchverschluss, Erweiterung des RVOT, Kommissurotomie, evtl. transannuläre Patch-Plastik der A. pulmonalis, Letalität < 5%) • Bei ausgeprägter Hypoplasie der Pulmonalarterien palliative Shunt-Anlage zwischen A. subclavia und A. pulmonalis (modifizierter Blalock-Taussig-Shunt) • Interventionelle Ballonvalvuloplastie oder Stent-Implantation sind derzeit nicht therapeutischer Standard.

Fallot-Tetralogie und Pentalogie

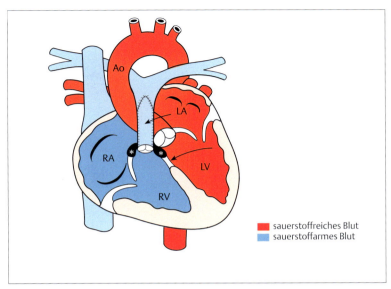

Abb. 152 Schema nach Korrektur OP: Der VSD wird mit einem Patch verschlossen (langer Pfeil). Die Engstelle zwischen dem RV und TP wird beseitigt durch chirurgische Entfernung einer evtl. bestehenden subvalvulären Stenose (Muskel, *) und der hypoplastischen Pulmonalarterie sowie Erweiterungsplastik des TP (kurzer Pfeil). Ggf. wird ein vormals angelegter Blalock-Taussig-Shunt entfernt.

▶ **Verlauf und Prognose**

Für Patienten, die ohne OP das Erwachsenenalter erreichen, ist eine Korrektur-OP dennoch zu empfehlen ● Patienten mit korrigierter TOF sind meist asymptomatisch (Überlebensrate 35 Jahre nach OP ca. 85%).

Postoperative Komplikationen: Endokarditis ● Ventrikuläre Arrhythmien ● Bei 15% der Patienten ist eine zweite OP erforderlich, u. a. durch residualen VSD mit $Q_p : Q_s > 1,5 : 1$, schwere Pulmonalstenose, Pulmonal- oder Aorteninsuffizienz, Aneurysma des RVOT oder der aszendierenden Aorta (> 55 mm).

Nachsorge: Endokarditisprophylaxe ● Überwachung der Klappenfunktion ● Überwachung eines residualen VSD ● Beobachtung auf Herzrhythmusstörungen.

▶ **Was will der Kliniker von mir wissen?**

Ausmaß der RVOTO ● Anatomie des RVOT ● Ausmaß des Rechts-links-Shunts ● Abgang und Verlauf der Koronararterien ● Entwicklung der Pulmonalgefäße (wichtig für chirurgisches Vorgehen).

9 Fallot-Tetralogie und Pentalogie

Abb. 153 Patient mit Fallot-Tetralogie. MRT, Cine-GE-Sequenz: Rechtsventrikuläre Hypertrophie (Pfeilspitzen), Ventrikelseptumdefekt (kurzer Pfeil) und reitende Aorta (langer Pfeil).

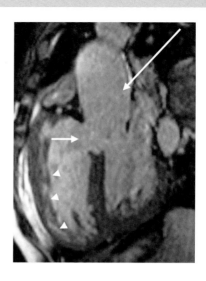

Differenzialdiagnose

andere Herzfehlbildungen
– Pulmonalatresie
– Truncus arteriosus communis
– „double outlet right ventricle" (DORV)

Ausgewählte Literatur

Borth-Bruns T, Eichler A (eds.). Pädiatrische Kardiologie. Berlin, Heidelberg: Springer; 2004

Brickner ME, Hillis LD, Lange RA. Congenital heart disease in adults: second of two parts. N Engl J Med 2000; 342(5): 334–342

Hypoplastisches Linksherzsyndrom (HLHS, single ventricle)

Kurzdefinition

- **Epidemiologie**
  7–9% aller angeborenen Herzfehler • Geschlechterverhältnis m : w = 2 : 1 • Gehäuft bei Turner-Syndrom.
- **Ätiologie/Pathophysiologie/Pathogenese**
  Unterentwicklung des linken Herzens • Keine Beeinträchtigung des fetalen Kreislaufs • Schwere Obstruktion des LV und LVOT • Oxygeniertes Blut aus Lungenvenen gelangt durch das Foramen ovale in den rechten Vorhof • Dilatation des rechten Herzens und der Pulmonalarterien • Systemische Perfusion über den offenen Ductus arteriosus (PDA).

Zeichen der Bildgebung

- **Methode der Wahl**
  Echo • MRT und invasive Diagnostik für die postoperative Nachsorge (z. B. nach Fontan-Operation)
- **Röntgen-Thorax**
  Kardiomegalie • Vermehrte pulmonalvenöse Gefäßzeichnung • Evtl. Stauung mit interstitiellem Ödem • Schmales Mediastinum.
- **Echo**
  Reduzierter Aortendurchmesser (< 5 mm) • Kleiner LV • Dilatation des rechten Herzens und der Pulmonalarterien • PDA • Duplexsonographisch Nachweis des Linksrechts-Shunts durch das offene Foramen ovale • Evtl. Abschätzung der Druckverhältnisse.
- **CT/MRT**
  Hauptsächlich zur postoperativen Nachsorge • Offenheit von aortopulmonalen (Blalock-Taussig) und kavopulmonalen (Glenn) Shunts • Pulmonalarterielle Anatomie • Kontrolle der Herz- und Shunt-Funktion mit MR-Flussmessung.
- **Invasive Diagnostik**
  Evtl. Nachweis von Koronaranomalien • Indikation v. a. im Rahmen der postoperativen Verlaufskontrolle • Flussdarstellung in der hypoplastischen aszendierenden Aorta • Darstellung der Verbindung der Pulmonalarterien über den PDA • Bestimmung der Druckverhältnisse nach Operation.

Klinik

- **Typische Präsentation**
  Keine klinischen Symptome unmittelbar nach Geburt • Nach Verschluss des Ductus arteriosus rasche Verschlechterung • Herzinsuffizienz • Volumenbelastung des Lungenkreislaufs • Kardiogener Schock • Zyanose.
- **Therapeutische Optionen**
  Prostaglandin E_1 zum Erhalt des offenen Ductus arteriosus • Bei drucktrennender interatrialer Verbindung Erweiterung des ASD mittels Ballondilatation (Rashkind-Atrioseptostomie) • Palliative chirurgische Intervention nach Norwood • In manchen Zentren wird eine Herztransplantation angestrebt.

9 Hypoplastisches Linksherzsyndrom (HLHS, single ventricle)

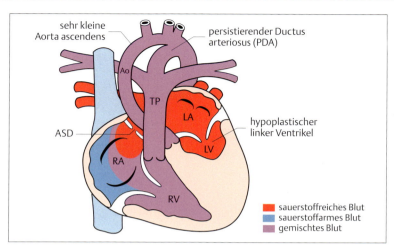

Abb. 154 Schema des HLHS. Hypoplasie von linkem Vorhof, linkem Ventrikel, der Aortenklappe und der aszendierenden Aorta (Typ I). Der systemische Blutfluss ist abhängig von einem PDA. Blutoxygenierung durch Durchmischung im rechten Vorhof mit Links-rechts-Shunt über das Foramen ovale.

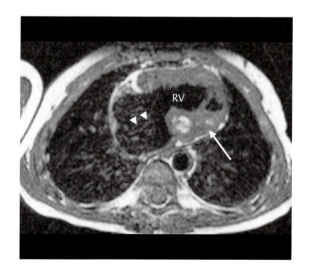

Abb. 155 6 Monate alter Patient mit HLHS. MRT, T1w TSE-Sequenz, transversale Schicht: Hypoplastischer linker Ventrikel (Pfeil), Vorhofseptumdefekt (Pfeilspitzen), hypertrophierter, funktionell singulärer rechter Ventrikel (RV).

Hypoplastisches Linksherzsyndrom (HLHS, single ventricle)

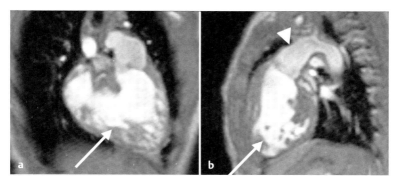

Abb. 156 Gleicher Patient. MRT: Cine-GE-Sequenz in schräg koronarer (**a**) und schräg sagittaler (**b**) Schichtführung: Zu erkennen ist der hypertrophierte, singuläre rechte Ventrikel (Pfeil) sowie die zur Körperschlagader umfunktionierte Pulmonalarterie (Pfeilspitze) bei hypoplastischer Aorta. Der Lungenkreislauf wird über einen Glenn- und Fontan-Shunt mit Blut versorgt (nicht abgebildet).

▶ **Verlauf und Prognose**
Unbehandelt versterben Neugeborene innerhalb weniger Tage oder Wochen ● Sonst abhängig von Verlauf und Komplikationen der Fontan-Operation.

▶ **Was will der Kliniker von mir wissen?**
Grad der Hypoplasie des LV und der Aorta ● Weite des PDA und ASD ● Ventrikelfunktion ● Trikuspidalinsuffizienz ● Koronaranomalien.

Differenzialdiagnose

Aortenstenose, ISTA, unterbrochener Aortenbogen	– Druckbelastung des LV bei normal entwickeltem Herz
Kardiomyopathie	– global vergrößertes, morphologisch normales Herz – Myokardfunktionsstörung
arteriovenöse Malformation	– morphologisch regelrechtes Herz mit Volumenbelastung aller Herzkammern

Typische Fehler

Sollte die Diagnose unmittelbar nach der Geburt nicht bekannt sein, muss bei zunehmender Zyanose und rapider klinischer Verschlechterung an eine HLHS gedacht werden ● Frühzeitig Echo durchführen.

Ausgewählte Literatur

Borth-Bruns T, Eichler A (eds.). Pädiatrische Kardiologie. Berlin: Springer; 2004
Kumpf M, Borth-Bruns T, Nollert G. Angeborene Herzfehler. In: Mewis C, Riessen R, Spyridopoulos I (eds.). Kardiologie compact. Stuttgart: Thieme; 2004

9 Pulmonalatresie

Kurzdefinition

- **Epidemiologie**
  Häufigkeit ca. 3% aller angeborenen Herzfehler.
- **Ätiologie/Pathophysiologie/Pathogenese**
  Pulmonaler Blutfluss durch Ductus arteriosus und MAPCA • Zyanose abhängig von Durchmischung und Ausmaß des pulmonalen Blutflusses • Bei ausgeprägter Lungenperfusion Entwicklung einer Herzinsuffizienz.
- **Pathoanatomie**
  Pulmonalatresie in Verbindung mit VSD und MAPCA • Von einigen Autoren als Extremform der TOF bezeichnet • Persistenz oder Hypertrophie primitiver arterieller Verbindungen zur Lunge • Hypertrophie der Bronchialarterien.

Zeichen der Bildgebung

- **Methode der Wahl**
  Echo • Mit zunehmendem Lebensalter MRT
- **Röntgen-Thorax**
  Ausgeprägtes „Holzschuhherz" • Verminderte pulmonale Gefäßzeichnung • Schmächtige Hili • Evtl. rechts deszendierender Aortenbogen.
- **Echo**
  Pulmonalatresie • Darstellung der Pulmonalgefäße • VSD • Überreitende Aortenwurzel • Assoziierte Anomalien.
- **CT/MRT**
  Am besten zur Darstellung von MAPCA und intrakardialen Fehlbildungen geeignet • MRT und CT sind für die Darstellung der Pulmonalarterien und postoperativ zum Ausschluss von Komplikationen (Shunt/Konduit Stenose) sehr gut geeignet • Evtl. Quantifizierung der Flussverhältnisse mit Flussmessung (MRT, Phasenkontrasttechnik).
- **Invasive Diagnostik**
  Selektive Darstellung von MAPCA • Invasive Druckmessung • Evtl. Angiographie vor interventioneller Therapie (PTA peripherer Pulmonalarterienstenosen, Embolisation von MAPCA) • Koronarangiographie.

Klinik

- **Typische Präsentation**
  Zunehmende Zyanose nach Verschluss des Ductus arteriosus • Herzinsuffizienz bei großen MAPCA • Trommelschlegelfinger • Uhrglasnägel • Dyspnoe • Kauer-Hock-Stellung.
- **Therapeutische Optionen**
  Prostaglandin E_1 zum Erhalt eines offenen Ductus arteriosus • Palliativer System-Pulmonalarterien-Shunt (Blalock-Taussig) • Banding von MAPCA • Chirurgische Anlage eines Conduits zwischen RV und Pulmonalarterie • Rekonstruktion des RVOT • Verschluss des VSD (insgesamt mäßiges bis hohes OP-Risiko).
- **Verlauf und Prognose**
  Unbehandelt Lebenserwartung unter 10 J. • Oft Spätprobleme nach Versorgung • Rhythmusstörungen • Conduitstenose/-insuffizienz • Abgangsstenosen d. Pulmonalarterien.

Pulmonalatresie

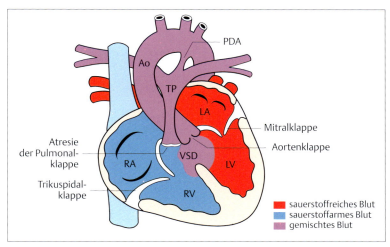

Abb. 157 Schema der Pulmonalatresie mit Atresie der Pulmonalklappe sowie Blutmischung über VSD (Typ I). Die Lungenstrombahn wird über einen PDA mit Mischblut versorgt.

▶ **Was will der Kliniker von mir wissen?**
Lage des VSD ● PDA oder Kollateralen vorhanden ● Grad der Hypoplasie der Pulmonalgefäße ● AV-Klappeninsuffizienz ● Koronaranomalie.

Differenzialdiagnose

TOF	– zumindest partielle Offenheit des RVOT
Pulmonalatresie ohne VSD	– Zyanose
	– Trikuspidalinsuffizienz
	– massiv dilatiertes RA
	– kleiner RV

Typische Fehler

Eine korrekte Einschätzung der pulmonalarteriellen Versorgung bzw. MAPCA ist von prognostischer Relevanz und muss daher sorgfältig, evtl. mit mehreren Verfahren (MRT/CT) durchgeführt werden.

Ausgewählte Literatur

Amark KM et al. Independent factors associated with mortality, reintervention, and achievement of complete repair in children with pulmonary atresia with ventricular septal defect. J Am Coll Cardiol 2006; 47: 1448–1456

Transposition der großen Arterien (D-TGA)

Kurzdefinition

- **Epidemiologie**
  4% aller angeborenen Herzfehler • Zweithäufigster zyanotischer Herzfehler.
- **Pathoanatomie**
  Die großen Gefäße entspringen aus den „falschen" Ventrikeln (ventrikuloarterielle Diskordanz) • Regelrechte Ventrikelanatomie (atrioventrikuläre Konkordanz).
  Unterschieden werden 2 Formen:
  - einfache TGA (ca. ⅔ der Fälle): Fehlabgang der großen Arterien,
  - komplexe TGA: zusätzlich relevanter VSD • Pulmonalstenose • Seltener Aortenisthmusstenose • Koronaranomalien.
- **Ätiologie/Pathophysiologie/Pathogenese**
  Parallelschaltung beider Kreisläufe • Nur mit dem Leben vereinbar, wenn durch zusätzliche Defekte (ASD, PDA, VSD) eine venöse und arterielle Durchmischung des Bluts möglich ist • Durch postnatalen Duktusverschluss kommt es frühzeitig zur schweren Hypoxämie.

Zeichen der Bildgebung

- **Methode der Wahl**
  Echo • Mit zunehmenden Alter MRT
- **Röntgen-Thorax**
  Kardiomegalie • Schmales Mediastinum • Prominente Pulmonalgefäße.
- **Echo**
  Typische Parallelstellung der großen Arterien in der parasternalen kurzen Achse • Darstellung der Herzanatomie (evtl. PFO, VSD, PDA).
- **CT**
  Darstellung der ventrikuloarteriellen Anatomie mit MDCT-Angiographie möglich • Indikation vorwiegend während des unmittelbaren postoperativen Verlaufs (sofern Echo-Befund nicht eindeutig).
- **MRT**
  Genaue Darstellung der Herzanatomie einschließlich der ventrikuloarteriellen Anatomie mit 3D MR-Angiographie • Evtl. PFO, ASD, PDA, Pulmonalklappenstenose • Postoperative Kontrolle nach Senning- oder Mustard-OP.
- **Invasive Diagnostik**
  Evtl. Darstellung der Koronararterien • Invasive Druckmessung.

Klinik

- **Typische Präsentation**
  Bei Neugeborenen Zyanose mit schwerer Herzinsuffizienz.
- **Therapeutische Optionen**
  Bei Neugeborenen mit Hypoxämie bei restriktivem oder verschlossenem PDA sofort Gabe von Prostaglandin E_1 • Evtl. Herzinsuffizienzbehandlung • Bei drucktrennender interatrialer Verbindung Erweiterung des ASD mit Ballon-Septostomie (Rashkind-Atrioseptostomie).

Transposition der großen Arterien (D-TGA)

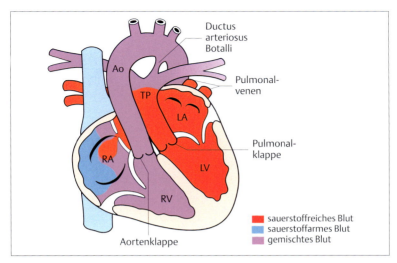

Abb. 158 Schema einer D-TGA. Nach anterior verlagerte Aorta, die über das Infundibulum mit dem rechten Ventrikel verbunden ist. Nach posterior verlagerte Pulmonalarterie mit Verbindung zum linken Ventrikel. Blutdurchmischung über ASD und PDA.

Arterielle Switch-Operation nach Jatene: Primärkorrektur in den ersten 2 Lebenswochen ● Durchtrennung der großen Arterien ● Isolation der Koronarostien ● Reanastomosierung mit jeweiligem konkordantem Ventrikel ● Reimplantation der Koronarien in Neo-Aortenwurzel ● Meist wird ein Lecompte-Manöver durchgeführt (Verlagerung der Pulmonalisbifurkation nach ventral vor die Aorta ascendens) ● OP-Risiko bei TGA mit unkomplizierter Switch-OP unter 5% ● Bei komplexen Formen deutlich höher.
Funktionelle Korrekturoperation: Vorhofumkehr („atrial switch") nach Senning oder Mustard ● Schlechtere Langzeitergebnisse ● Nur bei Patienten, bei denen der Zeitpunkt für eine arterielle Switch-OP überschritten ist ● Ziel ist die Redirektion des venösen Flusses (pulmonalvenöses Blut zum funktionell linken Ventrikel, systemvenöses Blut zum funktionell rechten Ventrikel).

▶ **Verlauf und Prognose**
1-Jahres-Überlebensrate nicht operierter Kinder unter 10%.
Arterielle Switch-OP: Nach arterieller Switch-OP nahezu normales Langzeitüberleben. Postoperative Komplikationen: RVOTO ● Koronarstenosen ● Rhythmusstörungen ● Ektasie der Neo-Aorta ● Insuffizienz der Aorten- oder Pulmonalklappen ● Rest-VSD.
Vorhofumkehr: 25-Jahre-Überlebensrate bei einfacher TGA ca. 80%.
Komplikationen: häufig Rhythmusstörungen ● Stenosen in Vorhof, V. cava und Pulmonalvenen ● Rechtsventrikuläre Dysfunktion.
Nachsorge: Endokarditisprophylaxe ● Medikamentöse Herzinsuffizienztherapie ● Verlaufsuntersuchungen mit EKG, Echo, MRT, Herzkatheter.

9 Transposition der großen Arterien (D-TGA)

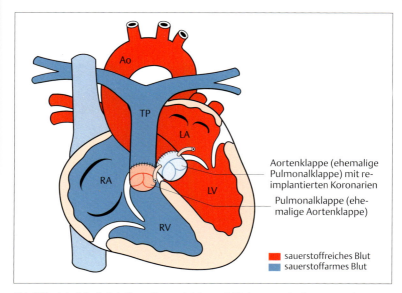

Abb. 159 Arterielle Switch-Operation nach Jatene mit Verlagerung der Koronararterien.

▶ **Was will der Kliniker von mir wissen?**
Genaue Beurteilung der anatomischen Verhältnisse • Assoziierte weitere Fehlbildungen • Quantifizierung der hämodynamischen Verhältnisse • Ventrikelfunktion.

Typische Fehler

Nach operativer Korrektur regelmäßige Verlaufskontrolle einschließlich Bestimmung der hämodynamischen Verhältnisse, um rechtzeitig den Zeitpunkt für eine evtl. erforderliche Folgeoperation festzulegen.

Ausgewählte Literatur

Brickner ME, Hillis LD, Lange RA. Congenital heart disease in adults: second of two parts. N Engl J Med 2000; 342(5): 334–342

Angeborene korrigierte Transposition (L-TGA)

Kurzdefinition

- **Epidemiologie**
  Selten • Weniger als 4% aller angeborenen Herzfehler.
- **Ätiologie/Pathophysiologie/Pathogenese**
  Druckbelastung des (anatomisch rechten) Systemventrikels • Langfristig Entwicklung einer Insuffizienz • Atypische Lage des AV-Knotens • Erhöhtes Risiko von AV-Blockierungen.
- **Pathoanatomie**
  Herzkammern und große Gefäße sind in folgender Reihenfolge hintereinander geschaltet: V. cava – rechter Vorhof – *linker* Ventrikel – Pulmonalarterien – Pulmonalvenen – linker Vorhof – *rechter* Ventrikel – Aorta • Die Aorta ist typischerweise anterior und links fehlpositioniert • Begleitvitien sind häufig: Fehlbildung und Insuffizienz der (systemischen) Trikuspidalklappe (90%), VSD (75%), valvuläre oder subvalvuläre Pulmonalstenose (75%).

Zeichen der Bildgebung

- **Methode der Wahl**
  Echo • Mit zunehmendem Lebensalter MRT
- **Röntgen-Thorax**
  Charakteristisch ist eine gerade linke obere Begrenzung des Herzschattens durch die Aorta ascendens • Kardiomegalie • Vermehrte Lungengefäßzeichnung bei großem VSD • Vergrößerung des LA • AV-Insuffizienz.
- **Echo/MRT**
  Systemvenen münden in RA • Lungenvenen münden in LA • Darstellung der atrioventrikulären und ventrikuloarteriellen Diskordanz • Vertikal stehendes Septum • Diskontinuität zwischen Klappenring der Aorten- und Trikuspidalklappe • Beurteilung der Herzfunktion (vor allem RV) • Darstellung von Begleitfehlbildungen.
- **Invasive Diagnostik**
  Atrioventrikuläre und ventrikuloarterielle Verhältnisse • Evtl. Darstellung des Koronarsystems • VSD • RVOT-Obstruktion • Bestimmung hämodynamischer Funktionsparameter.

Angeborene korrigierte Transposition (L-TGA)

Abb. 160 VRT einer 3D MR-Angiographie bei einem Patienten mit D-TGA (Ansicht von ventral): Trabekularisierter, morphologisch rechter Ventrikel mit Aorta ascendens (Pfeil). Aus dem morphologisch linken Ventrikel geht die A. pulmonalis ab (Pfeilspitze).

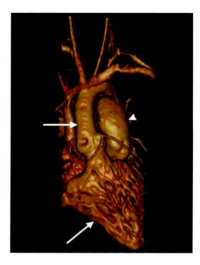

Abb. 161 Gleicher Patient. VRT einer 3D-MR-Angiographie, Ansicht von links lateral: Aorta ascendens (Pfeil), A. pulmonalis (Pfeilspitze).

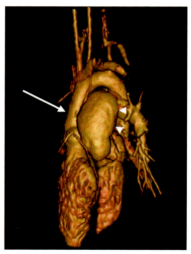

Angeborene korrigierte Transposition (L-TGA)

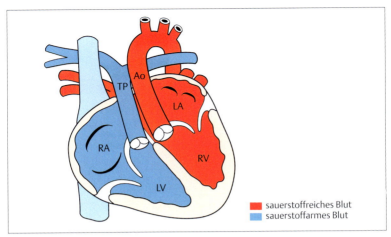

Abb. 162 Schema der atrioventrikulären und ventrikuloarteriellen Diskordanz bei L-TGA. Der rechte Vorhof drainiert in den morphologisch linken Ventrikel, welcher mit der Pulmonalarterie verbunden ist. Der linke Vorhof drainiert in den morphologisch rechten Ventrikel. Von dort wird das Blut in die Aorta ausgeworfen.

Klinik

▶ **Typische Präsentation**
Patienten mit isolierter L-TGA können lange asymptomatisch bleiben • Komplikationen oft erst nach dem 30.–40. Lebensjahr • Zunehmende Insuffizienz der Trikuspidalklappe • Rechtsherzinsuffizienz • Vorhofarrhythmien • AV-Blockierungen.

▶ **Therapeutische Optionen**
Medikamentöse Therapie der Herzinsuffizienz • Herzschrittmacher bei komplettem AV-Block oder symptomatischer Bradykardie.
Operative Therapie:
- „double switch": der morphologisch linke Ventrikel wird Systemventrikel,
- Kombination aus „atrial switch" (Senning oder Mustard) und „arterial switch",
- Kombination aus „atrial switch" (Senning oder Mustard) und „ventrikuloarterial switch" (Rastelli; bei Patienten mit LVOTO).

Evtl. chirurgische Korrektur assoziierter Fehlbildungen: VSD Verschluss • Pulmonalis-Banding (bei großem VSD) • Modifizierte Blalock-Taussig-Anastomose (bei Pulmonalstenose) • In seltenen Fällen Herztransplantation.
Langzeitkomplikationen: Sinusknotendysfunktion • Atriale Tachyarrhythmien • Baffle-Stenosierungen.

Angeborene korrigierte Transposition (L-TGA)

▶ **Verlauf und Prognose**
Relativ hohe Rate an Re-Operationen ● Der Median des Überlebensalters liegt bei 40 Jahren ● Die Überlebensdauer ist v. a. abhängig von Begleitfehlbildungen ● Häufigste Todesursache: plötzlicher Herztod, Herzinsuffizienz.

▶ **Was will der Kliniker von mir wissen?**
Hinweise auf Heterotaxie ● Zusatzfehlbildungen.

Differenzialdiagnose

VSD, "double-inlet"-Ventrikel, Trikuspidalatresie	– Herzinsuffizienz
	– vermehrter pulmonaler Blutfluss
TOF	– Zyanose
	– verminderter pulmonaler Blutfluss

Ausgewählte Literatur

Borth-Bruns T, Eichler A (eds.). Pädiatrische Kardiologie. Berlin, Heidelberg: Springer; 2004

Kumpf M, Borth-Bruns T, Nollert G. Angeborene Herzfehler. In: Mewis C, Riessen R, Spyridopoulos I (eds.). Kardiologie compact. Stuttgart: Thieme; 2004

Double outlet right ventricle (DORV)

Kurzdefinition

- **Definition/Epidemiologie**
  Ventrikuloarterielle Verbindung, die unter klinischem und hämodynamischem Aspekt unterschiedliche Herzfehler beinhaltet • 0,6–1,5 % aller angeborenen Herzfehler.
- **Pathoanatomie**
  Normalerweise atrioventrikuläre Konkordanz (RA mündet in den RV, LA in den LV) • Ursprung beider großer Arterien vollständig oder überwiegend aus dem RV • Variable Lagebeziehungen • Häufig assoziierte Gefäßanomalien (ISTA, Subpulmonalstenose) • Interventrikuläre Verbindung über großen VSD • Koronarabgangsanomalien • Lageanomalien des Reizleitungssystems.

Zeichen der Bildgebung

- **Methode der Wahl**
  Echo • Mit zunehmendem Alter MRT
- **Röntgen-Thorax**
  Kardiomegalie • Vermehrte Lungengefäßzeichnung bei fehlender Pulmonalstenose.
- **Echo/MRT**
  Genaue morphologische Analyse • Ursprung von Aorta und Truncus pulmonalis aus RV • Lage und Größe des VSD • RVOTO • LVOTO • ASD • ISTA • Bestimmung der Flussvolumina im kleinen und großen Kreislauf • Shunt-Volumen • Ventrikelfunktion.
- **Invasive Diagnostik**
  Zurückhaltende Indikation • Evtl. Bestimmung des Gradienten über einer Ausflusstraktstenose • Druckverhältnisse im kleinen Kreislauf • Koronarangiographie zur Klärung der Koronaranomalie (alternativ auch MRT oder MDCT).

Klinik

- **Typische Präsentation**
  Symptomatik hängt ab von den anatomischen Verhältnissen • Entweder Zyanose oder Herzinsuffizienz im Vordergrund.
- **Therapeutische Optionen**
  Bei kritischer Pulmonalstenose kann der Ductus arteriosus mit Prostaglandin E_1 bis zur Shunt-Anlage offen gehalten werden • Endokarditisprophylaxe • Bei restriktiver interatrialer Verbindung und subpulmonalem VSD (SaO_2 < 70 %) evtl. Rashkind-Manöver • Chirurgische Versorgung je nach Anatomie wie bei D-TGA oder TOF.
- **Verlauf und Prognose**
  Bei Korrektureingriffen beträgt die Mortalität ca. 5–15 % • 15-Jahres-Überlebensrate: 90–95 % • Postoperativ teils supraventrikuläre und ventrikuläre Rhythmusstörungen.
- **Was will der Kliniker von mir wissen?**
  Lage und Größe des VSD • Subpulmonale oder subaortale Ausflusstraktobstruktion • ASD • Koronaranomalien • Pathologische Mitralklappe • Ventrikelgröße und -funktion.

9 Double outlet right ventricle (DORV)

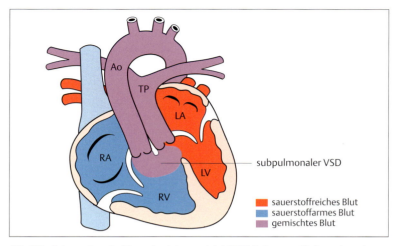

Abb. 163 Schema des „double outlet right ventricle" (DORV). Aorta und Pulmonalarterie entspringen aus dem rechten Ventrikel. Hier ist der DORV mit einem subpulmonalen VSD assoziiert.

Differenzialdiagnose

TOF – reitende Aorta
– ähnliche klinische Präsentation

Typische Fehler

Eine Abgrenzung des DORV gegenüber der TOF kann mitunter schwierig sein • Daher evtl. weiterführende Diagnostik mit MRT.

Ausgewählte Literatur

Borth-Bruns T, Eichler A (eds.). Pädiatrische Kardiologie. Berlin, Heidelberg: Springer; 2004

Double outlet right ventricle (DORV)

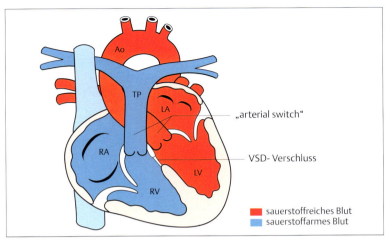

Abb. 164 Ziel der frühzeitigen chirurgischen Behandlung des DORV ist eine definitive Korrektur. Der linke Ventrikel wird mit der Aorta verbunden, der rechte Ventrikel mit der A. pulmonalis. Der VSD wird verschlossen.

9 Totale Lungenvenenfehlmündung (TAPVC)

Kurzdefinition

- **Epidemiologie**
  Seltener angeborener Herzfehler (ca. 1%).
- **Pathoanatomie/Pathophysiologie**
  Lungenvenen drainieren in systemvenöse Kreislaufabschnitte oder in den rechten Vorhof • Nur mit dem Leben vereinbar durch intrakardialen Rechts-links-Shunt (meist PFO) • Verstärkter Lungenblutfluss • Bei 30% der Patienten pulmonalvenöse Obstruktion mit Rückstau in den Pulmonalkreislauf • Dadurch Erhöhung des pulmonalarteriellen Drucks • Unterschieden wird eine supra-, intra- oder infrakardiale Einmündung der jeweiligen retrokardialen Sammelvene.

Zeichen der Bildgebung

- **Methode der Wahl**
  Primärdiagnose: Echo • Postoperativ: MRT oder CT
- **Röntgen-Thorax**
  Je nach Mündungstyp schmaler Herzschatten und schlankes Mediastinum bis zur Kardiomegalie • Bei pulmonalvenöser Obstruktion pulmonale Zeichnungsvermehrung • Ödem.
- **Echo**
  Keine Verbindung der Pulmonalvenen zum LA • Evtl. Rechtsherzvergrößerung • PFO • Nachweis assoziierter Fehlbildungen • Eingeschränkte postoperative Beurteilbarkeit der Pulmonalvenenmündung • Daher postoperativ MRT/CT.
- **CT**
  Prä- und postoperativ • Bestimmung des Pulmonalvenendurchmessers • Anastomosenstenosen • Pulmonale Stauungszeichen (verdickte Interlobärsepten, peribronchiales Ödem, milchglasartige Dichteanhebungen).
- **MRT**
  Befunde wie Echo und CT • In der kontrastverstärkten MR-Angiographie keine Verbindung der Pulmonalvenen zum LA • Evtl. Rechtsherzvergrößerung • Darstellung des PFO • Beurteilung der Herzfunktion • Klappeninsuffizienzen • Assoziierte kardiale Fehlbildungen.
- **Invasive Diagnostik**
  Selten notwendig für die Primärdiagnose • Postoperativ evtl. zur Darstellung und interventionellen Therapie von Pulmonalvenenstenosen.

Totale Lungenvenenfehlmündung (TAPVC)

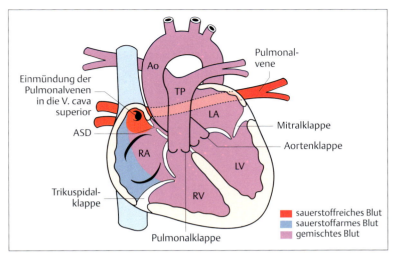

Abb. 165 Schema der totalen Lungenvenenfehleinmündung (TAPVC). Einmündung aller 4 Lungenvenen in die obere Hohlvene (Typ I). Dadurch besteht ein extrakardialer Links-rechts-Shunt. Mischblut fließt durch einen ASD in den linken Vorhof.

Klinik

▶ **Typische Präsentation**
Abhängig vom Ausmaß der Pulmonalvenenobstruktion und der interatrialen Verbindung:
- keine relevante Obstruktion: Tachypnoe • Herzinsuffizienz • Verzögertes Wachstum,
- hochgradige Obstruktion: Notfallsituation • Atemnot • Zyanose.

▶ **Therapeutische Optionen**
Evtl. operative Korrektur unter Notfallbedingungen im Neugeborenenalter.
Nachsorge: Endokarditisprophylaxe • Langfristige Kontrolle wegen Entwicklung einer Anastomosenstenose der Lungenvenen zum linken Vorhof (5–10%) und atrialen Tachykardien.

▶ **Verlauf und Prognose**
Nach erfolgreicher operativer Korrektur gute Prognose.

▶ **Was will der Kliniker von mir wissen?**
Mündungssituation der Lungenvenen • Pulmonale Gefäßsituation • Stauungszeichen • Assoziierte kardiale Fehlbildungen • ASD/PFO • Druckwerte im kleinen Kreislauf.

Totale Lungenvenenfehlmündung (TAPVC)

Differenzialdiagnose

Cor triatriatum	– Verbindung der PV zum LA
HLHS	– Hypoplasie und Obstruktion des LV und LVOT
	– Blut aus Lungenvenen gelangt durch das Foramen ovale in den rechten Vorhof
	– systemische Perfusion über PDA

Typische Fehler

Auf Spin-Echo-Aufnahmen (MRT) ist die Lungenvenengefäßwand gelegentlich nur eingeschränkt beurteilbar • Kontrastverstärkte MDCT, SSFP-Sequenzen oder kontrastverstärkte MR-Angiographie (MRT) eignen sich besser zur Entdeckung von Anastomosenstenosen.

Ausgewählte Literatur

Kumpf M, Borth-Bruns T, Nollert G. Angeborene Herzfehler. In: Mewis C, Riessen R, Spyridopoulos I (eds.). Kardiologie compact. Stuttgart: Thieme; 2004

Ryerson L, Harder J. Totally anomalous pulmonary venous return. Cardiol Young 2005; 15: 304–305

Fontan-Operation

Kurzdefinition

▶ **Defintion**
Mittel- oder langfristige palliative Korrektur von schweren angeborenen Herzfehlern mit anatomischer oder funktioneller univentrikulärer Zirkulation bzw. komplexen Fehlbildungen, die nicht biventrikulär korrigiert werden können ● Unter Umgehung des subpulmonalen Ventrikels wird das systemvenöse Blut direkt in die Pulmonalarterie geleitet ● Damit Kreislauftrennung zur Behebung der Zyanose.

▶ **Indikation**
Herzfehler mit anatomischer oder funktioneller univentrikulärer Zirkulation, also wenn nur eine Kammer angelegt („single ventricle") oder die 2. Kammer hypoplastisch ist:
- hypoplastisches Linksherzsyndrom (HLHS),
- „double outlet left ventricle" (DOLV),
- Aorten- oder Pulmonalatresie ohne VSD,
- Mitral- oder Trikuspidalatresie.

Fehlmündung in einen Ventrikel:
- „double inlet left ventricle" (DILV),
- „double inlet right ventricle" (DIRV).

nicht korrigierbare Fehlbildung gemeinsamer AV-Klappen:
- AVSD mit nicht korrigierbarer Deformität der AV-Klappe.

▶ **Prinzip der Korrektur**
Aortopulmonaler Shunt im Neugeborenenalter zur Sicherung der pulmonalen Perfusion ● Nicht bei allen Krankheitsbildern notwendig.
Bidirektionale kavopulmonale Konnektion (Glenn-Operation): Nach ca. 6 Monaten (Abfall des neonatal hohen pulmonalen Widerstandes) partiell kreislauftrennende Operation ● End-zu-Seit-Anastomose des oberen Anteils der V. cava superior zur rechten Pulmonalarterie ● Dadurch reduzierte Arbeitsbelastung des singulären Ventrikels ($Q_p : Q_s = 0,6 - 0,7$; $paO_2 = 75 - 85\%$).
Fontan-Operation im 2. – 3. Lebensjahr: Komplette Kreislauftrennung ● Anschluss der V. cava inferior an die Unterseite der rechten Pulmonalarterie ohne Durchfluss durch einen Ventrikel.
Voraussetzungen zur Fontan-Palliation: Lungenarterienwiderstand geringer als doppelter oberer Normwert ● Ausreichend große Pulmonalarterien ohne Stenosen ● Gute Ventrikelfunktion ● Keine höhergradige AV-Klappeninsuffizienz ● Keine höhergradige Subaortenstenose.

▶ **Verlauf und Prognose**
10-Jahresüberlebensrate ca. 90% bei Patienten ohne Komplikationen, wesentlicher Faktor der postoperativen Letalität ist das Auftreten von Eiweißverlust/Enteropathie ● Reoperationen sind mit einer hohen Letalität verbunden (bis 75%).
Postoperative Spätprobleme: Vorhofflattern/-flimmern ● Bradykarde Rhythmusstörungen (Sinusknoten-Dysfunktion, kompletter AV-Block) ● Thromboembolien ● Herzinsuffizienz durch Fehlbildungen oder Stenosen im Fontan-Kreislauf oder durch eine Insuffizienz der systemischen AV-Klappen ● Eiweißverlust/Enteropathie (bei ca. 10 – 50% der Patienten) ● Hepatische Dysfunktion ● Zyanose durch Verschlechterung der Ventrikelfunktion oder Rechts-links-Shunt durch Vorhofseptum.

9 Fontan-Operation

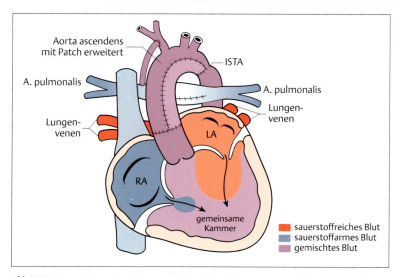

Abb. 166 Fontan-Operation, Norwood I (am Beispiel eines univentrikulären Herzens): Der Stamm der A. pulmonalis (TP) wird abgesetzt. Dann wird der PDA durchtrennt. Die hypoplastische Aorta wird mit einem Patch erweitert und auf den Stamm des Truncus pulmonalis anastomosiert. Um die Lunge sicher mit Blut zu versorgen, wird ein Shunt zwischen Truncus brachiocephalicus und A. pulmonalis angelegt.

▶ **Was will der Kliniker von mir wissen?**
Grad der Hypoplasie des LV und der Aorta • Weite des PDA und ASD • Ventrikelfunktion • Trikuspidalinsuffizienz • Koronaranomalien • Evtl. Quantifizierung des Lungengefäßbettes (Nakata-Index, McGoon-Ratio), Ventrikel und AV-Klappenfunktion.

Ausgewählte Literatur

Borth-Bruns T, Eichler A (eds.). Pädiatrische Kardiologie. Berlin, Heidelberg: Springer; 2004

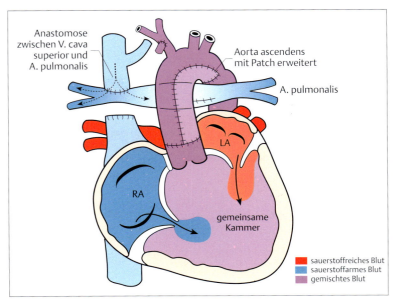

Abb. 167 Fontan-Operation, Norwood II: Verbindung der V. cava superior mit rechter Pulmonalarterie (Glenn-Shunt). Der Shunt zwischen Truncus brachiocephalicus und A. pulmonalis wird durchtrennt. In die Lunge gelangt rein venöses Blut und kein Mischblut mehr. Im Körperkreislauf befindet sich dagegen noch Mischblut.

Fontan-Operation

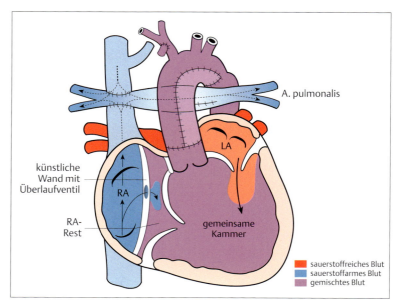

Abb. 168 Fontan-Operation, Norwood III: Verbindung der unteren Hohlvene mit rechter oder linker Pulmonalarterie (Fontan-Shunt), hier über einen intrakardialen Tunnel. Dieser führt durch den rechten Vorhof, der durch eine chirurgisch konstruierte Wand geteilt wird. In dem Patch fungiert eine Öffnung als „Überlaufventil" mit Abfluss in das RA-Residuum.

Fontan-Operation

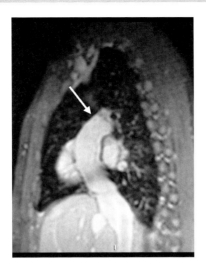

Abb. 169 Sagittale MPR eines 3D-Datensatzes nach Anlage eines Fontan-Shunts. Zu erkennen ist der Fontan-Shunt (V. cava inferior, Pfeil) mit Verbindung zur rechten Pulmonalarterie.

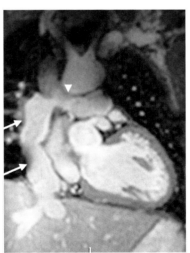

Abb. 170 Koronare MPR eines 3D-Datensatzes nach Anlage eines Fontan-Shunts. Zu erkennen ist der Fontan-Shunt (V. cava inferior, Pfeile) mit Verbindung zur rechten Pulmonalarterie (Pfeilspitze).

9 Blalock-Taussig-Shunt

Kurzdefinition

- **Epidemiologie**
  Bei palliativen Operationen • Zur Verbesserung der Lungendurchblutung • Minderung der Zyanose • Indikationen: Fallot-Tetralogie, hypoplastische Pulmonalarterien, hypoplastischer Klappenring • Die Zahl der Erwachsenen, bei denen nur eine palliative Operation durchgeführt wurde, ist heute gering.
- **Anatomie**
  Unterschieden werden 2 Varianten der OP:
    - original Blalock-Taussig-Shunt: End-zu-Seit-Anastomose zwischen A. subclavia und Pulmonalarterie,
    - modifizierter Blalock-Taussig-Shunt: Seit-zu-Seit-Interponat (PTFE-Prothese) zwischen A. subclavia und Pulmonalarterie.

Zeichen der Bildgebung

- **Methode der Wahl**
  Im Kleinkindesalter: Echo • Jugendliche und Erwachsene: MRT
- **Echo**
  Lage und Offenheit des Shunts • Evtl. Bestimmung des Flussvolumens mit cw- oder Farbdoppler • Darstellung des zugrunde liegenden Vitiums.
- **MRT**
  Befunde wie Echo • Mit zunehmendem Lebensalter bessere Abbildungsqualität • Morphologische Abbildung mit T1w TSE- oder SSFP-Sequenz • Evtl. kontrastangehobene MR-Angiographie • Quantifizierung des Shunt-Volumens mit Flussmessung (Phasenkontrasttechnik).
- **Invasive Diagnostik**
  Selten indiziert • Evtl. vor Re-Operation zur invasiven Druckmessung und Bestimmung der Shunt-Verhältnisse.

Klinik

- **Therapeutische Optionen**
  Indikation bei zyanotischen kongenitalen Vitien zur Verbesserung der Lungenperfusion und Oxygenierung.
- **Verlauf und Prognose**
  Probleme nach Blalock-Taussig-Shunt: Shunt-Verschluss, „Subclavian-steal"-Phänomen (original Blalock-Taussig-Shunt) • „Herauswachsen" aus dem Shunt • Endokarditisrisiko • Selten Herzinsuffizienz.
- **Was will der Kliniker von mir wissen?**
  Original oder modifizierter Blalock-Taussig-Shunt • Shunt-Offenheit • Shunt-Volumen • Stenose • Befunde des zugrunde liegenden kongenitalen Vitiums.

Blalock-Taussig-Shunt

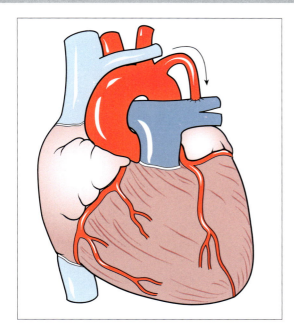

Abb. 171 Schema des Blalock-Taussig-Shunts mit End-zu-Seit-Anastomose der linken A. subclavia auf die linke Pulmonalarterie.

Ausgewählte Literatur

Borth-Bruns T, Eichler A (eds.). Pädiatrische Kardiologie. Berlin, Heidelberg: Springer; 2004

Aortenaneurysma

Kurzdefinition

- **Epidemiologie**
  Seltener als das Bauchaortenaneurysma (Verhältnis 1 : 10).
- **Definition/Pathoanatomie/Einteilung**
  Gefäßdurchmesser liegt mehr als 50 % über dem Normwert (meist ab 4 cm) • Einteilung nach Crawford in 5 Typen (s. Anhang).
- **Ätiologie/Pathophysiologie/Pathogenese**
  Aortenaneurysmen entstehen meist auf dem Boden einer Atherosklerose, bei Aortenklappenerkrankungen oder arterieller Hypertonie • Seltenere Ursachen sind zystische Medianekrose, Syphilis, Takayasu-Arteriitis, Aortitis oder Trauma.

Zeichen der Bildgebung

- **Methode der Wahl**
  CT
- **Röntgen-Thorax**
  Mediastinalverbreiterung • Dilatierter Aortenbogen • Aortale Herzkonfiguration • Aortensklerose • Trachealverlagerung.
- **Echo**
  Die Aorta ist im TEE besser als transthorakal einzusehen • Aorta dilatiert • Evtl. Aortenklappenvitium • LV-Dilatation bei Aorteninsuffizienz • Hypertrophie bei Aortenstenose oder arterieller Hypertonie.
- **CT**
  Genaue Darstellung des Aneurysmas • Lagebeziehung zu den supraaortalen Gefäßen • Beteiligung des Aortenbogens (therapeutisch wichtig) • Plaquebildungen und evtl. -ulzerationen • Pseudoaneurysmen • LV-Dilatation/-Hypertrophie.
- **MRT**
  Wie Echo- und CT-Befund • Genaue Untersuchung der Ventrikel- und Klappenfunktion • Bei Aortitis nach KM-Gabe inflammatorische Veränderungen erkennbar.

Klinik

- **Typische Präsentation**
  Lange asymptomatisch • Evtl. Schluckstörungen • Heiserkeit • Dyspnoe • Rückenschmerzen • Vor oder bei Perforation akuter Thoraxschmerz • Schockzustand bei massiver Blutung • Häufig langjährige arterielle Hypertonie bekannt.
- **Therapeutische Optionen**
  Blutdrucknormalisierung • Rekonstruierende Raffung (Aorta ascendens) oder operativer Ersatz mit Gefäßprothese (Aorta descendens) • Indikation ab einem Durchmesser über 5 cm (Aorta ascendens) bzw. über 6 cm (descendens) oder bei einer Zunahme des Durchmessers von mehr als 1 cm/Jahr (steigende Perforationsgefahr).
- **Verlauf und Prognose**
  Bei manifestem Aneurysma 76 % Letalität im Spontanverlauf über 2 Jahre • Dabei sterben 50 % an der Ruptur und akuten Blutung • Nach OP gute Prognose.

Aortenaneurysma 10

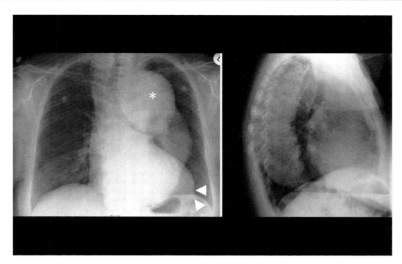

Abb. 172 Aortenaneurysma. Röntgen-Thorax p. a.: Aneurysmatische Erweiterung des Aortenbogens auf über 6 cm (*), deutliche Elongation der gesamten thorakalen Aorta. Aortal konfiguriertes Herz mit angehobener Herzspitze (Pfeilspitzen).

▶ **Was will der Kliniker von mir wissen?**

Aortendurchmesser • Lage des Aneurysmas • Lagebeziehung zu anderen Gefäßen • Komplikationszeichen (Plaqueulzeration und hyperdense Aortenwand sind Zeichen für Einblutung und bevorstehende Ruptur, Pseudoaneurysma, KM-Austritt = Blutung).

Differenzialdiagnose

Teils identisch mit Komplikationen des Aneurysmas bzw. der Atherosklerose: Pseudoaneurysma, Aortendissektion bzw. intramurale Hämorrhagie, Plaqueulzeration.

Typische Fehler

Um Komplikationen und Frühzeichen einer Ruptur sicher zu erkennen ist im Zeitalter der MDCT eine sorgsame Beurteilung multiplanarer Rekonstruktionen angeraten. Bei akuter Symptomatik ergänzend native Spiral-CT.

Ausgewählte Literatur

Yanqing S. Thoracic aortic aneurysm and dissection: surgical results and experience of 428 cases. Heart Lung Circ 2001; 10: A32–33

Aortenektasie

Kurzdefinition

- **Epidemiologie**
  Inzidenz steigt mit dem Alter.
- **Ätiologie/Pathophysiologie/Pathogenese**
  Arteriosklerose • Aortenklappenerkrankungen • Arterielle Hypertonie • Seltenere Ursachen sind zystische Medianekrose, Marfan- und Ehlers-Danlos-Syndrom sowie entzündliche Erkrankungen (z. B. Syphilis, Takayasu-Arteriitis).
- **Pathoanatomie**
  Gefäßdurchmesser vergrößert, aber weniger als 50 % über dem Normalwert des jeweiligen Aortenabschnitts (Aorta ascendens z. B. meist zwischen 3 – 4 cm).

Zeichen der Bildgebung

- **Methode der Wahl**
  CT
- **Röntgen-Thorax**
  Häufig unspezifische Mediastinalverbreiterung • Herzkontur kann normal sein • Linksherzvergrößerung bei AI • Aortale Konfiguration bei Aortenstenose.
- **Echo**
  Erweiterung der Aorta ascendens • Evtl. AI oder Aortenstenose, dann Bestimmung des Schweregrades • Beurteilung der LV-Funktion.
- **CT**
  Genaueste Abbildung der thorakalen Aorta • Vergleich mit Referenzgefäßen: Der Durchmesser der Aorta ascendens sollte bei normalem Pulmonalstatus dem des Truncus pulmonalis entsprechen.
- **MRT**
  Wie CT-Befund • Außerdem Beurteilung der Aortenklappe und der kardialen Funktion • Evtl. Quantifizierung einer Aortenklappenerkrankung mittels Flussmessung möglich.

Klinik

- **Typische Präsentation**
  In der Regel asymptomatisch • Häufiger Zufallsbefund.
- **Therapeutische Optionen**
  Antihypertensive Therapie • Bei Aortenstenose evtl. Aortenklappenersatz • Regelmäßige Verlaufskontrolle erforderlich, um bei Zunahme und Entwicklung eines Aneurysmas rechtzeitig die Indikation zur OP zu stellen.
- **Verlauf und Prognose**
  Unter adäquater Therapie und bei rechtzeitiger OP gute Prognose.
- **Was will der Kliniker von mir wissen?**
  Lage und Durchmesser • Progredienz im Verlauf • Veränderungen der Aortenklappe.

Aortenektasie

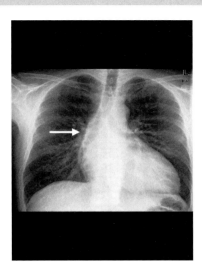

Abb. 174 Aortenektasie bei Aorteninsuffizienz Grad II. Röntgen-Thorax p.a.: Verbreiterung des linken Herzschattens infolge LV-Dilatation. Rechts randbildende Aorta ascendens (Pfeil).

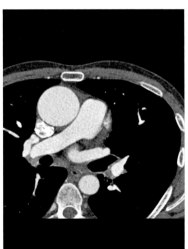

Abb. 175 Gleicher Patient. Kontrastverstärkte MDCT des Thorax, transversale Schicht: Dilatation der Aorta ascendens auf 4 cm. Deutlich erhöhter Durchmesser gegenüber dem Truncus pulmonalis. Im Normalfall sollte der Durchmesser etwa gleich groß sein.

Aortenektasie

Differenzialdiagnose

Aortenaneurysma, andere mediastinale Raumforderungen.

Typische Fehler

Insbesondere bei Patienten mit arterieller Hypertonie sollte ein auffälliger Aortenbefund im Röntgen-Thorax weiter verfolgt und im Verlauf kontrolliert werden (Echo, CT).

Ausgewählte Literatur

Givehchian M et al. Aortic root remodeling: functional MRI as an accurate tool for complete follow-up. Thorac Cardiovasc Surg 2005; 53: 267–273

Kvitting JP et al. Flow patterns in the aortic root and the aorta studied with time-resolved, 3-dimensional, phase-contrast magnetic resonance imaging: implications for aortic valve-sparing surgery. J Thorac Cardiovasc Surg 2004; 127: 1602–1607

Aortendissektion

Kurzdefinition

- **Epidemiologie**
  Häufigkeit in der westlichen Welt ca. 5200/100 000 • In ⅔ der Fälle Beteiligung der Aorta ascendens • Prädisposition des männlichen Geschlechts (m : w = 3 : 1).
- **Pathoanatomie/Einteilung**
  Man unterscheidet wahres (meist kleiner) und falsches Lumen (meist größer) • Das falsche Lumen kann das wahre Lumen vollständig komprimieren und zur akuten Ischämie abhängiger Gefäßregionen führen • Einteilung nach Stanford (klinisch besser etabliert) oder DeBakey.
- **Ätiologie/Pathophysiologie/Pathogenese**
  Ein Intimariss führt zur fortschreitenden subintimalen Blutung („entry") und Dissektion • Ursache sind atheromatöse Veränderungen der Aortenwand • Arterielle Hypertonie • Bindegewebserkrankungen (Marfan-, Ehlers-Danlos-Syndrom) • Entzündliche Erkrankungen (Riesenzellarteriitis, Takayasu-Arteriitis, Morbus Behçet) • Traumen (Thoraxtrauma, Katheter) • Auslöser ist oft ein hypertensives Ereignis.

Zeichen der Bildgebung

- **Methode der Wahl**
  TEE • Falls nicht verfügbar CT
- **Röntgen-Thorax**
  Mediastinalverbreiterung • Vergrößerter Herzschatten (Hämatoperikard) • Pleuraerguss bei Perforation und Hämatothorax • Cave: unauffällig bei bis zu 25% der Fälle.
- **Echo**
  Im TEE Nachweis aller relevanten Befunde: Dissektionsmembran • Aneurysma • Aortenklappenbeteiligung • Akute AI • LV-Dilatation • Koronardissektion • Perikarderguss.
- **CT**
  Befunde wie Echo • Allerdings ist die Funktion der Aortenklappe nicht beurteilbar • Dagegen Darstellung weiterer Gefäßbeteiligungen (supraaortal, Oberbauchgefäße) • Zusätzliche Komplikationen (Ischämie der Nieren und des Gastrointestinaltrakts) • Evtl. bessere Information für die Planung therapeutischer Maßnahmen.
- **MRT**
  MRT nur bei chronischer Dissektion • Befunde wie Echo und CT • Genauere Darstellung der Morphologie und funktioneller Aspekte (Aortenklappe, Ventrikelfunktion) • Besonders zur Verlaufsbeurteilung geeignet.

Klinik

- **Typische Präsentation**
  - akut: akut einsetzender thorakaler Schmerz, der in den Rücken ausstrahlt • Akute Herzinsuffizienz • In 20% kardiogener Schock • Querschnittslähmung,
  - chronisch: Pulsdefizit • Neurologisches Defizit (progrediente Paraplegie) • Selten asymptomatisch.

10 Aortendissektion

Abb. 176 Akuter Thoraxschmerz bei 55-jährigem Patienten. Kontrastverstärkte MDCT des Thorax, sagittale Rekonstruktion: Akute Typ-A-Dissektion der gesamten Aorta thoracica. Teils intramurales Hämatom der Aorta ascendens. Die Dissektion reicht bis in die abdominale Aorta. Deutlich verzögerte Kontrastierung des falschen Lumens (Pfeil) im Vergleich zum wahren Lumen.

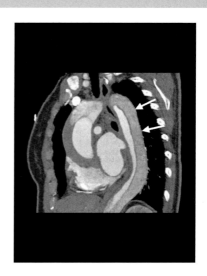

Abb. 177 Gleicher Patient. Transversale Schicht auf Höhe des Aortenbogens. Unterschiedliche Kontrastierung des wahren (kleiner Pfeil) und falschen Lumens (großer Pfeil).

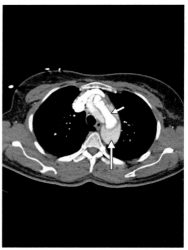

Aortendissektion

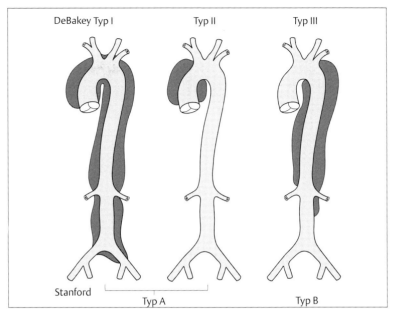

Abb. 178 Einteilung der Aortendissektion nach Stanford und DeBakey.
Stanford A: Dissektion mit Beteiligung der Aorta ascendens
Stanford B: Dissektion ohne Beteiligung der Aorta ascendens
DeBakey I: Beginn an der Aorta ascendens, Fortsetzung in Aortenbogen und Aorta descendens
DeBakey II: nur Aorta ascendens betroffen
DeBakey III: Beginn an der Aorta descendens, Fortsetzung nach distal, sehr selten retrogrades Fortschreiten in den Aortenbogen

- **Therapeutische Optionen**
  - Typ A: stets vitaler Notfall • Operativer Ersatz der Aorta ascendens • Evtl. Klappenrekonstruktion oder -ersatz • Reimplantation der Koronararterien
  - Typ B: antihypertensive Therapie • Operation nach Stabilisierung des Patienten • Bei akuter Blutung Implantation endovaskulärer Stentgrafts • Bei peripherer Ischämie interventionelle Fensterung der Dissektionsmembran.
- **Verlauf und Prognose**
  - Typ A: stets lebensbedrohlich • 24-Stunden-Mortalität bis 30 %,
  - Typ B: initiativ konservative Therapie hat eine bessere Prognose als eine sofortige Operation (3-Jahres-Überlebensrate 95 %).

Aortendissektion

▶ **Was will der Kliniker von mir wissen?**
Dissektionsnachweis/-ausdehnung • Beteiligung der supraaortalen Gefäße • Lage von Entry und Re-Entry • Perfusionsverhältnisse im wahren und falschen Lumen • Sekundäre Komplikationen (Pleuraerguss, Mediastinalhämatom, Perikardtamponade, renale oder viszerale Ischämie).

Differenzialdiagnose

Akuter Myokardinfarkt • Lungenembolie • Aortenruptur • Mesenterialinfarkt • Ulkusperforation.

Typische Fehler

Ausgewählte Literatur

Hsu RB et al. Outcome of medical and surgical treatment in patients with acute type B aortic dissection. Ann Thorac Surg 2005; 79: 790–794

Nienaber CA et al. The diagnosis of thoracic aortic dissection by noninvasive imaging procedures. N Engl J Med 1993; 328: 1–9

Sullivan PR et al. Diagnosis of acute thoracic aortic dissection in the emergency department. Am J Emerg Med 2000; 18: 46–50

Karotisstenose

Kurzdefinition

- **Epidemiologie**
  In der älteren Bevölkerung beträgt die Prävalenz ca. 3%. Zerebrale ischämische Attacken gehen in ca. 20% der Fälle auf Stenosen der A. carotis interna zurück.
- **Ätiologie/Pathophysiologie/Pathogenese**
  Arteriosklerotische, teilweise kalzifizierende Gefäßwandplaques führen zu einer funktionell relevanten Stenose ● Risikofaktoren sind u. a. Hypertonie, Diabetes mellitus, Nicotin, Hypercholesterinämie und genetische Prädisposition ● Typische Lokalisationen sind der Bulbus der A. carotis communis und das abgangsnahe Drittel der A. carotis interna.

Zeichen der Bildgebung

- **Methode der Wahl**
  Duplexsonographie
- **Duplexsonographie**
  Intimaverdickung ● Reduktion des Gefäßlumens im Stenosebereich ● Systolische Flussbeschleunigung ● Weiche oder kalzifizierte Plaques.
- **CT/MRT**
  Mit MDCT- oder MR-Angiographie genaue Darstellung der Stenose ● Flussbeschleunigung in der Phasenkontrast-Angiographie (MRT) ● Neben der Anamnese kann eine ergänzende MRT des Gehirns Aufschluss über abgelaufene ischämische Ereignisse geben (in der FLAIR-Sequenz evtl. Zeichen kleinster zerebraler Infarkte).
- **Invasive Diagnostik**
  Die DSA dient in der Regel der Interventionsplanung vor Stent-Implantation.

Klinik

- **Typische Präsentation**
  Asymptomatisch in 5% der Fälle ● Sonst rezdivierende TIA oder Apoplex (Kopfschmerzen, Bewusstseinstrübung, neurologische Defizite, sensomotorische Hemiparese).
- **Therapeutische Optionen**
  Bei klinischer Symptomatik oder einem Stenosegrad von über 60% chirurgische Thrombarteriektomie ● Alternativ kann eine Stent-Implantation durchgeführt werden ● Bei Stenosen unter 60% regelmäßige Kontrolle ● Langzeittherapie mit ASS empfehlenswert.
- **Verlauf und Prognose**
  Die Prognose steht im Zusammenhang mit dem Fortschreiten der systemischen Atherosklerose ● Die Rate zerebraler ischämischer Attacken ist nach Therapie deutlich reduziert.
- **Was will der Kliniker von mir wissen?**
  Lage und Grad der Stenose ● Plaquemorphologie ● Weitere Läsionen der supraaortalen Gefäße.

Karotisstenose

Abb. 179 Karotisstenose. B-Mode-Sonographie: Kurzstreckiger, exzentrischer, verkalkter Plaque an der Karotisbifurkation. Schallauslöschung durch den Plaque (Pfeil) (aus Kubale R, Stiegler H. Farbkodierte Duplexsonographie. Stuttgart: Thieme; 2002).
ACC:
A. carotis communis
ACE:
A. carotis externa
ACI:
A. carotis interna

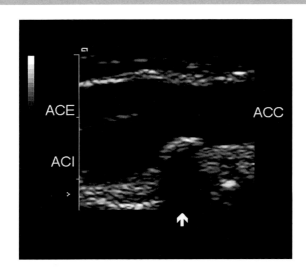

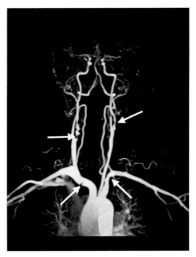

Abb. 180 Kontrastverstärkte MR-Angiographie, MIP: Hochgradige abgangsnahe Stenosen der A. carotis interna beidseits. Mittelgradige Stenose der A. subclavia links, Plaquestenose des Truncus brachiocephalicus (Pfeile).

Differenzialdiagnose

Karotisdissektion • Gefäßkompression durch Glomustumor • Laterale Halszyste • Lymphom • Struma • Andere Raumforderungen.

Typische Fehler

Der Stenosegrad wird in der MRA oft überschätzt (bis zum Pseudoverschluss bei subtotaler Stenose) • Daher sollte bei der MRA-Diagnose „Verschluss" der Befund präoperativ mit einem anderen Verfahren (Duplex, DSA) kontrolliert werden. Gelegentlich treten beidseitige Karotisstenosen auf • Daher immer beide Seiten untersuchen.

Ausgewählte Literatur

Chaturvedi S et al. Therapeutics and Technology Assessment Subcommittee of the American Academy of Neurology. Carotid endarterectomy – an evidence-based review: report of the Therapeutics and Technology Assessment Subcommittee of the American Academy of Neurology. Neurology 2005; 65: 794–801

Edward G et al. Carotid Artery Stenosis: Gray-Scale and Doppler US Diagnosis Society of Radiologists in Ultrasound Consensus Conference. Radiology 2003; 229: 340–346

Subclavian-steal-Syndrom

Kurzdefinition

▶ **Epidemiologie**
Seltene, in der Regel erworbene Ursache einer TIA ● Männer sind häufiger betroffen (m : w = 3 : 1) ● Prädisposition für die linke A. subclavia (4-mal häufiger als rechts) ● 80% der Patienten haben weitere arteriosklerotische Veränderungen der zervikalen Gefäße.

▶ **Ätiologie/Pathophysiologie/Pathogenese**
Atherosklerotisch, kongenital oder vaskulitisbedingt ● Hochgradige Stenose oder Verschluss der proximalen A. subclavia vor dem Abgang der A. vertebralis ● Bei starker Belastung des Arms kommt es durch Kollateralfluss zur Flussumkehr in der A. vertebralis und zum Steal-Phänomen im Circulus arteriosus Willisi mit zerebraler Ischämie.

Zeichen der Bildgebung

▶ **Methode der Wahl**
Cw-Doppler ● Farbkodierte Duplexsonographie

▶ **Duplexsonographie**
Flussumkehr in der A. vertebralis der betroffenen Seite ● Diese nimmt unter Belastung des Armes zu ● Im Einzelfall auch Darstellung der Subklaviastenose.

▶ **CT/MRT**
Genaue angiographische Darstellung der Stenose oder des Verschlusses in der kontrastangehobenen Untersuchung (CTA, MRA) ● Evtl. weitere Gefäßläsionen (A. carotis, Truncus brachiocephalicus) ● Mit Phasenkontrast-Angiographie (MRT) Darstellung der Flussumkehr in der A. vertebralis.

▶ **Invasive Diagnostik**
Die DSA ist als diagnostisches Verfahren überholt ● Die Angiographie dient aber bei interventioneller Therapie zur Planung und evtl. Bestimmung von prä-/post-interventionellen Druckgradienten.

Klinik

▶ **Typische Präsentation**
Häufig asymptomatisch ● Synkopen ● Übelkeit ● Schwindel ● TIA oder PRIND ● Pulsdefizit, Schwäche und Sensibilitätsstörungen der betroffenen Extremität ● Intensivierung der Symptome bei Betätigung des Armes.

▶ **Therapeutische Optionen**
Vorzugsweise interventionelle Therapie mit Ballonangioplastie und Stent-Implantation ● Alternativ Bypassoperation.

▶ **Verlauf und Prognose**
Nach erfolgreicher Therapie gute Prognose ● 5-Jahres Offenheitsrate nach Stent-Implanation über 85%.

Subclavian-steal-Syndrom

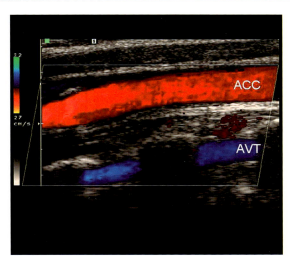

Abb. 181 Permanenter Subclavian-steal-Effekt. Farb-Doppler: Im Vergleich zur A. carotis communis (ACC) retrograde Strömung in der A. vertebralis (AVT) (aus Kubale R, Stiegler H. Farbkodierte Duplexsonographie. Stuttgart: Thieme; 2002).

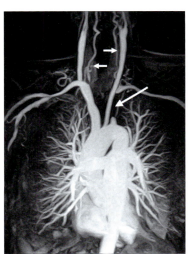

Abb. 182 Subclavian-steal-Syndrom. MIP der kontrastverstärkten MR-Angiographie: Verschluss der linken A. subclavia proximal des Abgangs der A. vertebralis (großer Pfeil). Die offene A. vertebralis ist beidseits deutlich erkennbar (kleine Pfeile).

Subclavian-steal-Syndrom

▶ **Was will der Kliniker von mir wissen?**
Lage und Länge der Stenose oder des Verschlusses der A. subclavia ● Kollateralisierung ● Flussumkehr in der A. vertebralis ● Weitere Stenosen der supraaortalen Gefäße (insbesondere der A. carotis).

Differenzialdiagnose

Verschluss/Stenose des Truncus brachiocephalicus – Steal-Syndrom der rechten A. carotis

Karotisdissektion, Gefäßkompression
– Tumor
– Trauma

vertebrobasiläre Insuffizienz – zerebrovaskuläre oder hirnorganische Erkrankungen

Typische Fehler

Ein Verschluss der A. subclavia tritt gelegentlich als Zufallsbefund auf (bei bis zu 3% der älteren Patienten mit symptomatischer Atherosklerose) ● Der Befund sollte beachtet und der Patient einer weiteren Untersuchung zugeführt werden.

Ausgewählte Literatur

Bitar R et al. MR angiography of subclavian steal syndrome: pitfalls and solutions. AJR Am J Roentgenol 2004; 183: 1840–1841

De Vries JP et al. Durability of percutaneous transluminal angioplasty for obstructive lesions of proximal subclavian artery: long-term results. J Vasc Surg 2005; 41: 19–23

Thoracic-outlet-Syndrom

Kurzdefinition

- **Epidemiologie**
  Altersgipfel 20–50 Jahre • Geschlechterverhältnis m : w = 1 : 3.
- **Ätiologie/Pathophysiologie/Pathogenese**
  Kompressionssyndrom des Gefäß-Nerven-Bündels im Bereich der Thoraxapertur (Plexus brachialis, A. und V. subclavia durch Halsrippe oder atypische 1. Rippe (angeboren), überschießende Kallusbildung nach Fraktur oder Exostosen der 1. Rippe (erworben). Selten Muskelhypertrophie oder -fibrose (Mm. scaleni) bzw. Tumor.

Zeichen der Bildgebung

- **Methode der Wahl**
  MRA
- **Röntgen**
  Unauffälliger Kardiopulmonalbefund • Evtl. Halsrippe • Evtl. Kallusbildung nach Klavikulafraktur • Evtl. Fraktur oder Exostose der 1. Rippe.
- **CT**
  Nicht indiziert, da eine Untersuchung in Ruhe und unter Provokation stattfinden muss.
- **MRT**
  In der MRA kurzstreckige Okklusion der A. subclavia unter Hyperabduktion der Arme in Ruhe • Das venöse System wird in der venösen Kontrastierungsphase auf die gleiche Weise untersucht.
- **Invasive Diagnostik**
  Die i. a. DSA ist heute nicht mehr indiziert • Überholt, aber evtl. möglich ist die i.v. DSA über einen zentralvenösen Zugang, wobei eine Untersuchung in Ruhe und unter Provokation erforderlich ist • Bei Verdacht auf Stenosierung oder Thrombose der V. subclavia wird eine Phlebographie über das ipsilaterale venöse System durchgeführt.

Klinik

- **Typische Präsentation**
  Typischerweise symptomatisch bei Überkopfarbeiten: Schmerzen • Parästhesien • Muskelatrophie • Raynaud-Syndrom • Claudicatio • Pulsdefizit • Thrombosen (v. a. venös).
- **Therapeutische Optionen**
  Physiotherapie • Evtl. Dekompression durch Resektion der Halsrippe, der 1. Rippe oder Skalenusplastik.
- **Verlauf und Prognose**
  Sehr gut • Patienten bleiben in 80–100% beschwerdefrei.
- **Was will der Kliniker von mir wissen?**
  Lage der Gefäßkompression • Komplette Okklusion • Anatomische Variante (Halsrippe, ältere Fraktur) • Thrombose • Befund der Gegenseite.

10 Thoracic-outlet-Syndrom

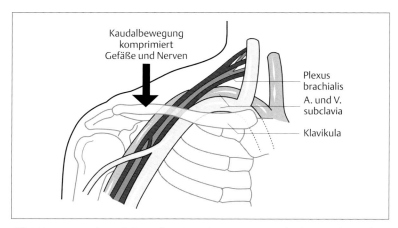

Abb. 183 Anatomische Verhältnisse bei TOS. Neben Kompression durch eine Halsrippe kann es zur Einklemmung der A. subclavia durch die Klavikula oder in der Skalenuslücke kommen. Die Einklemmung des Plexus brachialis ist wesentlich häufiger als die der Arterie (TOS) oder der Vene („thoracic inlet syndrome").

Abb. 184 I.v. DSA in Ruhe und unter Provokation des rechten Armes (Elevation und Kopfdrehung nach links). In Ruhe normales Gefäßkaliber der A. subclavia rechts. Unter Provokation abrupter KM-Stopp (Pfeil) aufgrund der Gefäßkompression, in diesem Fall durch eine Halsrippe.

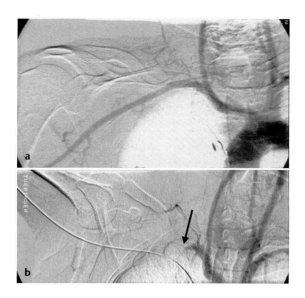

268

Thoracic-outlet-Syndrom

Differenzialdiagnose

neurologische Erkrankungen	– zervikale Radikulopathie – Morbus Sudeck – Plexusverletzungen
vaskuläre Erkrankungen	– Aneurysma – Thromembolie – Vaskulitis (Morbus Raynaud)
Raumforderungen	– Pancoast-Tumor – Kompression durch Hämatom

Typische Fehler

In der MRA kann es bei einer ipsilateralen i.v. KM-Gabe über die Ellenbeuge aufgrund einer venösen Stase zu schlechten Untersuchungsergebnissen kommen.

Ausgewählte Literatur

Charon JP et al. Evaluation of MR angiographic technique in the assessment of thoracic outlet syndrome. Clin Radiol 2004; 59: 588–595

McSweeney SE et al. Thoracic outlet syndrome secondary to first rib anomaly: the value of multi-slice CT in diagnosis and surgical planning. Ir Med J 2005; 98: 246–247

Takayasu-Arteriitis

Kurzdefinition

- **Epidemiologie**
  Seltene Erkrankung (Inzidenz 1–3 : 1 Mio.) • Am häufigsten bei Frauen (w : m = 8 : 1) und bei Asiaten • Erstmanifestation in über 80% unter 30 Jahre.
- **Ätiologie/Pathophysiologie/Pathogenese**
  Wahrscheinlich autoimmun vermittelte granulomatöse Vaskulitis • Befällt bevorzugt die großen Arterien, typischerweise die Aorta und ihre Abgänge sowie Pulmonal- und Koronararterien • Fibrotische Proliferationen der Tunica media führen zu segmentalen Stenosen, Verschlüssen oder Aneurysmen.

Zeichen der Bildgebung

- **Methode der Wahl**
  MRT
- **Röntgen**
  Unauffälliger Kardiopulmonalbefund.
- **Farbdoppler-Sonographie**
  Wandverdickung • Gefäßstenose • Systolische Flussbeschleunigung in den erreichbaren Gefäßregionen (supraaortal, zervikal, A. temporalis, mesenterial).
- **PET/PET-CT**
  Vermehrte FDG-Aufnahme im entzündeten Gefäßabschnitt • Die FDG-Aufnahme kann zur Therapiekontrolle herangezogen werden.
- **MRT**
  KM-Aufnahme • Erhöhtes T2w Signal • Umschriebene Wandverdickung (> 3 mm) der Aorta und ihrer Abgänge • Oft längerstreckige, glatt berandete Stenosen oder Gefäßverschlüsse • Aneurysmen und Thromben • Kollateralgefäße.
- **CT**
  Befunde wie MRT • Weniger sensitiv.
- **Invasive Diagnostik**
  Die invasive Angiographie dient im Wesentlichen der Interventionsplanung und Untersuchung kleiner Gefäße (z. B. Koronarangiographie).

Klinik

- **Typische Präsentation**
  Akute Entzündung • Fieber • Schmerzen der betroffenen Arterien • Später Gefäßverschlüsse • Aneurysmen • Aortendissektion • Hypertonie • Neurologisches Defizit • Darmischämie.
- **Therapeutische Optionen**
  Hochdosisierte Steroidtherapie (in bis zu 60% erfolgreich) • Evtl. zusätzlich Methotrexat und Cyclophosphamid • Gefäßstenosen werden interventionell oder chirurgisch behandelt.

Takayasu-Arteriitis 10

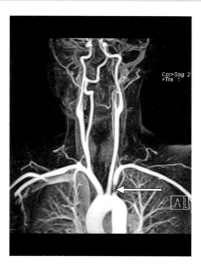

Abb. 185 Takayasu-Arteriitis, 42-jährige Patientin. Kontrastverstärkte MR-Angiographie, MIP-Projektion: Abgangsstenose der A. subclavia (Pfeil) durch entzündliche Wandveränderungen.

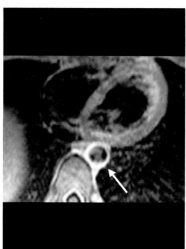

Abb. 186 Gleiche Patientin. T1w TSE-Sequenz nach Gd-DTPA, transversale Schicht: Wandverdickung und deutliche KM-Aufnahme der Aorta descendens (Pfeil).

Takayasu-Arteriitis

- **Verlauf und Prognose**
  Ohne Therapie meist letaler Verlauf (Todesursache Myokardinfarkt und Apoplex) • Bei Befall der A. carotis neurologische Symptome bei 80% der Patienten (TIA, Apoplex) • Unter adäquater Therapie oft Beschwerdefreiheit • 10-Jahres-Überlebensrate ca. 90%.
- **Was will der Kliniker von mir wissen?**
  Lage von Stenosen und entzündlichen Wandabschnitten.

Differenzialdiagnose

Riesenzellarteriitis (vorwiegend mittelgroße Arterien wie A. temporalis), andere Vaskulitiden (Panarteriitis nodosa, Morbus Winiwarter-Buerger), Kollagenosen.

Typische Fehler

Systemische Komponente mit akuter Entzündungsreaktion in der Gefäßwand und weitere, bisher asymptomatische Befundmanifestationen nicht übersehen.

Ausgewählte Literatur

Fritz J et al. Current imaging in Takayasu arteritis. Fortschr Röntgenstr 2005; 177: 1467–1472

Kerr GS et al. Takayasu arteritis. Ann Intern Med 1994; 120: 919–929

Was ist wo im Röntgen-Thorax?

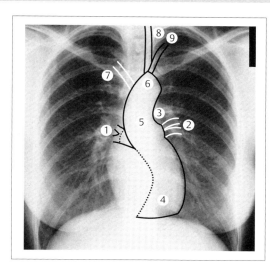

Abb. 187 Linkskardiale Strukturen und große Arterien:
1 rechte Oberlappenvenen
2 linke Oberlappenvenen
3 linkes Herzohr
4 linker Ventrikel
5 Aorta ascendens
6 Aortenbogen
7 Truncus brachiocephalicus
8 A. carotis communis sinstra
9 A. subclavia

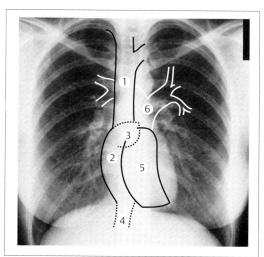

Abb. 188 Venöses System und rechtskardiale Strukturen:
1 V. cava superior
2 rechter Vorhof
3 rechtes Herzohr
4 V. cava inferior
5 rechter Ventrikel
6 Truncus pulmonalis

Standardschnitte – Übersicht

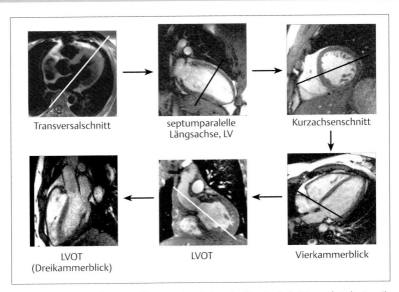

Abb. 189 Schematische Darstellung zur Angulation der Standardschnitte, wobei die jeweils nachfolgende Angulation eingezeichnet ist.

Septumparallele Längsachse – linkes Herz

Kurzdefinition

▶ **Einteilung.**
Für die Anwendung von Schnittbildverfahren in der kardialen Diagnostik werden Standardschnitte des Herzens verwendet, die gleichermaßen für Echo, MRT und EKG-synchronisierte MDCT eingesetzt werden.
Unterschieden werden folgende Standardschnitte:
- septumparallele Längsachsenschnitte (RV und LV möglich),
- Vierkammerblick,
- Kurzachsenschnitt,
- Darstellung des RVOT und LVOT („Dreikammerblick").

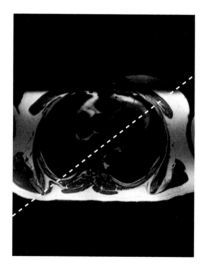

Abb. 190 MRT, T1w TSE-Aufnahme: Die Linie entspricht einem Längsschnitt durch den linken Ventrikel.

11 Septumparallele Längsachse – linkes Herz

Abb. 191 Anatomie des linken Ventrikels (aus Schünke M et al. Prometheus – Hals und innere Organe. Stuttgart: Thieme; 2005).

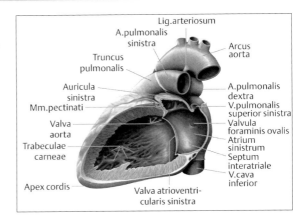

Abb. 192 Septumparalleler Längsachsenschnitt durch das linke Herz. MRT, SSFP-Sequenz, Diastole.
* linke Pulmonalarterie
+ Aortenbogen mit Abgang der A. carotis sinistra
x Mitralklappe
LA linker Vorhof
LV linker Ventrikel

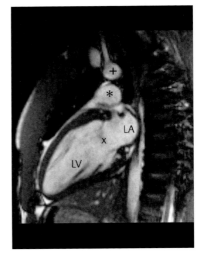

Kurzachsenschnitt 11

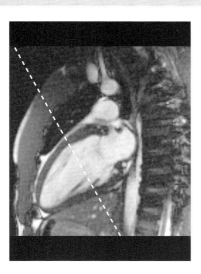

Abb. 193 Septumparalleler Längsachsenschnitt durch das linke Herz, MRT, SSFP-Sequenz, Diastole. Kurzachsenschnitt eingezeichnet.

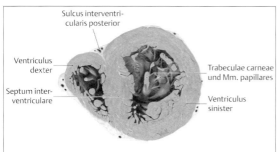

Abb. 194 Anatomie der kurzen Herzachse (aus Schünke M et al. Prometheus – Hals und innere Organe. Stuttgart: Thieme; 2005).

11 Kurzachsenschnitt

Abb. 195 Kurzachsenschnitt durch den rechten und linken Ventrikel.
RV rechter Ventrikel
LV linker Ventrikel
Reguläre Trabekularisierung beider Ventrikel.

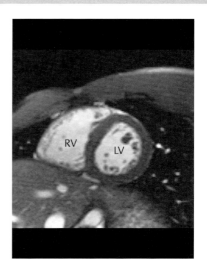

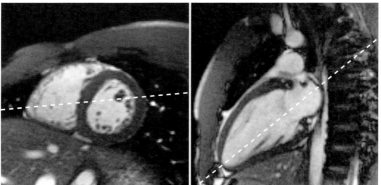

Abb. 196 Septumparalleler Kurzachsen- und Längsachsenschnitt. MRT, SSFP-Sequenz, Diastole: Vierkammerblick eingezeichnet.

Vierkammerblick 11

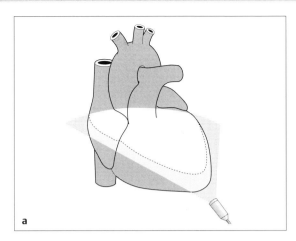

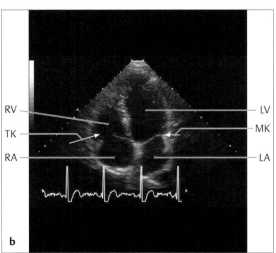

Abb. 197 Lage des Schallkopfs zum Herzen (**a**) beim Vierkammerblick und korrespondierendes echokardiographisches Bild (**b**).
RA rechter Vorhof
RV rechter Ventrikel
LA linker Vorhof
LV linker Ventrikel
TK Trikuspidalklappe
MK Mitralklappe

Abb. 198 Vierkammerblick (aus Schünke M et al. Prometheus – Hals und innere Organe. Stuttgart: Thieme; 2005).

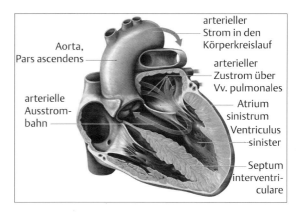

Abb. 199 Vierkammerblick. MRT, SSFP-Sequenz, Diastole. Darstellung der atrioventrikulären Einheit des rechten und linken Herzens. Normale Trabekularisierung beider Ventrikel.
+ Crista terminalis, prominenter Teil des rechtsatrialen Trabekelsystems
* Einmündung der Unterlappenvenen

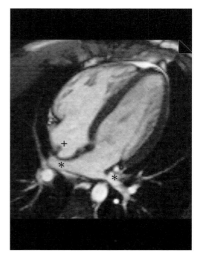

LVOT

11

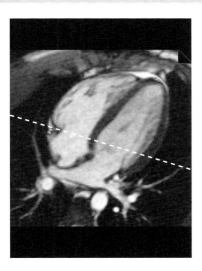

Abb. 200 Vierkammerblick, MRT, SSFP-Sequenz, Diastole: Darstellung des LVOT eingezeichnet.

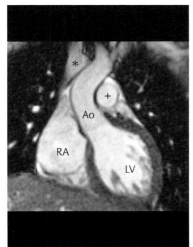

Abb. 201 LVOT. MRT, SSFP-Sequenz, Diastole: Darstellung des linksventrikulären Ausflusstraktes.
+ Truncus pulmonalis
* V. cava superior
LV linker Ventrikel
RA rechter Vorhof
Ao Aorta ascendens

11 LVOT – Dreikammerblick

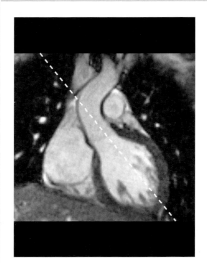 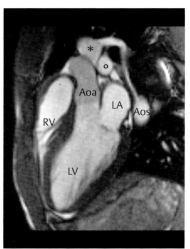

Abb. 202 LVOT, MRT, SSFP-Sequenz, Diastole: Darstellung der Angulation als „Dreikammerblick" eingezeichnet.

Abb. 203 LVOT. MRT, SSFP-Sequenz, Diastole: Darstellung des linksventrikulären Ausflusstraktes.
* * V. cava superior (mit Mündung der V. azygos)
* ° rechte Pulmonalarterie
* RV rechter Ventrikel
* LV linker Ventrikel
* LA linker Vorhof
* Aoa Aorta ascendens
* Aos Aorta descendens

Septumparallele Längsachse – rechtes Herz

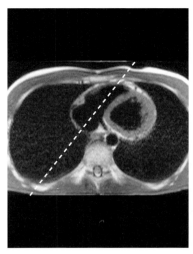

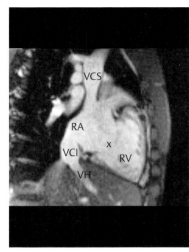

Abb. 204 MRT, T1w TSE-Aufnahme: Die Linie illustriert einen Längsschnitt durch den rechten Ventrikel.

Abb. 205 Septumparalleler Längsachsenschnitt durch das rechte Herz.
MRT, SSFP-Sequenz, Diastole.
VCS V. cava superior
VCI V. cava inferior
VH   V. hepatica
x   Trikuspidalklappe

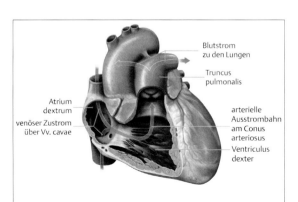

Abb. 206 Anatomie der atrioventrikulären Einheit des rechten Herzens einschließlich RVOT (aus Schünke M et al. Prometheus – Hals und innere Organe. Stuttgart: Thieme; 2005).

RVOT

Abb. 207 MRT, Half-Fourier TSE-Sequenz (HASTE): Planung der Angulation für den rechtsventrikulären Ausflusstrakt (RVOT).

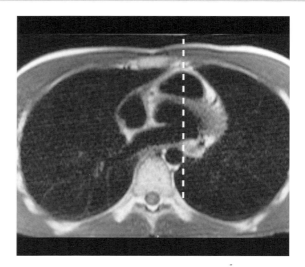

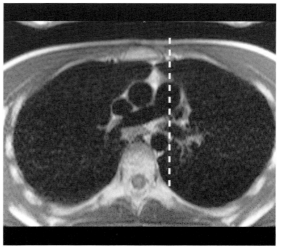

RVOT

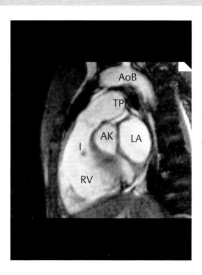

Abb. 208 RVOT. MRT, SSFP-Sequenz, Diastole: Darstellung des rechtsventrikulären Ausflusstraktes.
TP Truncus pulmonalis
I Infundibulum des RVOT
RV rechter Ventrikel
LA linker Vorhof
AK Aortenklappe
AoB Aortenbogen

Normalwerte (Erwachsene)

Tabelle 1 **Messwerte**

Parameter	Normalwert
Durchmesser Aorta ascendens	< 32 mm
Durchmesser Aorta descendens	23–26 mm
Pulmonalarterie	< 1,1 cm/m^2 Körperoberfläche
enddiastolische Myokarddicke:	
• LV Septum	< 12 mm
• LV inferiore Wand	< 10 mm
• LV laterale Wand	< 10 mm
• RV laterale Wand	< 3 mm
enddiastolischer Kurzachsendurchmesser (mittventrikulär):	
• LV	55 mm
• RV	26 mm
Auswurffraktion (EF)	ca. 50–75 %, (unterschiedliche Quellen für Echo, MRT)
Herzindex	2,4–2,6 l/m^2 Körperoberfläche

Tabelle 2 **Normwerte absolut** (Bereich = Mittelwert ± 2 SD)

Gradientenecho	Männer		Frauen	
	LV	RV	LV	RV
EDV (ml)	65–171	75–188	55–139	54–145
ESV (ml)	15–66	20–87	10–48	8–62
EF (%)	56–77	46–74	61–80	50–87
Masse (g)	119–190	–	79–141	–

SSFP	Männer		Frauen	
	LV	RV	LV	RV
EDV (ml)	102–235	111–243	96–174	83–178
ESV (ml)	29–93	47–111	27–71	32–72
EF (%)	55–73	48–63	54–74	50–70
Masse (g)	85–181	–	66–114	–

Tabelle 3 **Normwerte normalisiert auf die Körperoberfläche** (Bereich = Mittelwert ± 2 SD)

Gradientenecho

	Männer		Frauen	
	LV	RV	LV	RV
EDV (ml)	34–84	42–89	36–77	36–80
ESV (ml)	8–33	12–41	7–27	6–35
EF (%)	56–77	46–74	61–80	50–87
Masse (g)	60–95		49–80	

SSFP

	Männer		Frauen	
	LV	RV	LV	RV
EDV (ml)	53–112	58–114	56–99	48–103
ESV (ml)	15–45	25–53	14–40	18–42
EF (%)	55–73	48–63	54–74	50–70
Masse (g)	46–83		37–67	

aus: Leitlinien für den Einsatz der MR-Tomographie in der Herzdiagnostik.
(http://www.uni-wuerzburg.de/agherzdiagnostik/web/pdf/Leitlinien_MRT_190504.pdf)

Literatur

Sandstede J, Lipke C, Beer M, Hofmann S, Pabst T, Kenn W, Neubauer S, Hahn D. Age- and gender-specific differences in left and right ventricular cardiac function and mass determined by cine magnetic resonance imaging. Eur Radiol 2000; 10: 438–442

Alfakih K, Plein S, Thiele H, Jones T, Ridgway JP, Sivananthan MU. Normal human left and right ventricular dimensions for MRI as assessed by turbo gradient echo and steady-state free precession imaging sequences. J Magn Reson Imaging 2003; 17: 323–329

Einteilung der Myokardsegmente

AHA-Klassifikation der Myokardsegmente

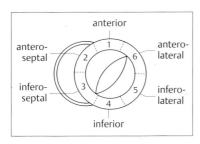

Abb. 209   Kurzachsenschnitt, basal.

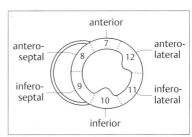

Abb. 210   Kurzachsenschnitt, mittventrikulär.

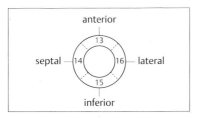

Abb. 211   Kurzachsenschnitt, apikal.

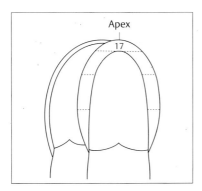

Abb. 212   Horizontaler Längsachsenschnitt (Vierkammerblick).

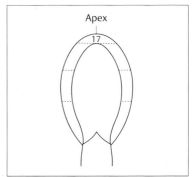

Abb. 213   Vertikaler Längsachsenschnitt (Zweikammerblick).

Nomenklatur für die tomographische Bildgebung des Herzens

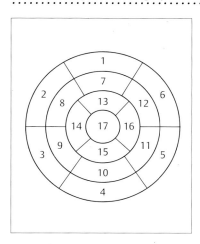

Abb. 214 17-Segment-Modell des LV:
1. basal anterior
2. basal anteroseptal
3. basal inferoseptal
4. basal inferior
5. basal inferolateral
6. basal anterolateral
7. mittanterior
8. mittanteroseptal
9. mittinferoseptal
10. mittinferior
11. mittinferolateral
12. mittanterolateral
13. apikal anterior
14. apikal septal
15. apikal inferior
16. apikal lateral
17. Apex

Literatur

Cerqueira et al. Standardized myocardial segmentation and nomenclature for tomographic imaging of the heart: a statement for healthcare professionals from the Cardiac Imaging Committee of the Council on Clinical Cardiology of the American Heart Association. Circulation 2002; 105: 539–542

Segmentale Einteilung der Koronararterien

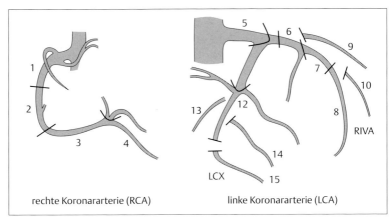

Abb. 215 Einteilung der Koronararterien.
RIVA Ramus interventricularis anterior
LCX Ramus circumflexus

Literatur

Austen WG et al. A reporting system on patients evaluated for coronary artery disease. Report of the Ad Hoc Committee for Grading of Coronary Artery Disease, Council on Cardiovascular Surgery, American Heart Association. Circulation 1975; 51: 5–40

Zuordnung der Koronarstromgebiete

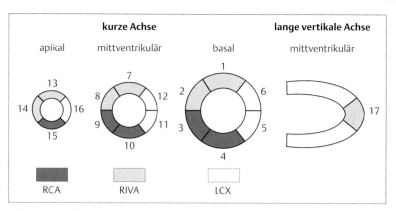

Abb. 216 Zuordnung der Koronarstromgebiete zum 17-Segment-Modell.
RCA rechte Koronararterie
RIVA Ramus interventricularis anterior der LCA
LCX Ramus circumflexus der LCA

Einteilung der Koronaranomalien

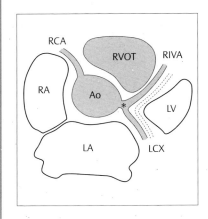

Abb. 217 Normale Anatomie der Koronarabgänge.
RCA rechte Koronararterie
LCA linker Hauptstamm (*)
RIVA Ramus interventricularis anterior
LCX Ramus circumflexus der LCA
RVOT rechtventrikulärer Ausflusstrakt
LV linker Ventrikel
LA linker Vorhof
RA rechter Vorhof
Ao Aorta

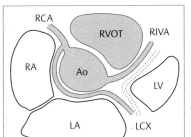

Abb. 218 Normvariante mit Abgang der LCX aus der RCA.

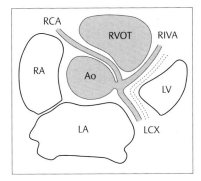

Abb. 219 Normvariante mit Abgang der RCA aus der LCA. Maligne Variante, bei welcher die RCA zwischen Aorta und RVOT verläuft.

Einteilung der Koronaranomalien

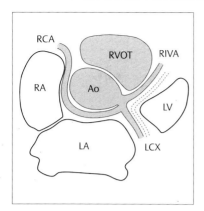

Abb. 220 Normvariante mit Abgang der RCA aus der LCA. Benigne Variante, bei welcher die RCA zwischen Aorta, LA und RA verläuft.

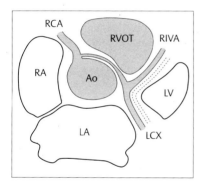

Abb. 221 Normvariante mit Abgang der LCA aus der RCA. Maligne Variante, bei welcher die LCA zwischen Aorta und RVOT verläuft.

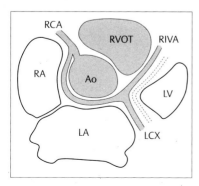

Abb. 222 Normvariante mit Abgang der LCA aus der RCA. Benigne Variante, bei welcher die LCA zwischen Aorta, LA und RA verläuft.

12 Einteilung der Koronaranomalien

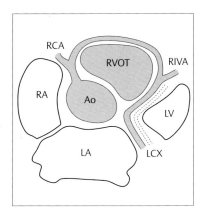

Abb. 223 Normvariante mit Abgang der LCA aus der RCA. Potenziell maligne Variante, bei welcher die LCA zwischen RVOT und LV verläuft.

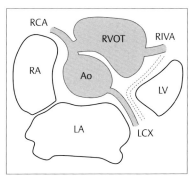

Abb. 224 Normvariante mit Abgang des RIVA aus dem RVOT und Koronarfistel zur RCA. Direktabgang der LCX.

Einteilung der Pulmonalvenenmündung

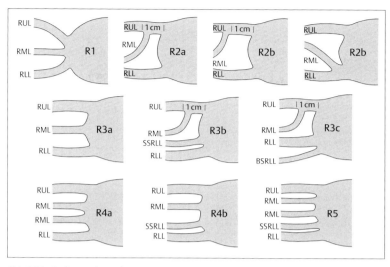

Abb. 225 Rechtes Pulmonalvenensystem.
RUL rechte Oberlappenvene
RML rechte Mittellappenvene
RLL rechte Unterlappenvene
SSRLL rechte Unterlappenvene, apikales Segment
BSRLL rechte Unterlappenvene, basales Segment

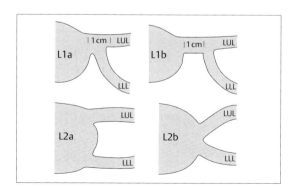

Abb. 226 Linkes Pulmonalvenensystem.
LUL linke Oberlappenvene
LLL linke Unterlappenvene

Literatur

Marom et al. Variations in Pulmonary Venous Drainage to the Left Atrium: Implications for Radiofrequency Ablation. Radiology 2004; 230: 824–829

NYHA-Kriterien der Herzinsuffizienz

Klasse I: keine Einschränkung der körperlichen Aktivität;
keine Symptomatik bei normaler körperlicher Betätigung.
Klasse II: geringe Einschränkung der körperlichen Aktivität;
keine Symptomatik unter Ruhe oder geringer Anstrengung.
Klasse III: deutliche Einschränkung der körperlichen Aktivität;
nur in Ruhe asymptomatisch.
Klasse IV: bereits in Ruhe symptomatisch.

Einteilung der Kardiomyopathien

Primäre Kardiomyopathien

- DCM
- HCM/HOCM
- RCM
- ARVC

Sekundäre Kardiomyopathien

- inflammatorisch (autoimmun, viral)
- toxisch, u. a. Alkohol, Anthracycline, Cyclophosphamid, Lithium
- ischämisch, valvulär, hypertensiv
- durch Tachykardie induziert
- metabolisch, u. a. Hypo-/Hyperthyreose, Urämie, Diabetes mellitus, Ernährungsmangel, Elektrolytentgleisungen
- Systemerkrankungen: Amyloidose, Lupus erythematodes, Sklerodermie, Sarkoidose, Leukämien, rheumatoide Arthritis, Morbus Bechterew
- neuromuskuläre Erkrankungen (Friedreich-Ataxie), muskuläre und myotone Dystrophien (Morbus Duchenne, Morbus Becker-Kiener, Morbus Curschmann-Steinert)
- radiogen
- peripartal

Unklassifizierte Kardiomyopathien

- isolierte linksventrikuläre Noncompaction (ILNC)
- Fibroelastose
- systolische Dysfunktion mit minimaler Dilatation
- „Apical-ballooning"-Syndrom
- mitochondriale Erkrankungen

Diagnosekriterien der ARVC

I	Globale oder regionale Dysfunktion oder strukturelle Veränderungen
Hauptkriterium	• schwere RV-Dilatation und Reduktion der RV-Ejektionsfraktion bei fehlender oder nur geringer Einschränkung der LV-Funktion • lokalisierte RV-Aneurysmen • schwere segmentale Dilatation des RV
Nebenkriterium	• geringe RV-Dilatation und Reduktion der RV-Ejektionsfraktion mit normaler LV-Funktion • geringe segmentale Dilatation des RV • regionale RV-Hypokinesie • Trabekelhypertrophie*

II	Gewebecharakterisierung der Herzwand
Hauptkriterium	• fibrolipomatöse Umwandlung des Myokards, nachzuweisen mit Myokardbiopsie

III	Repolarisationsstörungen
Nebenkriterium	• invertierte T-Wellen in rechtspräkordialen Ableitungen (V_2–V_3) (Lebensalter > 12 Jahre, kein Rechtsschenkelblock)

IV	Depolarisations- und Überleitungsstörungen
Hauptkriterium	• Epsilon-Wellen oder lokalisierte Verlängerung (> 110 ms) des QRS-Komplexes in den rechtspräkordialen Ableitungen (V_1–V_3)
Nebenkriterium	• Spätpotenziale

V	Arrhythmien
Hauptkriterium	• ventrikuläre Tachykardie mit Linksschenkelblock-Morphologie (EKG, Langzeit-EKG, Belastungs-EKG) • häufige ventrikuläre Extrasystolen (> 1000/24 h, LZ-EKG)

VI	Familienanamnese
Hauptkriterium	• Bestätigung einer familiären Erkrankung im Rahmen einer Autopsie oder eines chirurgischen Eingriffs
Nebenkriterium	• plötzlicher Herztod bei Familienangehörigen < 35 Jahre und Verdacht auf ARVC • Hinweise auf eine ARVC bei Familienangehörigen nach klinischen Kriterien

Für die Diagnose sind 2 Hauptkriterien oder 1 Haupt- und 2 Nebenkriterien oder 4 Nebenkriterien erforderlich. * Die Trabekelhypertrophie wird nicht einheitlich als Kriterium angesehen.

Einteilung der thorakoabdominalen Aortenaneurysmen

Einteilung nach Crawford

Typ I   gesamte deszendierende thorakale und proximale abdominale Aorta betroffen ohne Einbeziehung der Nieren- oder Viszeralarterien
Typ II gesamte deszendierende thorakale und abdominolumbale Aorta betroffen
Typ III mittlere und distale deszendierende thorakale sowie abdominolumbale Aorta betroffen
Typ IV thorakoabdominaler Übergang und abdominolumbale Aorta betroffen
Typ V   ausschließlich abdominale Aorta betroffen mit Einbeziehung der Nierenarterien

Was kann welches Verfahren?

	Röntgen-Thorax	Echo/TEE	Invasive Diagnostik	MDCT	MRT	SPECT/PET
Morphologie Herzhöhlen/Perikard	III	Ib	III	Ib	Ia	III
Morphologie Koronararterien	IV	IV	Ia	Ib	III	IV
Morphologie Herzklappen	IV	Ia	III	Ib	II	IV
Morphologie Große Gefäße	III	III	III	Ia	Ia	IV
Myokardfunktion qualitativ	IV	Ia	II	inv	Ib	III
Myokardfunktion quantitativ	IV	Ib	III	inv	Ia	III
Klappenfunktion qualitativ	IV	Ia	II	inv	II	IV
Klappenfunktion quantitativ	IV	Ia	III	inv	II	IV
Myokardperfusion	IV	inv	IV	inv	Ib	Ia
Myokardmetabolismus	IV	IV	IV	IV	inv	Ia
Myokardvitalität	IV	III*	III	inv	Ia	Ib
Strukturelle Gewebsveränderungen	IV	IV	Ia**	III	Ib	III#
Volumen und Flussbestimmung	IV	Ib	Ia	IV	Ib	IV
Druckverhältnisse	IV	II	Ia	IV	III	IV
Erregungsleitung	IV	IV	Ia	inv	inv	III

Ia Methode der ersten Wahl
Ib alternativ zu Ia als First-line-Verfahren geeignet
II Methode häufig eingesetzt und etabliert, die Information liefert auch ein anderes Verfahren
III Methode gelegentlich eingesetzt, die Information wird in der Regel durch andere Verfahren gewonnen
IV keine klinisch relevante Information
inv investigativ, wahrscheinlich relevante Information, Verfahren in wissenschaftlicher Erprobung

invasive Diagnostik = Herzkatheteruntersuchungen einschließlich Koronarangiographie und elektrophysiologische Untersuchung.

MD-CT: Multi-Detektor-Computertomographie; MRT: Magnetresonanztomographie;
Echo: transthorakale Echokardiographie (TTE); TEE: transösophageale Echokardiographie;
SPECT: „single photon emission computed tomography"; PET: Positronen-Emissions-Tomographie

* Stress-Echokardiographie; ** Myokardbiopsie; # in begrenztem Umfang möglich

Weiterführende Literatur

Lehrbücher

Mewis C, Riessen R, Spyridopoulos I (eds.). Kardiologie compact. Stuttgart: Thieme; 2006

Zipes DP, Libby P, Bonow RO, Braunwald E. Braunwald's Heart Disease. A Textbook of Cardiovascular Medicine. Philadelphia: Saunders; 2005

Becker AE, Anderson RH. Pathologie des Herzens. Stuttgart: Thieme; 1985

Shellock FG. Reference Manual for Magnetic Resonance Safety, Implants, and Devices. 2005

Leitlinien

S2-Leitlinie zur Diagnostik und Therapie der infektiösen Endokarditis. Z Kardiol 2004; 93: 1005–1021 (http://leitlinien.dgk.org/images/pdf/leitlinien_volltext/2004–10_s2_endokarditis.pdf)

Leitlinien für den Einsatz der MR-Tomographie in der Herzdiagnostik (http://www.uni-wuerzburg.de/agherzdiagnostik/web/pdf/Leitlinien_MRT_190504.pdf)

Leitlinien für den Einsatz der Computertomographie in der Diagnostik des Herzens und der großen thorakalen Gefäße (http://www.uni-wuerzburg.de/agherzdiagnostik/web/pdf/Leitlinien_CT_190504.pdf)

Sachverzeichnis

A

Abscheidungsthrombus, apikaler 140
Abstoßung, chronische 39
Adenosin-Stress 1
– Syndrom X 17
– Perfusionsuntersuchung 18
AHA-Klassifikation, Myokardsegment 288
Allograft 75
Amyloidose 99 ff
– DD Hypertonie, arterielle 131
– kardiale 101
– DD Kardiomyopathie
– – hypertrophische 85
– – restriktive 91
Aneurysma
– apikales 15 f
– DD Thoracic-outlet-Syndrom 269
Angina pectoris
– belastungsabhängige 18
– DD Herzkontusion 177
– instabile 5 ff
– DD Kardiomyopathie, unklassifizierte (apical ballooning) 94
– DD Koronardissektion 182
Angiosarkom 159 ff
– DD Rhabdomyosarkom 166
– DD Sarkom, undifferenziertes 164
Anomalous origin of left coronary artery (ALCA) s. Koronaranomalie
Anomalous origin of left coronary artery from pulmonary artery (ALCAPA) s. Bland-White-Garland-Syndrom
Anomalous origin of right coronary artery (ARCA) s. Koronaranomalie
Anthrazyklintherapie 109
Aorta ascendens
– D-TGA 236
– Röntgenthorax 273
Aortenaneurysma 253
– DD Aortenektasie 256
– DD Aorteninsuffizienz 46
– DD Aortenruptur 180
– thorakoabdominales 299
– DD Tumor, mediastinaler 174

Aortenbogen 273
– doppelter 203
– rechtsdeszendierender 210
– rechtsseitiger 203
– unterbrochener
– – DD Aortenisthmusstenose 201
– – DD Linksherzsyndrom, hypoplastisches 229
Aortenbogenanomalie 202 ff
Aortenbogenhypoplasie 201
Aortendissektion 257 ff
– DD Angina pectoris, instabile 7
– DD Aorteninsuffizienz 46
– DD Dressler-Syndrom 128
– Einteilung, Stanford/DeBakey 259
– DD Herzkontusion 177
– DD Herztransplantation 40
– DD Koronardissektion 182
– DD Lungenembolie 138
– DD Myokarditis 114
– DD Myokardinfarkt, akuter 10
– DD Perikarditis, akute 117
– DD Postinfarkt-Perikarditis 128
– DD Prinzmetal-Angina 19
– traumatische, DD Aortenruptur 180
Aortenektasie 254 ff
– DD Aorteninsuffizienz 46
Aorteninsuffizienz (AL) 44 ff
– akute 44
– DD Aortenstenose 43
– chronische 44
– Endokarditis, infektiöse 122
Aortenisthmusstenose (ISTA) 199 ff
– Aortenklappe, bikuspide 198
– isolierte, Schema 200
– DD Linksherzsyndrom, hypoplastisches 229
Aortenklappe
– bikuspidale 201
– bikuspide 196 ff
– – DD Aorteninsuffizienz 46
– verkalkte 42
Aortenklappenersatz
– biologischer 72
– – DD Aortenklappenrekonstuktion 79
– nach Ross 75 ff

303

Sachverzeichnis

Aortenklappenfibrosierung 108
Aortenklappenrekonstuktion (AKR) 77 ff
- Schema 79
Aortenklappenstenose
- degenerative 198
- DD Hypertonie, arterielle 131
Aortenklappenveränderung, rheumatische 198
Aortenruptur 178 ff
- DD Aortendissektion 260
- DD Herzkontusion 177
Aortenstenose (AS) 41 ff
- Dreikammerblick 66
- DD Kardiomyopathie, hypertrophische 85
- DD Linksherzsyndrom, hypoplastisches 229
- DD Pulmonalstenose 55
Aortenvitium, kombiniertes 65 f
Aortenwurzelerkrankung 46
Apical ballooning s. Kardiomyopathie, unklassifizierte 94
Apical ballooning-Syndrom 94
Arrhythmie
- ARVC, Diagnosekriterien 298
- DD Sarkoidose 99
- DD Ventrikelseptumdefekt 191
- DD Vorhofseptumdefekt 188
Arteria carotis communis 262, 273
Arteria carotis externa 262
Arteria carotis interna 262
Arteria subclavia 273
ARVC s. Kardiomyopathie, rechtsventrikuläre, arrhythmogene
ASD s. Vorhofseptumdefekt
Aspergillose, pulmonale 40
Asplenie-Syndrom 205
Asthmaanfall 138
Atrium sinistrum 280
Ausflusstrakt
- linksventrikulärer (LVOT) 274, 281 f
- rechtsventrikulärer (RVOT) 284 f
- - Einteilung 292
Ausstrombahn, arterielle 280

Auswurffraktion 286
Autograft, pulmonaler 75
AVSD s. Septumdefekt, atrioventrikulärer 217

B

Belastungsdyspnoe 60
Belastungsuntersuchung 28
Belüftungsstörung, basale 33
Bildgebung, tomographische, Nomenklatur 289
Bioprothese 72, 75
- DD Aortenklappenrekonstuktion 79
Blalock-Taussig-Shunt 250 f
Bland-White-Garland-Syndrom 26 ff
Blutfluss, pulmonaler 238
Blutungszeichen 34
Bypass, venöser 21 f
Bypass-OP, aortokoronare 21 ff

C

Carinawinkel 48
Carney-Syndrom 144
Chemotherapie 91
CMV-Pneumonie 40
Coarctatio aortae (CoA) s. Aortenisthmusstenose
COPD 138
Cor triatriatum 212 f
- DD Lungenvenenfehlmündung, totale 244
- Mitralstenose (MS) 49
Crescendo-Angina 5

D

DCM s. Kardiomyopathie, dilatative
Depolarisationsstörung 298
Dextrokardie 216
Diagnostik, invasive 300
Dialysepatient 108

Sachverzeichnis

Di-George-Syndrom 210
Diskordanz
- atrioventrikuläre 237
- ventrikuloarterielle 237
Doming 54
Double outlet right ventricle (DORV) 239 ff
- DD Fallot-Tetralogie 226
- DD Pentalogie 226
Double switch 237
Double-inlet-Ventrikel 238
Dreikammerblick 274, 282
Dressler-Syndrom 127 f
D-TGA s. Transposition, Arterie, große 232
Ductus arteriosus Botalli, persistierender 194 f
- DD Ventrikelseptumdefekt 191
- Verschluss 195
- DD Vorhofseptumdefekt 188
Ductus arteriosus, offener 195
Dysfunktion 298
Dysphagie 18
Dysplasie, fettige
- DD Kardiomyopathie, dilatative 82
- Kardiomyopathie, rechtsventrikuläre, arrhythmogene (ARVC) 86
Dyspnoe
- DD Eisenmenger-Syndrom 192
- DD Herzinsuffizienz, akute 34
- DD Herzinsuffizienz, chronische 37
- DD Lungenarterienruptur 183
- DD Lungenembolie 138

E

Ebstein-Anomalie 220 ff
- Schema 221
- DD Trikuspidalatresie 209
- DD Trikuspidalinsuffizienz 64
Echokardiographie, transthorakale (Echo/TEE) 300
Einblutung
- DD Herztransplantation 40
- pulmonale, hyperdense 184

Eisenmenger-Syndrom 192 f
Endokardfibrose
- Endokarditis 90
- tropische 91
Endokarditis, infektiöse 121 ff
- DD Hypereosinophiles Syndrom 126
- DD Mitralinsuffizienz 52
- Mitralstenose 49
- DD Trikuspidalinsuffizienz 64
Endomyokardfibrose 126
End-zu-Seit-Anastomose 250
Entzündung 91
Eosinophilie 124
Erkrankung, rheumatoide 46

F

Fallot-Tetralogie 223 ff
- DD Pulmonalstenose 55
- Schema 224
- nach Korrektur-OP 225
Fenster, aortopulmonales 211
Fibroelastom, papilläres 151 f
Fibrom 148 ff
- DD Lipom 147
Fibrosierung, regionale 81, 84
Fieber
- DD Fibroelastom, papilläres 152
- rheumatisches 47
- - DD Endokarditis, infektiöse 123
- - DD Pulmonalstenose 55
- - Trikuspidalstenose 61
Flow void 53
Fokus, septischer 34
Fontan-Operation 245 ff
- Norwood I – III 246 ff
Fontan-Palliation 245
Fontan-Shunt 229, 249

G

Gefäß, großes, Erkrankung 253 ff
3-Gefäß-KHK 36
Gefäßkompression 266

305

Sachverzeichnis

Glenn-Operation 245
Glenn-Shunt 229
Glomustumor 263
Gradientenecho 286 f

H

Halszyste, laterale 263
Hämatom, periaortales 179
Hämatomkompression 269
Hämatothorax 184
Hämochromatose 103 ff
– DD Kardiomyopathie
– – dilatative 82
– – hypertrophische 85
– – restriktive 91
Hämodialysetherapie 107
Hämoptyse 183
Hämorrhagie, intramurale 180
Hämosiderose 103 ff
Hämothorax 40
Hauterkrankung, entzündliche 94
HCM s. Kardiomyopathie, hypertrophische
Herz
– linkes
– – Anatomie 276
– – Kurzachsenschnitt 277
– – Längsachse, septumparallele 276 f
– rechtes
– – Anatomie 283
– – Längsachse, septumparallele 283
Herzachse 277
Herzdextroversion 206
Herzerkrankung, entzündliche 112 ff
Herzfehler, angeborener
  s. Vitium, kongenitales
Herzhöhlenverletzung 183
Herzindex 286
Herzinsuffizienz 32 ff
– akute 32 ff
– chronische 35 ff
– DD Eisenmenger-Syndrom 192
– DD Myokardinfarkt, chronischer 13
– NYHA-Kriterien 296
– progrediente 169

– DD Sarkoidose 99
– DD Transposition, korrigierte, angeborene 238
– DD Ventrikelseptumdefekt 191
– DD Vorhofseptumdefekt 188
Herzklappe, kalzifizierte 55
Herzkontusion 175 ff
Herzkrankheit, ischämische 1 ff
Herzkrankheit, koronare (KHK) 1 ff
– DD Amyloidose 102
– fortgeschrittene
– – DD Bypass-OP, aortokoronare 23
– – DD Kardiomyopathie, dilatative 82
– – DD Mitralinsuffizienz 52
– DD Kardiomyopathie
– – rechtsventrikuläre, arrhythmogene 88
– – unklassifizierte (apical ballooning) 94
– DD Koronaranomalie 25
– Risikofaktor 1
– DD Syndrom X 18
– DD Ventrikelaneurysma 16
– DD Ventrikelseptumdefekt 191
– DD Vorhofseptumdefekt 188
Herzohr 273
Herzrhythmusstörung
– DD Eisenmenger-Syndrom 192
– DD Myokardinfarkt, chronischer 13
Herztransplantation 38 ff
– Abstoßung, chronische 39
Herzvitium, kongenitales 55
Heterotaxiesyndrom 205 f
HLHS s. Linksherzsyndrom, hypoplastisches 201
Hohlvenenkompressionssyndrom 204
Holzschuhherz 230
Homograft 75
Hypereosinophiles Syndrom (Löffler-Endokarditis) 124 ff
– DD Kardiomyopathie, restriktive 91
Hypertonie
– arterielle 129 ff
– – DD Aortenstenose 43
– – DD Kardiomyopathie, hypertrophische 85

Sachverzeichnis

- pulmonale
- – akute s. Lungenembolie 135
- – DD Ductus arteriosus Botalli, persistierender 195
- – chronische 132 ff
- – DD Pericarditis constrictiva 120

Hypertrophie, interatriale, lipomatöse 147
Hyperventilation, psychogene 138

I

ILNC s. Kardiomyopathie, unklassifizierte
Infiltrat, pulmonales, postoperatives 40
Insuffizienz, vertebrobasiläre 266
Insuffizienzjet 45, 66

J

Jatene s. Switch-Operation, arterielle, nach Jatene 233

K

Kardiomegalie 12, 36, 81
Kardiomyopathie 80 ff, 92, 111
- DD Bypass-OP, aortokoronare 23
- dilatative (DCM) 80 ff
- – DD Bypass-OP, aortokoronare 23
- – DD Hämochromatose 105
- – DD Mitralinsuffizienz 52
- – DD Mitralklappenprolaps 70
- – DD Myokarditis 114
- Einteilung 297
- DD Herzkrankheit, koronare 4
- hypertrophische (HCM) 83 ff
- – DD Amyloidose 102
- – DD Aortenstenose 43
- – DD Fibrom 150
- – DD Hypertonie, arterielle 131
- – DD Kardiomyopathie, toxische 111
- – DD Pericarditis constrictiva 120
- – DD inflammatorische, Myokarditis 114
- – DD Kardiomyopathie, hypertrophische 85
- – DD Linksherzsyndrom, hypoplastisches 229
- – DD Lymphom 169
- – DD Myokardinfarkt, chronischer 13
- primäre 297
- rechtsventrikuläre, arrhythmogene (ARVC) 86 ff
- – Diagnosekriterium 298
- restriktive (RCM) 89 ff
- – DD Amyloidose 102
- – DD Dressler-Syndrom 128
- – DD Hämochromatose 105
- – DD Hypereosinophiles Syndrom 126
- – DD Pericarditis constrictiva 120
- – DD Perikarditis, akute 117
- – DD Postinfarkt-Perikarditis 128
- – DD Sarkoidose 99
- sekundäre 297
- – DD Aortenstenose 43
- – Kardiomyopathie 91 f
- – DD Pericarditis constrictiva 120
- toxische 109 ff
- unklassifizierte 297
- – ILNC 92 ff
- – apical ballooning 94 ff
- urämische 106 ff
- – DD Aortenstenose 43
- – DD Hypertonie, arterielle 131
- DD Ventrikelaneurysma 16
- DD Ventrikelseptumdefekt 191

Karotisdissektion
- DD Karotisstenose 263
- DD Subclavian-steal-Syndrom 266

Karotisstenose 261 f
Karzinoid 91
Karzinoid-Syndrom 55
Kawasaki-Syndrom 29 ff
Kerley-B-Linie 36, 48
KHK s. Herzerkrankung, koronare (KHK) 1
Klappeninsuffizienz 152

Sachverzeichnis

Klappenprothese 71 ff
Klappenschluss 78
Klappenvitium
- DD Aortenstenose 43
- erworbenes 41 ff
- kongenitales 58
- isoliertes 67
Kollagenose
- DD Endokarditis, infektiöse 123
- DD Takayasu-Arteriitis 272
Kommissurorhaphie, laterale 79
Konnektion, kavopulmonale, bidirektionale (Glenn-Operation) 245
Koronarabgang 292
Koronaraneurysma 30
Koronaranomalie 24 f
- DD Angina pectoris, instabile 7
- DD Bland-White-Garland-Syndrom 28
- Einteilung 292 ff
- DD Herzkrankheit, koronare 4
- DD Kawasaki-Syndrom 31
- DD Myokarinfarkt, akuter 10
- DD Prinzmetal-Angina 19
- DD Syndrom X 18
Koronararterie 290
Koronardissektion 181 f
- DD Angina pectoris, instabile 7
- DD Herzkontusion 177
- DD Koronaranomalie 25
Koronarembolie 182
Koronarfistel, fehlgemündete 25
Koronarsklerose, diffuse 3
Koronarstenose, hochgradige 6
Koronarstromgebiet 291
Koronarsyndrom, akutes
- DD Dressler-Syndrom 128
- DD Lungenembolie 138
- DD Myokarditis 114
- DD Perikarditis, akute 117
- DD Postinfarkt-Perikarditis 128
- DD Prinzmetal-Angina 19
Korrekturoperation, funktionelle 233
Kurzachsendurchmesser, enddiastolischer 286

Kurzachsenschnitt 277 f
- Angulation 274
- AHA-Klassifikation 288

L

Längsachse, septumparallele
- Herz, linkes 275 ff
- Übersicht 274
Längsachsenschnitt 288
LCX-Stenose, hochgradige 2
Leiomyosarkom 170
Linksherzhypertrophie 42
Linksherzinsuffizienz
- DD Bypass-OP, aortokoronare 23
- dekompensierte 120
Linksherzsyndrom, hypoplastisches (HLHS single ventricle) 227 ff
- DD Aortenisthmusstenose 201
- DD Lungenvenenfehlmündung, totale 244
- Schema 228
Linksherzverbreiterung 42
Linksherzvergrößerung 2
Links-rechts-Shunt 195
Lipom 145 ff
Lipomatosis cordis 147
Löffler-Endokarditis
s. Hypereosinophiles Syndrom 124
L-TGA s. Transposition, korrigierte, angeborene
Lungenarterienembolie 170
Lungenarterienruptur 183 ff
Lungenembolie 135 ff
- DD Angina pectoris, instabile 7
- DD Aortendissektion 260
- chronische 37
- DD Dressler-Syndrom 128
- fulminante 136 f
- DD Herzinsuffizienz, akute 34
- DD Herzkontusion 177
- DD Koronardissektion 182
- DD Lungenarterienruptur 183
- DD Myokarditis 114
- DD Myokarinfarkt, akuter 10

Sachverzeichnis

- DD Perikarditis, akute 117
- DD Postinfarkt-Perikarditis 128
- DD Prinzmetal-Angina 19

Lungenemphysem 133
Lungenerkrankung
- chronische 13
- DD Herzinsuffizienz 34, 37

Lungenhypoplasie, isolierte 216
Lungeninfarkt 183
Lungenmetastase 157
Lungenödem 138
- alveoläres 33
- DD Lungenembolie 138

Lungenstauung, chronische 48
Lungenvene 216
Lungenvenenfehlmündung 214
Lungenvenenfehlmündung, totale (TAPVC) 242 ff
LVOT s. Ausflusstrakt, linksventrikulärer 281 f
Lymphom 167 ff
- DD Karotisstenose 263

M

Magnetresonanztomographie (MRT) 300
Malformation, arteriovenöse 229
Marfan-Syndrom 46
Mediastinaltumor, maligner 155
Mediastinitis 40
Medistinalverbreiterung, postoperative 40
Mesenterialinfarkt 260
Metastase 156 ff
- DD Angiosarkom 161
- DD Sarkom, undifferenziertes 164
- DD Trikuspidalstenose 61

Mikroembolie, zerebrale, rezidivierende 125
Mikrozirkulationsstörung 18
Mitralinsuffizienz (MI) 50 ff
- akute 50 f
- chronische 50 f
- primäre 70
- sekundäre 70

Mitralklappe 279
Mitralklappenanomalie 201
Mitralklappenersatz 72
Mitralklappenprolaps (MKP) 68 ff
Mitralstenose (MS) 47 ff
- DD Aortenstenose 43
- DD Pulmonalstenose 55
- valvuläre 213

Mitralvitium 65 f
Morbus Behcet 183
Morbus Hodgkin 174
Morbus Raynaud 269
Morbus Sudeck 269
Morbus Uhl 88
Morbus Wegener 183
Morbus Winiwarter-Buerger 272
Multi-Detektor-Computertomographie (MD-CT) 300
Myokarddicke, enddiastolische 286
Myokardhypertrophie
- Amyloidose 101
- DD Aortenstenose 43
- - DD Kardiomyopathie, urämische 108
- Hämochromatose 104
- Herztransplantation 39
- Hypertonie, arterielle 130
- - DD Kardiomyopathie, urämische 108
- DD Kardiomyopathie
- - dilatative 82
- - hypertrophische 84 f
- - urämische 107 ff

Myokardinfarkt
- akuter (AMI) 8 ff
- - DD Angina pectoris, instabile 7
- - DD Aortendissektion 260
- - DD Koronardissektion 182
- anterolateraler 10
- chronischer 11 ff
- DD Dressler-Syndrom 128
- DD Herzkontusion 177
- DD Kardiomyopathie, unklassifizierte (apical ballooning) 94
- DD Myokarditis 114

Sachverzeichnis

Myokardinfarkt, DD Perikarditis,
  akute 117
- DD Postinfarkt-Perikarditis 128
- stummer 8

Myokardinfiltration, granulomatöse 98
Myokarditis 112 ff
- DD Angina pectoris, instabile 7
- DD Dressler-Syndrom 128
- DD Endokarditis, infektiöse 123
- DD Herzkontusion 177
- DD Hypereosinophiles Syndrom 126
- DD Kardiomyopathie
- – dilatative 82
- – rechtsventrikuläre,
    arrhythmogene 88
- – unklassifizierte
    (apical ballooning) 94
- DD Koronardissektion 182
- DD Lymphom 169
- DD Mitralklappenprolaps 70
- DD Myokarkinfarkt, akuter 10
- DD Perikarditis, akute 117
- DD Postinfarkt-Perikarditis 128

Myokardrestriktion 120
Myokardsegment 288 f
Myokardverdickung 104
Myxom 142 ff
- DD Angiosarkom 161
- DD Fibroelastom, papilläres 152
- DD Sarkom, undifferenziertes 164
- DD Thrombus 141
- DD Trikuspidalstenose 61

N

Narbenregion, hyperintense 12
Non-compaction, linksventrikuläre,
  isolierte s. Kardiomyopathie,
  unklassifizierte (ILNC)
No-reflow-Phänomen 10
Normalanatomie 273 ff
Normalwerte 286

O

Oberlappenvene 273
Ösophagitis 138
Ostium primum 218

P

Panarteriitis nodosa 272
Pancoast-Tumor 269
Pentalogie 223 ff
Perfusionsstörung, apikale 3
Pericarditis constrictiva 117 ff
- DD Dressler-Syndrom 128
- DD Kardiomyopathie, restriktive 90
- DD Perikarditis, akute 117
- DD Postinfarkt-Perikarditis 128

Perikarderguss 115 ff, 169
- Aortenklappenrekonstruktion 78
- DD Ebstein-Anomalie 222
- DD Lymphom 169

Perikardhämatom 176
Perikarditis
- akute 115 ff
- DD Endokarditis, infektiöse 123
- DD Herzkontusion 177
- DD Kardiomyopathie
- – rechtsventrikuläre,
    arrhythmogene 88
- – toxische 111
- – unklassifizierte
    (apical ballooning) 94
- DD Koronardissektion 182
- DD Lungenembolie 138
- DD Lymphom 169
- DD Metastase 158
- DD Myokardinfarkt, akuter 10
- DD Myokarditis 114

Perikardmetastase 91
Perikardverdickung 117
Perikardverkalkung 117
Perikardzyste 153 ff
- DD Tumor, mediastinaler 174

Perimyokarditis s. Perikarditis 182

Sachverzeichnis

Pleuraerguss 33
- DD Metastase 158
- postoperativer 72
Pleuritis 138
Plexusverletzung 269
Pneumonie
- bakterielle 40
- DD Eisenmenger-Syndrom 192
- DD Herzinsuffizienz 34, 37
- DD Lungenembolie 138
Pneumothorax
- DD Herzinsuffizienz, akute 34
- DD Lungenembolie 138
Polysplenie-Syndrom 205
Positronen-Emissions-Tomographie (PET) 300
Postinfarkt-Perikarditis 127 f
Post-Myokardinfarkt-Syndrom 127 f
Pränataldiagnostik 206
Prinzmetal-Angina 19 f
- DD Angina pectoris, instabile 7
- DD Myokardinfarkt, akuter 10
- DD Syndrom X 18
Pseudoaneurysma 40
Pseudoarthrose, Sternum 23
Pseudoisthmusstenose 201
Pulmonalarteriensarkom 170
Pulmonalatresie 230 ff
- DD Fallot-Tetralogie 226
- DD Pentalogie 226
Pulmonalinsuffizienz (PI) 56 ff
Pulmonaliskatheter 185
Pulmonalklappe, geschlossene 75
Pulmonalklappeninsuffizienz 58
Pulmonalstenose (PS) 53 ff
Pulmonalvenenkonfluens 213
Pulmonalvenenmündung 295
Pulmonalvenensystem 295
Pulmonary sling 204

R

Radiatio 91
Radikulopathie, zervikale 269
Randwinkelerguss 36

Rashkind-Atrioseptostomie 227
Raumforderung
- fettäquivalente 146
- DD Karotisstenose 263
- linksventrikulär apikal hypodense 157
- Lymphom 168
- rechtsatriale 61
- Sarkom, undifferenziertes 162
RCM s. Kardiomyopathie, restriktive
Rechtsherzdilatation 48
Refluxkrankheit 18
Regurgitation, diastolische 78
Repolarisationsstörung 298
Rhabdomyom
- DD Fibrom 150
- DD Lipom 147
Rhabdomyosarkom 165 f
- DD Sarkom, undifferenziertes 164
Riesenzellarteriitis 272
Röntgen-Thorax 300
- Normalanatomie 273
Ross-Operation 75
RVOT s. Ausflusstrakt, rechtsventrikulärer
RV-Tachykardie, idiopathische 88

S

Sarkoidose 97 ff
- DD Kardiomyopathie
- - dilatative 82
- - restriktive 91
Sarkom
- Pulmonalarterie 170 f
- undifferenziertes 162 ff
Schädigung, iatrogene 64
Schmerz, vertebrager 138
Schock, kardiogener 32
Schockzustand 34
Scimitar-Syndrom 214 ff
Scimitarvene 215
17-Segment-Modell 291
Seit-zu-Seit-Interponat 250
Septum
- interventriculare 280
- perimembranöses 218

311

Sachverzeichnis

Septum, primum 218
Septumdefekt, atrioventrikulärer (AVSD) 217 ff
Shunt-Umkehr 193
Single photon emission computed tomography (SPECT) 300
Sinusknotendysfunktion 237
Situs inversus, totaler 206
Sklerodermie 91
Sklerose, tuberöse
– DD Fibrom 150
– DD Lipom 147
Speichererkrankung 91
Sportlerherz 85
SSFP 286 f
Standardschnitt, Angulation 274
Steal-Syndrom 266
Stenose, Truncus brachiocephalicus 266
Stenosejet, supravalvulärer 66
Sternotomie 22 f
Struma 263
Subclavian-steal-Effekt, permanenter 265
Subclavian-steal-Syndrom 264 ff
Swan-Ganz-Katheter 185
Switch-Operation, arterielle, nach Jatene 233 f
Syndrom, hypereosinophiles 91
Syndrom X 17 f
– DD Herzkrankheit, koronare 4
– DD Prinzmetal-Angina 19
Synkope 25
Systemerkrankung 91

T

Tachyarrhythmie, atriale 237
Tachypnoe 183
Takayasu-Arteriitis 270 ff
Tako-Tsubo s. Kardiomyopathie, unklassifizierte (apical ballooning) 94
TGA s. Transposition
Thoracic-outlet-Syndrom (TOS) 267 ff
– Anatomie 268
Thoraxfehlbildung 16

Thoraxgefäßverletzung 183
Thoraxschmerz
– akuter
– – DD Angina pectoris, instabile 7
– – DD Myokardinfarkt, akuter 10
– – DD Prinzmetal-Angina 19
– DD Bypass-OP, aortokoronare 23
– Koronardissektion 182
– DD Lungenembolie 138
Thoraxtrauma 176
– DD Perikarditis, akute 117
Thoraxwandemphysem 184
Thromboembolie 269
Thrombus 139 ff
– DD Angiosarkom 161
– einengender 61
– DD Fibroelastom, papilläres 152
– kardialer 158
– DD Myxom 144
– Ventrikelaneurysma 16
Tintenfischfalle-Kardiomyopathie s. Kardiomyopathie, unklassifizierte (apical ballooning) 94
TOF
– DD Double outlet right ventricle 240
– DD Pulmonalatresie 231
– DD Transposition, korrigierte, angeborene 238
Trabekularisierung 93
Transposition, Arterie, große (D-TGA) 231 ff
– Schema 233
– DD Truncus arteriosus communis 211
Transposition, korrigierte, angeborene (L-TGA) 235 ff
Transversalschnitt 274
Trauma 175 ff
Trikuspidalatresie 207 ff
– Schema 208
– DD Transposition, korrigierte, angeborene 238
Trikuspidalinsuffizienz (TI) 62 ff
– DD Pulmonalatresie 231
– sekundäre 16
Trikuspidalklappe
– fehlende 208

Sachverzeichnis

- Insuffizienzjet 63
- Vierkammerblick 279
Trikuspidalklappenerkrankung 55
Trikuspidalsegel, Domstellung 60
Trikuspidalstenose (TS) 59 ff
Truncus arteriosus communis 210 f
- DD Fallot-Tetralogie 226
- DD Pentalogie 226
- Schema 211
Truncus brachiocephalicus 273
Truncus brachiocephalicus-Stenose 266
Truncus brachiocephalicus-Verschluss 266
Truncus pulmonalis 273
- Bland-White-Garland Syndrom 27
Tumor 139 ff
- DD Angiosarkom 161
- benigner 141
- gestielter 164
- kardialer 169
- DD Lungenarterienruptur 183
- maligner
- - DD Thrombus 141
- - DD Ventrikelaneurysma 16
- mediastinaler 172 ff
- DD Myxom 144

U

Überleitungsstörung 298
Ulkusperforation 260
Urämie 85

V

Vaskulitis
- DD Koronaranomalie 25
- DD Thoracic-outlet-Syndrom 269
Vegetation, bakterielle 152
Vena cava inferior 273
Vena cava superior 273
Ventriculus sinister 280
Ventrikel 273
- Kurzachsenschnitt 278
- linker, Anatomie 275
- Vierkammerblick 279
Ventrikelaneurysma 14 ff
Ventrikeldilatation 45, 57
Ventrikelruptur 183
Ventrikelseptumdefekt (VSD) 189 ff
- DD Kardiomyopathie, rechtsventrikuläre, arrhythmogene 88
- DD Pulmonalstenose 55
- DD Septumdefekt, atrioventrikulärer 219
- DD Transposition, korrigierte, angeborene 238
Ventrikelwand, Trabekularisierung 93
Veränderung, vaskuläre 174
Vierkammerblick 274, 279 ff
Vitium
- kombiniertes 65 ff
- kongenitales 186 ff
- zyanotisches 192
Vorhof
- rechter 273
- Vierkammerblick 279
Vorhofmyxom 143
- linksatriales 49
Vorhofseptumdefekt (Atriumseptumdefekt, ASD) 186 ff
- großer 222
- isolierter 219
- DD Kardiomyopathie, rechtsventrikuläre, arrhythmogene 88
- Linksherzsyndrom, hypoplastisches 228
- DD Pulmonalstenose 55
- Septumdefekt, atrioventrikulärer 218
Vorhofseptuminfiltration, fettige 147
Vorhofumkehr (atrial switch) 233
VSD s. Ventrikelseptumdefekt
VSD-Verschluss 241

W

Wandverdickung, noduläre 98

Sachverzeichnis

Z

Zirkulationssyndrom, fetales, persistierendes 195
Zyanose
- DD Pulmonalatresie 231
- DD Transposition, korrigierte, angeborene 238
Zyste
- brachogene
- - DD Perikardzyste 155
- - DD Tumor, mediastinaler 174
- DD Ventrikelaneurysma 16

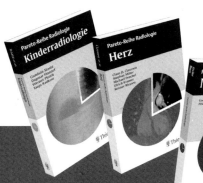
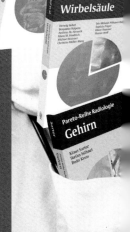

Direkt
zur Diagnose

Wirbelsäule
Imhof

2006. 300 S., 327 Abb., kart.
ISBN 10: 3 13 137141 2
ISBN 13: 978 3 13 137141 6
€ [D] 49,95

Kopf/Hals
Mödder

2006. 261 S., 259 Abb., kart.
ISBN 10: 3 13 137121 8
ISBN 13: 978 3 13 137121 8
€ [D] 49,95

Gehirn
Sartor

2006. 299 S., 336 Abb., kart.
ISBN 10: 3 13 137111 0
ISBN 13: 978 3 13 137111 9
€ [D] 49,95

Herz
Claussen/Miller

2006. 320 S., 262 Abb., kart.
ISBN 10: 3 13 137171 4
ISBN 13: 978 3 13 137171 3
€ [D] 49,95

Mamma
Fischer/Baum

2006. Ca. 336 S., ca. 376 Abb., kart.
ISBN 10: 3 13 137231 1
ISBN 13: 978 3 13 137231 4
€ [D] 49,95

Kinderradiologie
Staatz

2006. Ca. 432 S., ca. 340 Abb., kart.
ISBN 10: 3 13 137151 X
ISBN 13: 978 3 13 137151 5
€ [D] 49,95

Gastrointestinales System
Brambs

2006. Ca. 256 S., ca. 250 Abb., kart.
ISBN 10: 3 13 137191 9
ISBN 13: 978 3 13 137191 1
€ [D] 49,95

Ihre Bestellmöglichkeiten:

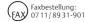

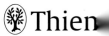